LEÇONS
SUR LES ÉPIDÉMIES

ET

L'HYGIÈNE PUBLIQUE.

Chez GABON et C.ᵉ, Libraires, Place de l'École de médecine, à PARIS,
et Grand'rue, n.º 321, à MONTPELLIER.

LEÇONS
SUR LES ÉPIDÉMIES

ET

L'HYGIÈNE PUBLIQUE,

FAITES

A LA FACULTÉ DE MÉDECINE DE STRASBOURG,

PAR

FR. EMM. FODERÉ,

PROFESSEUR A CETTE FACULTÉ,

TOME PREMIER.

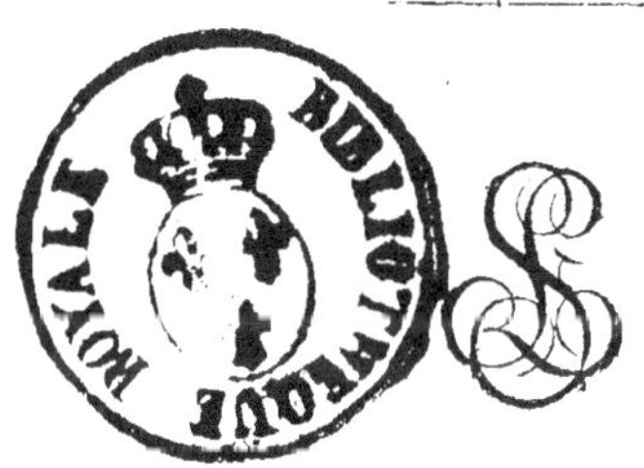

A PARIS,

Chez F. G. LEVRAULT, rue des Fossés M. le Prince, n.º 31,
et rue des Juifs, n.º 33, à STRASBOURG.
1822.

AVANT-PROPOS.

Le Conseil royal de l'instruction publique
ayant statué, par sa décision du 21 Mai 1819,
que l'enseignement des maladies épidémiques
à Strasbourg, interrompu par la retraite de M.
le professeur *Rochard,* serait réuni à la chaire
de médecine légale dont je suis titulaire par
suite d'un concours, j'ai aussitôt résolu de
faire, pour cette partie de la médecine publique, ce que j'avais fait depuis long-temps
pour la médecine légale française. Toutefois
je dois avouer que j'ai trouvé plus de difficulté à traiter mon nouveau sujet, à cause de
la multiplicité et de l'inconstance des différens systèmes qui se sont succédé depuis
l'origine de la médecine jusqu'aux temps
présens. Croyant enfin m'être approché du
but, j'ai essayé, par un prospectus publié
le 1.ᵉʳ Mars 1822, d'engager les médecins et le
public à m'aider à faire imprimer ce que je
regardais comme un livre indispensable. Cette

tentative m'a produit à peine le quart des souscripteurs nécessaires, à qui j'en témoigne d'autant plus toute ma reconnaissance.

Je devais m'attendre à ce résultat ; car il est dans la tournure de l'espèce humaine de n'être d'abord entraînée que par les choses extraordinaires, et de ne revenir au solide qu'après avoir été cent mille fois trompée. *Potamon,* d'Alexandrie, l'un des philosophes les plus distingués du musée de cette ville, convaincu de l'insuffisance des doctrines contradictoires qu'on y enseignait, essaya de présenter l'éclectisme, c'est-à-dire, la fleur des principes et des opinions de toutes ces doctrines ; mais il eut très-peu d'auditeurs et encore moins de disciples, tandis que la foule se pressait autour d'*Apollonius* de Tyane, et d'*Ammonius Sakkas,* qui enseignaient des choses surnaturelles, auxquelles personne ne comprenait rien. Tel fut aussi le succès de *Paracelse,* de ce pilier de cabaret, qui traîna à sa suite plus de disciples que n'en avaient jamais eu les plus grands médecins de l'antiquité. Mais les folies de ces gens-là ont disparu, et les livres hippocratiques nous restent.

(iij)

Quoique donc j'aie suivi l'esprit de *Pota-mon*, le sort qu'il a eu ne m'a pas découragé, et, bien convaincu de l'utilité de mon entre-prise, je livre aujourd'hui au public mon pre-mier volume, imprimé pour la plus grande partie à mes frais. Il sera suivi de deux autres, qui sont prêts, et qui verront le jour aussitôt que mes confrères attesteront par leurs en-couragemens qu'ils sont contens de celui-ci.

Ce n'est point à l'auteur à vanter son ou-vrage : tout ce qu'il m'est permis d'affirmer, c'est que, n'ayant pas de système à défendre, je n'ai cherché que la vérité, et que je l'ai recueillie partout où je l'ai trouvée, chez mes maîtres et chez mes contemporains de tous les partis; louant, blâmant sans haine et sans envie, avec liberté et impartialité, ce qu'ils ont dit de bon et ce qu'ils ont dit de mau-vais.

Dans un monde tout occupé d'intérêts per-sonnels, l'on conçoit avec peine qu'on puisse l'être gratuitement de l'intérêt public : ce monde ne sait pas que c'est aussi là une pas-sion qui entraîne, et qui porte avec elle sa plus douce récompense, celle de nous faire arriver tranquillement au port, malgré les vents et les orages, suivant ces vers que j'emprunte à *Sydenham,* qui les avait lui-même empruntés à un autre écrivain :

Felix ille animi, divisque simillimus ipsis,
Quem non mendaci resplendens gloria fuco
Sollicitat, non fastosi mala gaudia luxus;
Sed tacitos sinit ire dies, et paupere cultu
Exigit innocuæ tranquilla silentia vitæ.

C'est là la véritable fontaine de Jouvence pour l'ame; c'est là l'héritage que je désire léguer à mes enfans, et que pourront également posséder mes jeunes lecteurs, s'ils ont la sagesse et le courage de s'en contenter.

Strasbourg, le 20 Novembre 1822.

(v)

CHAPITRES CONTENUS DANS CE VOLUME.

LEÇONS
SUR LES ÉPIDÉMIES
ET L'HYGIÈNE PUBLIQUE.

PROLÉGOMÈNES.

Nous allons nous occuper d'une science dont la fin unique doit être, non de briller, ni de plaire, mais de rétablir et d'entretenir l'état sanitaire des nations, comme des particuliers, principalement par l'application de la raison pratique à la recherche des causes des maladies : science dont les moyens sont plus souvent incertains par notre propre faute que par celle de la nature même des choses. Son histoire est en grande partie celle des cycles de la civilisation.

L'homme sort de l'état de nature, parce qu'il est observateur ; il coordonne, il compare les faits, et s'en sert pour l'amélioration de son état présent et à venir : il n'a fallu que du bon sens pour cela. Devenu riche en connaissances, il devient orgueilleux, contempteur de la simple étude des faits, et se perd en raisonnemens fournis par une imagination qui n'a d'autres limites que l'infini : les excès en ce genre sont les avant-coureurs de la décadence des empires et de l'esclavage des peuples, comme je pourrai le démontrer en les prenant tous un à un. On ne s'imaginera sans doute pas que les anciens aient été sans hygiène publique. Qui pourrait croire que, du temps des auteurs du Zodiaque de Dendérah, l'on manquât d'observations sur ce qui était nécessaire à la conservation de la santé ? Les vingt mille villes dont l'Égypte était peuplée alors, répondraient suffisamment à une pareille absurdité. Tyr, Sidon, et la vieille Cyrénaïque, qui commandèrent long-temps le respect des nations, furent fortes autant par leurs lois sanitaires que par l'audace et l'intelligence de leurs habitans. Les chefs des sociétés humaines, qui connaissaient l'incurie du peuple, donnèrent à ces lois le cachet de la religion. Des forêts sacrées interceptaient le mauvais air des marais, dont l'influence était déjà bien connue des tyrans, puisqu'ils y conduisaient les soldats dont ils se méfiaient : des aruspices découvraient dans les entrailles des victimes la salubrité ou l'insalubrité des lieux où l'on devait fonder des colonies. Les honneurs divins rendus au Nil, au Gange, au Tibre, n'étaient que le symbole des services rendus par ces eaux sacrées, suivant qu'on savait en entretenir la pureté, en dériver de salutaires filets. On ne construisait, ainsi que l'attestent les lieux anciennement habités, que sur le flanc des collines, au midi, ou au levant, et à côté de sources d'eau cristalline, qu'on commettait à la garde des nymphes et des dryades. Pourquoi m'étendrais-je davantage sur le bon sens de ces ancêtres, qui avaient été précédés par d'autres, et dont l'existence n'est plus dans la mémoire que comme le spectacle fugitif des ombres chinoises? Mais, plus tard, ce n'a pas été la faute de ces sauvages, dont nous faisons si peu de cas, que les rives du golfe du Mexique aient moissonné tant d'Européens : ils avertirent les compagnons de *Fernand Cortès* de l'insalubrité de la Véra - Crux; les Portugais, de celle de Fernambouc. Les habitans de Java montrèrent par leur facilité à céder aux Hollandais l'emplacement où se trouve Batavia, le peu de cas qu'ils faisaient de cette plaine immonde; ceux de la Louisiane n'ont pas disputé aux Européens les bords du Mississipi, depuis une certaine distance de son embouchure. Partout l'observation et l'instinct conservateur ont servi de maîtres d'hygiène à ceux qui ne se sont pas refusés à ces guides fidèles. Je laisse à l'histoire des opinions, des sectes, des guerres, des recherches de richesses, qui ont successivement gouverné le monde, d'apprendre à mes jeunes lecteurs ce que les hommes ont gagné à s'écarter de ces guides.

Sous ces seuls maîtres, la médecine grecque est parvenue au point où nous la connaissons dans les écrits attribués à *Hippocrate* : ceux qui se mêlaient alors de recueillir l'histoire des infirmités humaines, avaient vu que la même puissance qui, dans sa fécondité, donne au monde visible une jeunesse perpétuelle, donne pareillement à chaque production vivante des moyens cachés de se conserver, de résister aux maladies pendant le temps de sa durée déterminée. Ils avaient noté ce qui favorisait ces moyens, et ce qui les contrariait. C'est là ce qu'ils nous ont laissé de meilleur, et nous pouvons dire encore ce qu'il y a de mieux dans bien des cas, puisque la comparaison des choses de notre invention avec ce *laisser aller*, n'est pas toujours à leur avantage. Mais, pour ceux qui sont familiers avec les écrits de l'école de Gnide, il est aisé de voir que le mélange, à diverses époques, de suppositions et de raisonnemens prétendus philosophiques, des productions surtout des cerveaux creux de l'Orient, où *Platon* avait été puiser ses dogmes, avait déjà altéré la véritable médecine et commencé à l'affubler d'un masque plus ou moins ridicule. Le monde médical, livré dès-lors, comme à présent, aux disputes, à l'esprit de parti, au désir de caresser les passions des grands, l'impatience de souffrir et les travers de la multitude, devint successivement un théâtre de controverses, où la fortune favorisa les hystrions les plus hardis. Déjà sous les premiers empereurs romains il n'était plus question de vivre, mais de ne pas souffrir long-temps : Celse se moquait de ce qu'il appelait la crédulité d'*Hippocrate*, et *Asclépiade*, *Thessalus*, *Thémisson*, et autres méthodistes plus ou moins audacieux, occupaient par leurs niaiseries le peuple-roi, subjugué après avoir été enivré et efféminé. *Galien* avait un trop bon esprit pour ne pas voir la vérité; mais il n'aurait plus convaincu; et, entraîné par ce siècle de prestiges, il préféra enchérir et devenir chef de secte, a quoi il n'a que trop bien réussi.

Le tort qu'ont fait à la véritable médecine les chimistes, les mathématiciens, les physiciens et les spagyristes, est suffisamment connu. Les dix siècles de barbarie que l'on appelle le moyen âge, durant lesquels il y eut, comme de raison, plus d'épidémies que jamais les âges antérieurs et postérieurs ne purent en compter, furent peut-être moins funestes aux progrès de notre profession. Les maux qui pesaient sur le genre humain ramenèrent les véritables médecins vers l'étude des écrits d'*Hippocrate* et vers le goût de l'observation, et le dix-septième siècle vit éclore des hommes qui remirent en honneur la médecine naturelle. Bientôt pourtant son char fut entravé par une autre philosophie, directement opposée à celle de *Platon*, *le doute philosophique*, qui prescrivit de remettre tout en problème, et qui créa l'art trompeur des expériences. Cette secte nouvelle s'empara de tout le dix-huitième siècle, et divisa le monde médical entre les faiseurs d'expériences et les raisonneurs, à tort et à raison, sur ces expériences vraies ou supposées ; et, comme l'expérience d'aujourd'hui renverse celle d'hier, de là naquit une confusion où chaque groupe de raisonneurs et d'expérimentateurs se sépara des autres pour former une coterie. Survint, sur ces entrefaites, un temps d'activité où il fallait exécuter plutôt que délibérer, et les livres, ainsi que les recueils périodiques, se remplirent à l'envi de faits et d'observations sur la nature et la marche des maladies, sur les causes qui les avaient produites, sur leur traitement et les moyens de s'en préserver. Ces trésors semblaient devoir enfin fixer la science. Mais non ; l'orage est dissipé, et l'homme, jouissant en paix de son repos, fatigue son imagination pour qu'elle lui crée de nouvelles rêveries ! Des doctrines nouvelles se sont élevées naguères, accusant celles qui étaient en faveur d'erreurs et d'incertitudes, accusées elles-mêmes à leur tour, à peine promulguées : les cadres nosologiques les plus solennels ont été brisés ; les journaux périodiques, en possession de diriger l'opinion médicale, sont rédigés en grande partie par des esprits passionnés, et ne contiennent que des disputes sur des sujets jugés hier, remis aujourd'hui en question. Chaque maître a sa profession de foi différente : tout est vague et incertain ; tout conspire à embarrasser le jeune médecin dans la marche qu'il a à suivre, dans la classification qu'il doit adopter. Mais, si les praticiens encore peu expérimentés éprouvent de l'indécision dans la médecine privée, dans le traitement de maladies isolées, quelle ne doit pas être leur perplexité dans la médecine publique, dans une de ces épidémies qui répandent dans toute une contrée la terreur, la désolation et la mort ? Certainement, du moins ma pratique me l'a fait voir ainsi, la pathogénie des maladies qui se répètent sur un grand nombre de sujets est absolument la même que celle des cas particuliers, et la pathologie des unes et celle des autres s'éclairent réciproquement. Néanmoins il s'est glissé tant de préjugés, tant de

merveilleux, dans l'histoire de chaque grande ca-
tastrophe, que la terreur qu'elle inspire, ajoutée
encore aux fluctuations de la théorie, doit forcer
bien des gens, timides de leur naturel, ou par
défaut de lumières, à rester d'abord en suspens,
puis à faire de longs circuits avant d'atteindre la
vraie route qui conduit au but. On ne sera donc
pas étonné si j'ai cru de mon devoir de rendre
publiques les leçons sur les épidémies que je
fais chaque année à la Faculté de Strasbourg.

L'on me demandera sans doute si j'ai la prétention de fixer désormais la science? A quoi je
répondrai qu'une vie passée exclusivement dans
l'étude et la méditation, dont les fruits ont été
mûris par une heureuse et longue expérience,
peut, dans tous les cas, me donner des droits à
cette prétention; mais qu'au surplus j'ai reçu la
mission, comme mes collègues des trois Facultés,
d'instruire ceux qui se destinent à notre profession et de les préparer, par une saine doctrine,
à devenir les bienfaiteurs des peuples chez lesquels ils iront l'exercer, et que, si cette branche
de la médecine publique dont il n'y a une chaire
qu'à Strasbourg, est par moi enseignée judicieu-
sement, c'est rendre service à l'humanité tout
entière que de donner à mes leçons la plus
grande publicité.

L'on dit communément que l'on n'apprend
dans les cours que l'art d'étudier, et l'on insinue,
autant qu'on le peut, qu'une fois sorti de l'école
on ne doit plus jurer sur l'autorité du maître.
Je conviendrai du premier chef pour les leçons

de collége, mais non pour celles de médecine, auxquelles n'assistent que des sujets déjà formés par les lettres et par les sciences, et qui se font presque tous de ces leçons une nourriture dont le goût leur revient toute la vie, quelle que soit la variété des doctrines dont ils seront par la suite environnés. Quant au second chef, je l'admettrai aussi pour ces maîtres ambitieux qui professent plutôt pour eux que pour ceux qui écoutent, qui découvrent la faiblesse des sectes passées et présentes, pour mettre à leur place celles dont ils se sont déclarés les chefs. Ordinairement éclatans de l'éloquence et du charme de la nouveauté, ils font foule, et leurs auditeurs sont confians en leurs discours, tant que dure l'illusion et que des raisonnemens plus persuasifs ne viennent pas renverser la théorie qu'ils avaient admirée. Mais la même règle ne s'applique pas à ce qu'on a appris de ces maîtres qui se sont efforcés de dégager la vérité de toutes ses entraves, qui l'ont cherchée avec leurs disciples dans toutes les doctrines où elle pouvait se tenir cachée, et qui ont exposé sans prétention tout ce qu'il nous est permis de savoir de positif dans une science aussi difficile et aussi périlleuse. Ici, le professeur ne brillera pas par un auditoire nombreux; mais il gravera des impressions durables dans les esprits solides qui auront eu la constance de le suivre, et de mesurer avec lui l'étendue du pouvoir de la nature, comparée avec les limites de l'art. Le lecteur conçoit déjà l'esprit dans lequel cet ouvrage est rédigé.

Heureux (eh! pourquoi nous trouvons-nous dans de pareils temps!) si cet esprit même ne détourne pas bien des gens de la lecture de ce livre! J'entends plusieurs jeunes gens dire qu'ils sont ennuyés de ces éternelles descriptions de maladies, et qu'ils préfèrent une théorie qui les explique toutes d'un seul mot : ils me découvrent ainsi le talisman qui les a séduits. Mais ce sont en majeure partie des élèves des hôpitaux militaires, où les maladies sont toutes les mêmes : je les attends à la pratique civile, si jamais la confiance ou la réputation les y amène. Ils me répètent encore, d'après certains écrivains, que les malades se soucient fort peu que nous les laissions mourir pour attendre des crises, et qu'il vaut bien mieux arrêter de suite la maladie, ce qui est facile, puisqu'il n'y en a qu'une seule cause, l'*irritation*. Ce langage, que doit tacitement désavouer le chef de la secte, probablement plus instruit que ses disciples, décèle l'ignorance la plus effrayante pour les pauvres malades, s'ils étaient capables de vouloir autre chose que mensonge et séduction. Il n'est aucun praticien de bonne foi qui n'avouera que l'irritation, pas plus qu'une autre cause unique, ne suffit pas pour expliquer toutes les maladies; qu'il est des choses qui irritent en effet, d'autres qui surexcitent sans irriter, d'autres qui relâchent, d'autres qui affaissent et contre lesquelles l'économie se roidit quand il lui en reste la puissance. Il est sans contredit des maladies simples, un panaris, par exemple, qu'on prévient quelquefois par un remède simple,

comme par l'application des sangsues au doigt
souffrant, et nous aurons soin de les indiquer :
mais le très-grand nombre a pour siége l'économie entière, et il faudrait la juguler pour juguler la maladie. Le très-grand nombre veut que
dans les commencemens on s'oppose aux excès
de la réaction, s'il y a excès, et qu'on laisse ensuite faire à la nature : c'est ce qu'on ne peut démontrer que par des descriptions de maladie, et
il faudra bien que ces docteurs impatiens les dé-
vorent, lorsque les héritiers ou plutôt les amis des
morts seront fatigués d'une activité si officieuse.

Avec cette prévention, fille de l'inquiétude de
notre ère, qui veut tout brusquer, tout prendre
d'assaut, gloire, richesses, amour, guérison, législation (et que je ferai voir dans un des chapitres suivans être une prédisposition aux maladies), j'entends encore murmurer autour de moi
que l'on a déjà tout dit sur l'hygiène publique
et les épidémies, et que je ne ferai moi-même
que me répéter. Certes, les matériaux ne manquent pas : j'ai lu dans ma jeunesse avec avidité
ce qu'ont écrit sur les maux dont ils ont été les
témoins dans les seizième et dix-septième siècles,
Mercurialis, *Guainerus*, *Mercatus*, *Salius Diver-*
sus, *Valesco de Tarente*, *Valeriola*, *Schenck*,
Sennert, *Wirdig*, *Misald*, *Vier*, *Sydenham*,
Baillou, *Ramazzini*, *Lancisi*, *Massaria*, *Forestus*,
les deux *Piro*, *Diemerbrœck*, *Degner*, etc.; plus
tard, les écrits de *Huxham*, *Pringle*, *Sims*,
Monro, *Saillant*, le *Pecq de la Clôture*, *Stoll*,
Van-Swieten, *Geoffroy*, *Vagler*, *Grant*, *Tissot*,

Zimmermann, *Vicq-d'Azir*, etc.; plus tard encore, l'histoire médicale des maladies épidémiques, commencée par M. *Ozanam*, de Lyon, et diverses histoires partielles publiées dans les journaux de médecine de Montpellier et de Paris, dont je n'ai cessé, jusqu'à ce jour, de prendre connaissance. Ajoutons que le typhus oriental, qui a communiqué son nom de *peste* à un grand nombre de maladies graves, après avoir été précédemment étudié dans les contrées d'Europe où il s'était introduit, à Vienne, à Marseille, à Londres, à Moscou, etc., a encore été observé dans sa terre natale par les médecins de l'armée d'Orient; que celui d'Amérique, après l'avoir été dans les régions équinoxiales, a fait en Europe le fréquent sujet des investigations des médecins de Cadix, de Séville, de Malaga, de Livourne, et en dernier lieu de ceux de la Catalogne, des médecins de Paris qui y ont été envoyés, et de ceux de Marseille qui l'ont traité au lazaret; qu'enfin, des occasions malheureusement trop nombreuses n'ont pas manqué aux médecins militaires de toutes les nations, d'observer et de décrire dans les plus grands détails le typhus et la dyssenterie d'Europe.

Les matériaux ne manquent donc pas; mais, nous osons le dire, ce qui manque, c'est une bonne critique, un accord dans les opinions, un désistement d'esprit de parti et de coterie, un bon choix à faire entre tant de doctrines contradictoires, dont se trouve encombrée la médecine ancienne et moderne; une distinction à établir entre ce qui n'est que supposé, ce qui n'est que merveilleux, quoique répété de bouche en bouche, et ce qui est réalité : car, pour le dire en passant, quelles que soient les pensées du médecin, la médecine par elle-même est nécessairement une philosophie objective, réaliste, et nullement subjective, suivant les idées de *Kant*. Or, c'est là la tâche du professeur, ce que les disciples ont droit d'attendre de lui. Ils ne viennent pas sur les bancs pour apprendre de nous comment se sont déchaînés les vents sortis des outres d'Éole ; mais pour avoir une boussole qui les conduise au port, qui leur serve à guérir et à prévenir les maladies. Étourdis de ces disputes interminables, qui remplissent nos journaux, sur l'importation ou la non-importation de la dernière fièvre de Barcelonne (qui, suivant quelques feuilles publiques du mois d'Avril 1822, ont engagé les magistrats de cette ville à exclure de la junte de santé les commerçans et les médecins, pour ne la composer que de riches propriétaires sous les ordres desquels seraient ces derniers), les disciples demandent aux trois Facultés de faire cesser ces luttes scandaleuses qui déshonorent la médecine.

Nous venons de dire que la plupart des auteurs que nous avons nommés et qui sont des autorités imposantes, ont manqué de critique, et c'est ce que nous devons prouver, parce que, dégager une science d'un joug illégitime et de tout ce qui lui est étranger, c'est commencer à lui faire faire des progrès. Or, nous ne crain-

drons pas de dire que, pour s'être traînés servi-
lement sur les pas de quelques anciens, et pour
n'avoir jamais fait que répéter jusqu'à satiété le
mot *constitutions épidémiques*, les auteurs ont
introduit dans l'esprit des praticiens, un trouble,
un vague qui les ont détournés de la bonne route
curative et préservative des maladies.

Quoique restant toujours notre premier modèle pour l'observation médicale, les prédictions
et le pronostic ; quoique ses assertions sur les
effets des saisons, suivant qu'elles sont sèches ou
pluvieuses, froides ou chaudes, et suivant les
vents, soient frappées au coin de la vérité ; et
quoiqu'il montre un génie supérieur dans son
Traité des lieux, de l'air et de l'eau, *Hippocrate*
cependant (par une suite probable de l'état de
civilisation d'alors) n'a rien fait pour la médecine prophilactique et a peut-être beaucoup
contribué à l'abandon où elle est restée pendant
les siècles de barbarie qui ont suivi la chute de
l'empire romain. *Suidas* a attribué à ce grand
homme d'avoir été au secours d'Athènes, d'avoir
conseillé d'allumer des feux dans les rues durant
la maladie cruelle qui a affligé cette ville, et d'a-
voir fait fermer la gorge d'une montagne. Je ne
trouve cependant rien dans les écrits du père de
la médecine qui ait rapport à ces événemens, et
l'on n'y découvre rien non plus qui puisse indiquer que les *Asclépiades* faisaient une distinction entre ce que nous connaissons maintenant
sous le nom de peste et les maladies épidémiques
un peu graves, entre les causes générales ou par-

ticulières des maladies et la contagion. Le premier et le troisième livre des Maladies populaires, que tous les critiques s'accordent à regarder comme réellement hippocratiques, ne font aucune mention de cette importante distinction. Cependant la troisième section du troisième livre est intitulée *Constitution pestilentielle de l'air*; mais il est évident, soit en lisant le texte de cette section, soit en lisant l'histoire des seize malades qui viennent à la suite, qu'il n'y est nullement question des charbons et des bubons qui accompagnent la vraie peste, et qu'il s'agit seulement de fièvres malignes très-graves, de toux, d'angines, de fièvres pernicieuses, qui ont été quelquefois accompagnées de gangrène et de la perte de quelques membres, ce qui correspond aux maladies dont je traiterai aux quatrième, cinquième et sixième sections de cet ouvrage; le deuxième et le quatrième livre ne sont qu'un mélange de maladies diverses, dont les histoires sont imparfaites, de sentences et de prédictions. Il en est de même du cinquième et du sixième livre : dans ce dernier pourtant l'auteur rapporte, au commencement de la septième section, avoir observé dans une certaine *pestilence*, que ceux qui étaient restés chez eux, ou n'avaient pas été malades, ou ne l'avaient été que légèrement; qu'ainsi les maîtresses, qui ne sortaient pas, s'étaient bien portées, tandis que les servantes, obligées d'aller dans les rues, avaient été très-malades. Cette différence devait tenir ou à ce que la maladie était d'une nature contagieuse, ou à ce qu'il soufflait

un vent chargé de miasmes, dont les maîtresses
étaient garanties dans leurs maisons: loi d'exception, dont nous donnerons des exemples par la
suite. Cependant l'auteur ne nous apprend rien
là-dessus, non plus que dans le septième livre,
qui est le plus riche en histoires de maladies.
Toujours des *constitutions saisonnières*, comme
on les a appelées depuis; et lorsque les maladies
ne correspondaient (comme cela arrive la plupart du temps) ni à la saison présente ni a la
saison passée, *Hippocrate* se retranchait, comme
on le fait encore, derrière quelque chose d'extraordinaire, de *divin*, répandu dans l'air, auquel
il attribuait les phénomènes soumis à son observation : il a entièrement méconnu la contagion,
ainsi que l'influence des miasmes paludeux et
des diverses sources d'infection, causes si fé-
condes de maladies épidémiques.

L'illustre médecin de Pergame n'a pas été plus
loin. « Les maladies, dit-il, qui attaquent un
« grand nombre d'hommes à la fois, dans le
« même lieu et en même temps, portent le nom
« d'épidémie; et celui de peste, quand elles en
« font périr plusieurs : elles ne proviennent pas
« d'une disposition particulière du corps; mais
« bien en majeure partie de l'état du ciel ou de
« l'air, qui produit une chaleur putride, laquelle
« forme l'essence des fièvres pestilentielles, les
« plus chaudes de toutes, d'où résulte l'inflam-
« mation des viscères, et ce qui donne quelque-
« fois lieu à la formation des bubons aux aines. »
(*Galeni Commentar. in libris* 1, 3, 6, *Epidemiar.*;

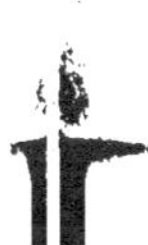

in libr. de rat. vict. in acutis , et in Aphor. 55, *libr.* 4, *idem. Therapeut. ad Glauconum*). Les émissions sanguines formaient la base de cette thérapeutique ; et je ferai remarquer en passant qu'on trouve ainsi dans les écrits de *Galien* les premiers fondemens de cette *gastro-entérite*, si fameuse de nos jours, regardée comme une nouveauté par tant de gens qui sont intéressés à mépriser l'érudition.

Montanus, Fracastor, Houlier, Baillou, Sennert, Rivière, Sydenham, etc., raisonnèrent de la même manière. Ce dernier, à l'occasion de la peste qui a affligé la ville de Londres en 1666, et qui dans l'espace d'une semaine avait déjà enlevé plus de huit mille citoyens, continue à attribuer cette maladie, quoique bien caractérisée par des bubons et des charbons, aux mêmes qualités occultes de l'air, auxquelles il avait déjà attribué les constitutions épidémiques des années précédentes, et suppose que ces qualités sont la seule origine des épidémies tantôt bénignes et tantôt malignes, de la peste même, de manière pourtant, dit-il, que, par un bienfait de la Providence, cette dernière n'afflige guère Londres que tous les quarante ans. (*Vide Observ. med., sect.* 2, *cap.* 2; *Feb. pestilent. et pestis ; vide quoque de novæ feb. ingressu.*) *Sydenham* resta par conséquent étranger aux mesures les plus efficaces pour écarter ces fièvres. *Huxham* commit la même faute dans sa description des épidémies de Plimouth, en leur donnant à toutes la même origine. Mais qu'arrive-t-il de ces idées de qualités occultes, de choses mystérieuses et qu'on ne connaît pas ? C'est qu'on est persuadé qu'on ne peut les éviter, qu'on ne peut les prévenir. Aussi *Galien* donna-t-il une grande marque de lâcheté dans une épidémie de Rome, et *Sydenham* ne se montra pas plus courageux dans la peste de Londres. A la vérité, on a vu en Europe les mêmes maladies subsister très-longtemps, ou revenir après de courts intervalles; mais il fallait être bien simple pour les attribuer à un vice permanent dans le fluide de tous le plus mobile, et pour ne pas voir que les mêmes maladies appartenaient à la persistance des mêmes causes locales, connues et nullement occultes. La preuve que *Sydenham* s'était trompé, comme ses prédécesseurs et comme ceux qui suivent encore sa théorie, c'est que, quoique l'atmosphère soit toujours la même, cependant ses constitutions épidémiques ne s'observent plus à Londres, parce que, depuis lui, les Anglais ont pris l'habitude d'une plus grande propreté, et que l'agriculture et les arts ont singulièrement assaini leur territoire.

J'essaierai dans ce Traité de substituer des choses connues à cet inconnu, à ce *quid divinum* de nos bons aïeux; mais, en attendant, il faut que je déracine les préjugés qu'il a créés.

Premier préjugé. Division des maladies populaires en constitution épidémique, et épidémie proprement dite; et de ces premières en constitution épidémique sédentaire ou qui peut se prolonger indéfiniment, et en constitution épidémique saisonnière, laquelle ne s'étend guère au-delà du règne de la saison à laquelle elle appartient. Rien, peut-être, n'a été plus fatal aux malades que cette division, parce que, ayant attaché à l'idée de constitution épidémique un vice de l'air, qui donne, pendant sa durée, un caractère spécial à tout ce qui vit, on en a conclu que toutes les maladies qui se montrent dans cette constitution (à laquelle, quelque nom qu'on lui ait donné, on a toujours supposé quelque chose de malin), ont la même origine, la même diathèse, sont enfin une maladie unique, qui varie seulement par les formes, qui n'exige qu'une seule et même méthode de traitement; et pourtant, l'observateur qui n'aura jamais ouï parler de ces *constitutions* et qui aura remonté aux sources de l'épidémie qu'il traite, verra, au contraire, que plusieurs causes ont concouru à la produire et à la maintenir; que l'épidémie ne commande pas un traitement égal, et qu'il varie pour chaque sujet, suivant son âge, son tempérament et les circonstances où il se trouve placé. La force de l'habitude rend encore cette erreur commune aux plus grands écrivains, et je la trouve répétée par le justement célèbre *J. P. Frank* à l'histoire de chaque maladie qui compose son *Epitome*. Ce grand médecin n'a pu s'empêcher de croire que l'épidémie a quelque chose de particulier qui s'oppose, par exemple, à la répétition des saignées, ou à la quantité de l'émission, même dans les maladies qui sont réellement d'une nature inflammatoire. Eh bien, l'expérience prouve, au contraire, que ce qui est franchement inflammatoire, l'est toujours, et exige toujours un traitement antiphlogistique proportionné. Il est, à la vérité, dans certaines épidémies, comme dans celles dont nous traiterons à la sixième section de cet ouvrage, une simple apparence d'inflammation qui n'exclut pas toujours la saignée, mais qui l'exclut souvent; et c'est ce qu'il faut distinguer. Nous verrons par la suite que cette apparence est l'effet d'un principe très-analogue à celui qui produit les fièvres pernicieuses et les maladies de notre quatrième section, qui veut, par conséquent, très-souvent une médication opposée à celle de l'inflammation franche; mais ce principe est suffisamment connu, et n'a rien de commun avec l'élément abstrus des compilateurs d'épidémies.

Deuxième préjugé, qui découle du premier; savoir : que le règne d'une constitution épidémique fait taire toutes les autres maladies, lesquelles ne reparaissent plus que lorsque l'épidémie a entièrement cessé. Ce préjugé n'est pas moins dangereux, parce que, dans le soupçon d'une épidémie, on met sur son compte toutes les maladies qui règnent, et qu'elle est déjà bien loin, qu'on se figure encore avoir à ses trousses le même ennemi. Mais les faits nombreux, recueillis depuis qu'on applique la critique à la médecine, prouvent suffisamment que la présence d'une épidémie n'empêche pas la génération des maladies intercurrentes. Les médecins

de l'armée d'Orient ont eu de fréquentes occasions d'en faire la remarque pendant que la
peste régnait en Égypte : il en a été de même
à Cadix, à Séville, à Barcelonne, à la Nouvelle-
Orléans, etc., durant les épidémies de fièvre
jaune. Les occasions n'ont pas manqué d'observer encore la fausseté de cette opinion dans
les épidémies de typhus, de dyssenterie et de
fièvres à périodes. Tout ce que nous avons pu
remarquer de vrai dans cette assertion, c'est que
l'état de la température, de l'humidité ou de la
sécheresse, la nature des alimens et des boissons, et les affections morbides, endémiques ou
habituelles dans chaque pays, influent sur la
physionomie et la marche des maladies, et nous
obligent à en modifier le traitement.

Troisième préjugé : que les maux présens ne
peuvent être connus que par les maux passés et
les constitutions précédentes de l'air ; et cette
proposition, émise d'abord par le père de la
médecine, ensuite admise, sans examen, par
Baillou, Sydenham, et la foule imitatrice qui
les a suivis, a reçu ensuite une telle extension,
que quelques médecins, et entre autres *Perkins,
Cajus Britannicus, Fabrice de Hilden, Degner,*
n'ont pas craint d'assurer que, dans certains états
de l'air, on pouvait prendre le germe d'une maladie qui n'éclaterait que plusieurs mois après ;
et l'on en avait, disaient-ils, une preuve dans
des personnes qui, étant fort éloignées d'un pays
qu'elles avaient habité, avaient été néanmoins
atteintes de l'épidémie qui s'y était manifestée

quelque temps après leur départ. Il est inutile de s'arrêter à montrer la vanité et l'absurdité de ces assertions, et tout ce que je vois de plus vraisemblable dans l'énoncé d'*Hippocrate*, c'est qu'effectivement la permanence d'une mauvaise saison peut nous disposer à tomber plus facilement dans telle ou telle maladie, possibilité qu'il est bon de prévoir et de prendre en considération.

Quatrième préjugé : que l'instabilité et les changemens brusques de l'état de l'atmosphère sont la cause de la plupart des maladies, tant aiguës que chroniques, tant épidémiques qu'intercurrentes; d'où l'utilité des observations météorologiques, lesquelles, en nous faisant connaître quelle a été la température d'une saison, nous font préjuger l'influence qu'elle peut exercer sur la saison suivante, relativement aux maladies régnantes. Nous ne nierons pas cette influence sur plusieurs habitans de la terre, et les médecins doivent être instruits sur les effets généraux des saisons; mais, pour attribuer à ces effets une puissance pathogénique aussi étendue, nous resterons sur la réserve jusqu'à ce qu'on nous ait expliqué, 1.° pourquoi, cette irrégularité étant une chose extrêmement fréquente et hors de nos moyens, nous avons cependant aujourd'hui si peu d'épidémies; 2.° pourquoi, cette cause étant universelle, elle ne produit pas des maladies très-répandues, au lieu que ce ne sont que quelques particuliers, quelques coins de terre (où encore on découvre le concours de bien d'autres élémens), où l'on remarque de temps à autre les effets de cette irrégularité et de cette inclémence des saisons? L'énigme étant inexplicable de toute autre manière que par la prédisposition dont nous parlerons plus bas et qui s'adapte à toutes les causes, et puisque nous voyons tous les jours les mêmes changemens atmosphériques ne produire aucun désordre sensible, n'être point accompagnés de maladies qui aient avec ces changemens un rapport appréciable, il reste qu'il n'est rien de plus trivial, ni de moins satisfaisant que ces accusations continuelles dont on frappe les variations atmosphériques, et que je vois tous les jours être prises pour de l'argent comptant, même par les corps académiques. Il ne nous manquera pas d'occasions (et cet hiver mou de 1821, et cet abaissement extraordinaire du baromètre dans le mois de Décembre, et la grande chaleur de l'été de 1822, pourtant sans maladies, en seront une) de faire voir combien de fois ont été déchus, sans être corrigés, ceux qui croient qu'on peut déterminer la nature et le cours des maladies qui règneront dans des circonstances données, de la même manière que les astronomes sont parvenus à déterminer le cours et les positions respectives des astres, même des siècles à l'avance. Quelque attention que nous portions à observer les causes des maladies, nous n'obtiendrons jamais cette exactitude que se procurent les physiciens dans les lois des corps inorganiques, à cause qu'il est dans la nature animée une autre puissance dont les effets ne sont pas soumis au calcul.

L'on comprend déjà que je fais par conséquent peu de cas des observations météorologiques appliquées à la médecine, dont pourtant je me suis occupé moi-même pendant plus de vingt ans, et qui m'ont si souvent trompé, même pour prédire la pluie et le beau temps. L'on aurait tort, sans doute, de négliger l'étude des impressions que font les divers météores sur l'économie vivante : mais c'est sur les personnes valétudinaires et délicates qu'il faut les étudier, si l'on veut devenir un médecin qui guérit ; car, pour les gens sains et robustes, ils ne s'en aperçoivent pas. Je sais fort bien deviner le matin, à la pointe du jour, étant encore dans mon lit, que le temps est à la neige, ou qu'il fait des brouillards humides, parce que j'ai été éveillé pendant la nuit par des coliques ou par des besoins d'uriner, et, quand je m'informe, j'apprends que la même chose est arrivée à plusieurs de mes pareils. Voilà quel doit être le baromètre du médecin praticien. Cela n'empêche que je ne sois reconnaissant à ces auteurs laborieux de descriptions de maladies pour chaque saison, accompagnées de l'indication scrupuleuse de la marche du baromètre, du thermomètre, de l'hygromètre, de la girouette, et de quelques sentences latines du vieillard de Cos, adaptées au sujet ; mais ils doivent s'attendre à n'être pas crus de ceux qui réfléchissent, lorsqu'ils cherchent à nous persuader que le fléau qui a frappé quelques bicoques, tandis que tout le reste de la province est en bonne santé, soit dans un rapport exact avec leurs instrumens; ils doivent penser que ceux qui lisent leurs mémoires, en tireront l'unique conséquence, que les maladies épidémiques dont il y est question n'ont dû être que locales, et que la saison actuelle ou précédente n'a fait autre chose que disposer les habitans à passer avec plus de facilité à l'état de maladie.

Après avoir secoué la poussière de certains préjugés, nés, les uns, d'idées superstitieuses qui se sont mêlées partout; les autres, de l'amalgame qu'on a voulu faire des choses physiques avec ce qui appartient à la vie, nous allons donner notre définition de l'épidémie : nous entendons par là *une maladie quelconque qui se trouve très-répandue, par suite d'une ou de plusieurs causes communes et de prédispositions dont un grand nombre d'individus se sont trouvés munis pour la contracter.* Il n'y a qu'à supposer, en effet, pour concevoir comment une maladie qui ne serait que particulière a pu devenir générale, qu'un certain nombre d'individus ont été exposés à la même cause, qui n'aurait agi dans d'autres cas que sur une ou deux personnes, et qu'ils ont apporté à la production de la maladie la même disposition. Cette dernière condition est, comme nous le verrons par la suite, aussi nécessaire que la présence des causes pour que leur effet ait lieu. Un homme, par exemple, dont les organes de la circulation et de la respiration sont dans un état d'excitation (ce qu'on peut regarder comme une disposition à l'inflammation), s'expose à un courant d'air froid, à la pluie, au vent, prend une boisson froide, ou se couche à terre : il sera très-ordinaire qu'il soit pris d'une pleurésie ou d'un rhumatisme aigu, si les muscles étaient fatigués par le travail ou par la marche ; ce qui n'arrivera pas à celui qui se trouvait auparavant calme et tranquille. Supposons actuellement que les conditions du premier soient les mêmes pour une troupe d'ouvriers, de moissonneurs, de laboureurs, pour une armée, et nous aurons une maladie épidémique. Il est aisé de faire l'application de ce cas simple et très-familier à toutes les autres maladies. Les changemens de saisons et les variations de la température produisent souvent des maladies chez ceux qui ne sont pas garantis et qui y sont disposés; et s'il s'en trouve un grand nombre, voilà une épidémie : mais il n'y en aura pas sans le concours de ces deux ordres de causes, et nous en rapporterons des exemples pour le froid, pour le chaud, pour les alimens, etc. Un changement de climat ou d'habitudes suffit assez souvent pour produire une maladie, pour peu qu'il y ait d'erreur dans le régime; et s'il s'agit d'une colonie d'Européens transportés entre les tropiques, il est rare qu'il ne naisse pas une épidémie. Si l'on ajoute à ces causes évidentes, déduites de notre organisation et de l'influence des choses extérieures qui agissent sur nous; si l'on y ajoute, dis-je, l'action de la contagion, phénomène presque toujours produit partout où la vie souffre de grandes altérations, bientôt l'épidémie recevra la plus vaste extension, et deviendra pandémie, *sur tout le peuple*. Ce sera la boule de neige qui, en roulant, a acquis le volume d'une montagne.

J'ai réfléchi plus d'une fois comment pouvaient s'accorder avec l'insalubrité des lieux non encore civilisés, cette population toujours renaissante des soldats de l'Italie, qui ont fait la conquête du monde, et cette autre population, plus prodigieuse encore, des hommes du nord et des forêts de la Germanie, qui ont renversé l'empire romain. Je vois, encore au huitième siècle, les Bretons, les Saxons et autres nations, résister pendant plus de trente ans, à l'abri de leurs marais, aux armées de Charlemagne; écrasés, mutilés, dispersés, je les vois renaître de leurs cendres, et former des royaumes puissans à ses successeurs. Il n'y avait point alors d'épidémies. On se convaincra par la lecture de l'histoire des inventions et découvertes successives, relativement aux progrès des arts et de l'hygiène publique, publiées par M. *Bellmann*, professeur à Gœttingue, en quatre volumes in-8.° (dont un extrait se trouve dans les Annales des voyages de M. *Maltebrun*, cahier de Février 1822), de la lenteur avec laquelle les Allemands, les Anglais et les Français sont parvenus à écarter d'au milieu d'eux les causes les plus frappantes d'insalubrité, et sont parvenus à cette

propreté et à cette délicatesse d'alimens, de vêtemens et de soins, qui sont aujourd'hui inhérens aux sociétés humaines. Eh bien ! en comparant l'ordre chronologique des temps avec
celui des grandes épidémies, ce n'est pas lors de
la vie la plus grossière, la moins soignée, qu'on
voit celles-ci faire des ravages : c'est lorsqu'une
civilisation appropriée à ces temps-là commençait à introduire plus de recherche, lorsque
les peuples vainqueurs se trouvèrent paisiblement confondus avec les peuples vaincus. La
prédisposition est donc au moins pour moitié
dans la naissance des épidémies.

Il est facile de juger déjà que notre opinion
bien prononcée est, que l'épidémie ne consiste
point dans le caractère de la maladie, mais bien
dans son extension sur un plus ou moins grand
nombre d'habitans de la même communauté ou
du même pays, soit qu'elle y règne durant un
certain temps, soit que son influence ne s'y fasse
sentir que passagèrement. Il n'est presque pas d'affection morbide qui ne puisse régner de la sorte.
Nous avons eu, sous des conditions physiques et
morales particulières, des épidémies de délire
mélancolique portant au suicide, des épidémies
de névroses, telles qu'apoplexies, épilepsies, hys-
térismes, danses de Saint-Gui, convulsionnaires,
etc. Quant aux maladies aiguës, il n'en est presque
aucune qui ne puisse régner épidémiquement.
Les symptômes sont les mêmes que lorsque le
mal est sporadique ; et s'il se présente quelques
différences qui en obscurcissent le diagnostic,

ce sont des épiginomènes qui dépendent le plus souvent de la constitution des malades, et qu'il faut savoir distinguer de la maladie essentielle. A la vérité, les épidémies revêtent quelquefois un caractère insidieux qui les rend principalement redoutables, et nous espérons faire toucher au doigt ce qui leur donne ce caractère. Mais, encore une fois, cette condition n'est pas nécessaire pour constituer épidémique une maladie quelconque; et en remontant aux causes ainsi qu'à l'examen particulier de chaque malade, tout ce terrible et ce merveilleux qui tenaient notre esprit en suspens, ne tardent pas à se montrer dans leur véritable simplicité : c'est ce qui paraîtra très-clair, à l'occasion de l'analyse que nous ferons de diverses épidémies. L'on y verra que, si nous ne pouvons nier (car autrement il faudrait déchirer l'histoire) qu'avec certaines constitutions long-temps humides de l'air, avec certains rumbs de vents qui ont soufflé long-temps avec opiniâtreté, il a quelquefois régné des maladies qui sont devenues populaires; l'on y verra, dis-je, en cherchant à se rendre raison pourquoi ces maladies sont plus graves dans une contrée que dans une autre, de trois choses l'une : ou que les habitans de cette contrée avaient une prédisposition par des causes antécédentes qui avaient déjà affaibli les forces vitales, ou que la colonne d'air en mouvement chariait avec elle des principes morbifiques étrangers à la composition de l'atmosphère, ou que la contagion s'était ajoutée à l'influence de la constitution saisonnière. C'est ce dont ma pratique m'a fourni des exemples, et ce qu'on peut induire de la description des vingt épidémies insérées dans le Mémoire de M. *Barrey*, médecin à Besançon, couronné par la société de médecine pratique de Montpellier, ainsi que des constitutions épidémiques rapportées par les auteurs annexés aux OEuvres de *Sydenham*, de celles de *Ramazzini*, *Saillant*, et plusieurs autres.

Pour savoir au juste jusqu'à quel point nous sommes les maîtres de notre sujet, jusqu'à quel point nous pouvons connaître les causes des épidémies, et prévenir (dans la supposition que tout y concourre) de nouvelles calamités, nous n'avons qu'à examiner en quoi diffèrent la manière de vivre de nos ancêtres et la nôtre, les résultats sanitaires de cette différence, et par quelles mesures on est parvenu à rendre habitables plusieurs contrées de l'Europe des plus insalubres. Il est évident, quand on compare le passé avec le présent, quand on voit qu'avant la moitié du siècle dernier des maladies planaient sans cesse sur quelque royaume ou quelque province, et que maintenant on passe plusieurs années sans qu'il soit question d'épidémies, excepté par l'effet de quelque imprévoyance coupable ; il est évident, dis-je, que le sort de l'espèce humaine s'est amélioré, du moins sur ce point : or, puisque le système de l'univers n'a pas changé, et que notre atmosphère est la même qu'aux premières époques de la création, il est évident encore qu'il n'y avait rien dans l'air qui fût au-dessus de la perception de l'entendement humain et de notre puissance. Ce qui a été écarté, ces générations immondes qui ont été prévenues, ces contagions confinées dans les lazarets, ces sales demeures abandonnées, ces alimens et ces boissons envénimés, échangés contre de plus salutaires, étaient donc les causes palpables de ces épidémies, et nous n'avons qu'à marcher sur le même pied pour continuer à jouir des mêmes avantages. Ces causes forment le canevas de la partie pratique de ce Traité ; nous les avons réduites à un petit nombre, qui aurait pu être réduit encore, et l'on n'en sera pas surpris quand on réfléchira que la nature n'emploie que fort peu d'agens, pour produire souvent avec les mêmes un grand nombre d'effets très-différens : les effets suffisent pour remonter aux causes, quand l'analogie est parfaite. Je sais toutefois que l'on me contestera une de ces causes, dont l'admission est fondée sur des analogies, et dont je me suis spécialement servi pour chasser de la médecine un inconnu mystérieux; mais j'espère convaincre le lecteur par les mêmes raisons qui m'ont convaincu moi-même. La même simplicité a été suivie pour la théorie des maladies et pour leur traitement, dont une heureuse expérience a plusieurs fois garanti le succès.

En effet, il ne suffit pas, quand on est appelé à traiter une épidémie, d'en avoir assigné les causes, et d'interposer une digue entre la santé

et la maladie; il faut encore arracher à la mort
les victimes qui sont déjà saisies. Attendrons-
nous pour agir d'être suffisamment instruits par
une longue observation des guérisons ou des
décès spontanés ou artificiels? C'est là la recommandation de très-graves auteurs: toute la
science et le devoir du médecin dans les constitutions épidémiques consistent, disent-ils, à
être attentif aux maladies de la saison précédente et à celles que doit produire la saison
actuelle; aux phénomènes spontanés qui accompagnent ou qui précèdent le retour à la santé,
ou les terminaisons funestes, chez les sujets qui
n'ont pas appelé les secours de la médecine; à
observer les crises, à voir ce qui a été utile ou
nuisible au plus grand nombre; enfin, à comparer les méthodes de traitement des différens
praticiens, pour choisir celle qui a eu le plus
de succès. Ainsi, dans ce système, à la naissance
d'une épidémie, nous devrions rester simples
spectateurs, attendre de nouvelles lumières
avant de nous décider à porter des secours, et
permettre ainsi à l'incendie de faire des progrès,
avant de décider le point par lequel on doit
l'attaquer. Ces préceptes sont évidemment une
conséquence de l'opinion (d'une cause inconnue)
que nous avons à combattre; et malgré l'autorité du grand *Boerhaave* et d'autres médecins
illustres qui les ont donnés, je me permettrai
de les présenter comme pernicieux, comme in-
dignes d'un praticien qui a fait ses efforts pour
connaître à l'avance son ennemi et le terrain

sur lequel il doit le combattre. Nous pensons
que cette seule idée déshonore la médecine,
laquelle ne serait plus qu'une science vaine si
elle ne consistait qu'en stériles spéculations ; et
nous avons l'orgueil de croire qu'à l'heure qu'il
est nos connaissances sont assez développées et
assez précises pour déterminer l'essence et la
médication de la plupart des maladies, et pour,
au lieu d'une triste et funeste expectation, agir
dès le principe avec efficacité. Le soin qu'on
aura pris de rechercher d'abord d'où vient l'é-
pidémie, tout en lui coupant chemin, tout en
diminuant les sources d'infection, et en rendant
moins grave l'état de ceux qui sont déjà frappés,
seront déjà d'un grand secours pour assigner la
nature de la maladie. Sans doute nous ne connaissons et ne connaîtrons probablement jamais
l'essence intime des miasmes : mais nous savons
comment ils agissent sur les instrumens de la
vie, et dans quels rapports ils se trouvent avec
les fonctions, suivant les tempéramens, le régime
et les autres accessoires ; nous savons, par une
expérience de plusieurs milliers d'années, les
ressources que se ménage la nature pour la conservation des êtres vivans. Or, ces connaissances
suffisent pour nous faire appliquer, suivant l'occurrence, la médication la plus convenable,
non pas toujours la même, mais modifiée d'a-
près les circonstances et les sujets que nous avons
à traiter.

Je conviens que tout cela est plus facile à
dire qu'à exécuter, parce que d'abord la vue

des malades trouble les pensées du jeune praticien, arrivé près d'eux avec un système qui sem-
blait devoir aller tout seul. Il vogue incertain
entre les toniques et les excitans, les évacuans,
les antiphlogistiques et les émolliens : les préceptes contradictoires des grands maîtres assié-
gent son esprit, prêt à prendre le fantôme pour
la réalité, des forces opprimées pour de la faiblesse, l'exaltation de l'agonie pour une inflammation.

Disons un mot des torts que nous reconnaissons à quelques-uns de ces hommes célèbres,
sans les leur reprocher, puisque l'erreur est
notre partage. *Pringle,* par exemple, par suite
de ses idées sur la septicité et de ses expériences
in vitro sur les antiseptiques, a singulièrement
contribué à l'abus inconsidéré qu'on a fait de
ces moyens dans les fièvres dites putrides et dans
les maladies des camps, des hôpitaux et des prisons. Le blâme déversé sur le mot *putride,* parce
qu'on avait confondu la putrification des cadavres avec un certain état de la vie, a donné
lieu à l'introduction de deux mots grecs syno-
nymes du premier, *adynamie* et *ataxie,* dont
la valeur, ayant été mal conçue et mal appliquée, n'a pas moins fait, sous nos yeux même,
rencontrer la faiblesse là où les forces étaient
simplement opprimées. *Stoll,* excellent observateur, mais conduit aussi par une opinion préconçue, celle d'une constitution épidémique
bilieuse permanente, ne fut peut-être que trop
l'autorité d'après laquelle on a employé l'émé-

tique dans tous les cas, sans examiner préalablement si quelques symptômes gastriques n'é-
taient pas pluiôt, le produit d'un commencement d'inflammation ; et les abus qui ont résulté de sa méthode, laquelle avait déjà rendu
la saignée beaucoup plus rare, contribuèrent
singulièrement à la création d'un autre système
aussi extrême, qui fit du vin et du quinquina
des panacées universelles. Je m'arrèterai à ces
citations, crainte de trop répéter ce qui se
trouve déjà dans les livres les plus généralement répandus. Eh! quel fil d'Ariadne tirera le
jeune médecin de ce labyrinthe ? A la vérité,
quelle que soit l'école de laquelle il soit sorti,
toutes prétendent maintenant déduire leur doctrine des lois physiologiques et en faire la base
de leur thérapeutique : c'est certainement un
excellent principe, et le meilleur de tous, mais
que chacun gâte, parce que chacun l'arrange
à sa manière et veut le faire cadrer avec une
opinion préconçue. En Allemagne et en Italie
c'est un brownisme déguisé sous la doctrine
abstruse des contre-stimulans : une élocution
verbeuse, et une métaphysique souvent inintelligible, servent de commentaires aux anciens
dogmes, là où il y a beaucoup de sensibilité et
d'imagination. Ailleurs, à côté d'hommes qui
voient partout des maladies organiques, et qui
sont timides jusqu'à l'extrême, parce qu'ils ne
jugent que par les données de l'anatomie pathologique, se trouvent d'autres hommes à qui rien
n'est impossible, et qui prétendent guérir tous

les maux par les immersions et les aspersions d'eau froide, par les machines à vapeurs, par le fer, par le feu et par les poisons. On vous crie dans ce coin de l'Europe : « Voyez ma liste « de vingt, trente fièvres adynamiques, toutes « guéries par des toniques et des excitans, ce « qui prouve qu'il n'y avait point d'irritation. » Dans cet autre, on crie plus fort encore, « qu'il « n'y a point de fièvres proprement dites; mais « seulement des irritations, des exagérations « des forces vitales, qu'il faut calmer par de « copieuses émissions de sang. » Les mêmes qui avaient écrit, peu d'années auparavant, qu'ils avaient trop souvent rencontré la membrane muqueuse de l'estomac et des intestins en bon état à la suite des typhus les plus malins, et un trop grand nombre de ces maladies s'améliorer par l'emploi des stimulans les plus énergiques, pour en attribuer la cause unique à l'inflammation, ont passé rapidement à cet autre extrême, dès qu'ils ont eu jour à devenir chefs de secte : et tous ces auteurs, qui invoquent à l'envi les lumières physiologiques, auraient honte de parler de l'état des humeurs dans ces altérations générales de toutes les fonctions, comme si les humeurs n'appartenaient pas aussi au domaine de la vie! Combien je plains le jeune médecin qui débute dans une épidémie, et combien je plains encore plus ses malades! Cependant l'on guérit et l'on meurt avec toutes ces méthodes : elles ont donc toutes quelque chose de vrai et quelque chose de faux, et c'est ce qu'il est encore du devoir du professeur de développer et d'expliquer, en supposant toutefois qu'il est resté impassible au milieu de toutes ces prétentions de la vanité humaine.

L'histoire d'une épidémie, soit qu'on veuille la publier, ou qu'on soit chargé d'en faire un rapport à l'autorité, doit, pour être complète, renfermer les objets suivans :

1.° La topographie ou la description des lieux où règne la maladie, comprenant la situation de la commune, la nature des terres et des eaux, la construction et la position des maisons, le nombre d'habitans, leur manière de vivre, leurs occupations, les maladies endémiques et autres auxquelles ils sont sujets.

2.° La nature du climat, l'état de l'air, sa température, la désignation de la saison et des vents dominans, et, si l'on veut, pour faire preuve de plus de science, les variations du baromètre, de l'hygromètre et du thermomètre.

3.° La nature de la maladie régnante, avec une description des symptômes principaux qui s'y manifestent, dans ses différens états d'invasion, d'accroissement, de force et de terminaison ; savoir : si elle est continue, rémittente ou intermittente; si elle est ou non accompagnée d'exanthèmes critiques ou purement symptomatiques; celle des crises et des signes heureux ou malheureux; la désignation de sa durée ordinaire, dans l'un, comme dans l'autre cas; ses complications, ses dégénérescences.

4.° Les cures naturelles, le traitement mis jus

qu'alors en usage, et celui qu'on juge le plus propre à le remplacer.

5.º La désignation de l'origine et des causes de la maladie; si elle est purement épidémique, ou en même temps contagieuse.

6.º Les moyens hygiéniques propres à faire cesser l'épidémie, à diminuer l'infection, à empêcher la contagion, à la borner, si elle existe déjà, et l'indication des secours nécessaires à fournir aux indigens, aux malades et aux convalescens, pour abréger la maladie et l'empêcher de s'étendre davantage.

Telle est aussi en grande partie la marche que je me propose de suivre dans ce cours, que je divise en huit sections, dont les deux premières sont consacrées aux causes et à la formation des maladies, et les six autres à des monographies nombreuses de ces maladies, dont j'ai placé la division méthodique à la fin de la première section.

Il était nécessaire, avant d'entreprendre ces histoires, de chercher à jeter quelque jour sur la production des maladies; sur la cause prochaine, le siége et les différences de chacune d'elles, dans leur état de simplicité et dans leurs complications : il ne l'était pas moins d'examiner en quoi consiste la prédisposition; circonstance qui est la source de tant de doutes et de contradictions. Une théorie est indispensable à la médecine clinique, et les empiriques les plus grossiers en ont une. Il fallait dire nécessairement, en tant que l'observation peut le faire aperce-

voir, comment agissent les miasmes morbifiques,
et sur lesquels de nos organes, d'abord primitivement, puis secondairement; il fallait tracer
la limite entre l'inflammation franche, vraie, et
l'inflammation symptomatique, secondaire. Il
était instant d'assigner la valeur réelle de ces
deux mots *adynamie* et *ataxie*, de démontrer
que ce ne sont pas des êtres, mais qu'on ne peut
entendre par là que des modifications absolues
ou relatives. Il fallait aussi aborder les questions auxquelles a donné lieu cet état de notre
économie qu'on a appelé *fièvre* de tous les
temps, et examiner, sans prévention, s'il n'est
jamais qu'un symptôme; voir aussi si celle qu'on
a appelée putride existe réellement séparée des
autres, et ce qu'on doit entendre pendant la
vie par le mot *putride*. Enfin, il fallait appliquer à la connaissance des maladies, au pronostic, à la thérapeutique, tout ce que nous
savons de ces mouvemens désordonnés, de ce
désordre des sécrétions, de ces altérations des
différentes humeurs, de ces exanthèmes, de ces
crises; de cette marche abnormale de la caloricité, de la contractilité et de la sensibilité,
qui composent le système physiologique de
l'homme malade.

Je ne me suis pas borné à ce que le vulgaire
ne regarde proprement comme épidémie qu'à
cause du nombre des malades et de la rapidité
des événemens; mais j'ai étendu mes vues sur d'autres maux dont nous n'avons que trop souvent
à nous plaindre. Par exemple, la phthisie pul-

monaire est devenue une maladie si commune,
qu'on pourrait presque la considérer comme
épidémique : or, comme les fièvres catarrhales
en sont une cause assez fréquente, nous en avons
pris occasion, en traitant de ces fièvres, de jeter
sur le papier quelques considérations sur cette
terrible et douloureuse maladie. De même, l'é-
ruption miliaire étant fréquente dans la fièvre
des accouchées, et celle-ci ayant souvent régné
épidémiquement, ces deux circonstances nous
ont fait un devoir de traiter de la fièvre puerpérale à la fin de la sixième section et à la
suite de la fièvre miliaire. Cette maladie, sur
laquelle nous avons déjà cherché à réveiller
l'attention dans un autre endroit, méritait bien
que nous la rappelassions de nouveau à la sollicitude des praticiens. Ayant remarqué aussi que
le virus syphilitique, au sujet duquel on ne prend,
pour ainsi dire, plus aucune mesure, profite de
cette sécurité des magistrats pour s'étendre quelquefois d'une manière épidémique, j'ai cru devoir réveiller l'attention à ce sujet, et terminer
par ce fléau la huitième section de cet ouvrage.

Ainsi donc mon but principal, unique et bien
prononcé, en publiant cet écrit, est : 1.º d'éloigner de la médecine tout ce qui lui reste encore
de superstitieux dans l'histoire des épidémies;
2.º d'en ramener autant que possible le retour
à des causes naturelles, bien connues, qu'il est
en grande partie au pouvoir de l'homme d'éviter, et dont par conséquent la démonstration
devient le catéchisme de ceux qui se trouvent

placés à la tête des nations ; 3.° de faire bien connaître les maladies, et d'établir les bases thérapeutiques les plus conformes à la nature des choses et les plus propres à obtenir des guérisons.

Il est sans doute des causes générales de maladies qui ont toujours la même puissance sur l'homme, quelle que soit la période de civilisation, et j'aurai soin de les indiquer à chaque histoire de maladies, en même temps que j'y exposerai les moyens que nous avons à leur opposer ; mais j'hésite, à bien des égards, de croire que les cours d'hygiène, publiés il y a trente ans, soient en harmonie complète avec les peuples de l'Europe actuelle et plusieurs autres qui leur ressemblent. Je ne sache pas, quoique mon esprit se porte dans tous les siècles et qu'il voie dans le lointain des nations très-civilisées, qu'aucun âge ait jamais été parfaitement égal à celui-ci pour l'application de toutes les forces vives et de toutes les forces mortes à la création et au développement des arts industriels et des jouissances en tout genre, pour l'amour de soi, les inquiétudes, les défiances, l'impatience de la soumission à l'arbitraire des temps passés. Or, cette progression vers une perfectibilité exagérée, dont les conséquences morales ont déjà été suffisamment appréciées, a rendu moins communes certaines maladies, et plus fréquentes certaines autres, qui dépendent soit des arts les plus en vogue, soit du changement qui s'est opéré dans la constitution physique des individus; changement qui consiste spécialement en ce que l'appareil sensitif l'emporte aujourd'hui en puissance sur le musculeux. De là est résulté, par exemple, que les fièvres putrides et autres maladies de ce genre, si communes chez les serfs et les esclaves, ont été en grande partie remplacées par les maladies irritatives, beaucoup plus rares chez ceux qui ne savent que s'incliner, croire et obéir. Ces comparaisons et ces vues en grand contribuent certainement beaucoup à nous faire saisir le point juste du traitement des maladies.

Une entreprise aussi grande, et que pourtant je dois resserrer, m'oblige à ne faire que très-peu de citations, qui auraient rendu cet écrit trop volumineux. Cependant le lecteur s'apercevra bientôt que, indépendamment de ma propre expérience, il est fort peu d'auteurs que je n'aie consultés, pour me mettre en état de lui transmettre une doctrine solide, dont il n'eût pas à se repentir; et ce ne sont pas seulement les écrivains anciens et modernes de notre profession que j'ai mis à contribution, mais encore les historiens et les voyageurs, dont les observations ne contribuent pas peu à nous empêcher d'avoir des idées trop rétrécies et de prendre pour universel ce qui n'appartient qu'à la sphère resserrée dans laquelle nous vivons.

Je dois avertir en finissant qu'il ne faut pas s'effrayer si l'on me voit souvent employer des mots anciens, vieux, usés, et qui ne sont plus de mode, de préférence aux mots nouveaux;

je m'en expliquerai en traitant de chaque maladie. Notre siècle est fameux par sa fécondité
verbeuse ; et il n'est point d'écolier qui, sachant
un peu de grec, ne puisse devenir auteur et
même bien vendre son opuscule à des libraires,
gens qui se connaissent à la puissance des prestiges. Mais le langage étant censé l'expression
de nos idées (je dis censé, parce que les trois
quarts des hommes parlent ou répètent sans
penser) et influant beaucoup sur nos détermi-
nations, j'ai souvent craint de donner des idées
fausses, et, pour l'éviter, j'ai préféré ne me servir que de mots avec lesquels on s'est entendu
depuis l'aurore de la médecine.

PREMIÈRE SECTION.

Étude des causes générales d'épidémies.

CHAPITRE PREMIER.

De la connaissance des lieux, relativement à leur salubrité et à leur insalubrité.

§. 1. Chaque sol grave sur la physionomie de ses habitans, hommes, animaux, plantes, des traits ineffaçables, qui deviennent héréditaires, mais que les enfans de l'étranger ne contractent pas moins, pourvu qu'ils y aient pris naissance. Le médecin qui veut remplir sa noble mission avec une entière satisfaction de lui-même, trouvera dans cette étude de quoi faire des applications à la morale, à la législation, à la médecine légale (surtout pour les questions d'identité et pour celles d'excuses), et à la médecine pratique, relativement aux doses des médicamens et à la disposition à telles ou telles maladies, seul sujet qui doit nous occuper dans cet ouvrage. Le public mesure le degré de salubrité ou d'insalubrité d'une région quelconque suivant que des maladies y règnent habituellement ou qu'il n'y en a que d'éventuelles ; mais, le médecin instruit va plus loin : il examine d'où viennent ces maladies, et il juge la région suivant son état habituel de sécheresse ou d'humidité et suivant les vents qui y dominent.

§. 2. En entrant dans un pays que nous ne connaissons pas, nous pouvons déjà commencer à en juger par la nature des terres qui en composent le sol jusqu'à une certaine profondeur; par le voisinage ou l'éloignement des eaux, des montagnes, des forêts; par son exposition à l'un des quatre points cardinaux du ciel, et par la direction des gorges qui donnent accès à certains vents plutôt qu'à d'autres : et, d'abord, il n'est pas indifférent que le sol soit de première formation, ou qu'il ait été produit par des terres de transport; le premier est toujours plus salubre, tandis que le second est une occasion fréquente de maladies, comme la chose sera facile à concevoir après qu'on aura lu ce chapitre. Il est bien vrai que, d'aussi haut que nous puissions remonter, nous trouvons la peste être une maladie endémique de la Basse-Égypte, parce que le Nil a nécessairement toujours charié vers son embouchure; mais la peste n'y a pas toujours sévi ni aussi fréquemment ni avec la même vigueur, et plusieurs terres de cette région, aujourd'hui abandonnées, étaient autrefois très-peuplées. Le sol qui forme maintenant les marais-pontins fut jadis partagé entre la mer et un rivage très-peuplé; les volcans et les alluvions qui ont fait reculer la mer, n'ont ajouté au continent qu'un terrain des plus insalubres. Les Européens, en allant habiter l'Amérique, se sont naturellement placés, dans l'intérêt du commerce, le long des grands fleuves, sans considérer que leurs habitations reposaient sur des terres limoneuses et de transport, et ils ont payé cher, toutes les années, leur ignorance ou leur mépris des règles de l'hygiène. La ville de la Nouvelle-Orléans, par exemple, bâtie sur les bords du Mississipi et au-dessous du niveau du fleuve, ne saurait, dans ses crues, échapper tous les ans aux effets de l'insalubrité de sa position, et elle vient d'être dévastée par deux graves épidémies, en 1817 et 1819, sans que je pense qu'il soit possible, quelques mesures que l'on prenne, de l'en garantir jamais. Dans ses observations sur l'île de Walcheren, dont l'insalubrité a été si funeste aux troupes françaises et britanniques dans la dernière guerre, le docteur *Blane* observe très-judicieusement, que cette île et toutes celles qui composent la Zélande, paraissent avoir été formées par l'accumulation du détritus que le Rhin et l'Escaut entraînent dans leur cours, et que des terrains ainsi formés exhalent des vapeurs très-nuisibles. Je pourrais multiplier les exemples ; mais chacun sera assez souvent à portée de faire des applications de ce principe général.

§. 3. Les terres qui composent un sol quelconque, sont ou calcaires, ou argileuses, ou marneuses, ou tourbeuses, ou sablonneuses : ces dernières, ainsi que les calcaires, sont les plus salubres, parce qu'elles laissent facilement filtrer l'eau qui tombe à leur surface. Il faut encore regarder si le sol est couvert de beaucoup de terre végétale, laquelle n'est qu'un débris de corps organisés et de matières salines, ou s'il n'y en a qu'une faible couche. La terre est moins féconde dans ce dernier cas; mais cette disgrace est compensée par une moindre disposition aux maladies, lesquelles sont beaucoup plus fréquentes dans les terrains gras et très-fertiles.

Il ne faut qu'une légère teinture de minéralogie pour juger, même en passant, de la nature des terres; à défaut on les reconnaît soit à l'aspect sec ou humide du terrain, soit à la nature des plantes qui y croissent. Ainsi, l'on voit abondamment, dans les régions rocailleuses et froides, des bruyères, des rosages, des vaccinium, des asbustes, des andromades, des driasdes, des alchémilles, des violettes, des véroniques, des gentianes. Les terrains pierreux se couvrent de cymbalaires, de clynopodes, d'origan. Les collines sablonneuses nourrissent des gnaphalium, l'arnica, le grémil, la carline : si ces sables sont voisins de la mer, on y trouve des carex, des érysimum, le tryglochin ; si le terrain est salé, il présente des salsola, des salicornia, des aroches, des éryngium, le crambe maritime, les hippophaé, et diverses plantes qui fournissent du sel et de la soude dans la combustion.

Les terres argileuses sont souvent couvertes de potentilles, d'anthérines, de thlaspi, d'anthyllis, de tragopodon.

Un sol crayeux se décèle par des résédas, des giroflées, des hippocrépis, des campanules, des scabieuses.

Les terrains fangeux et tourbeux donnent un aspect bleuâtre à la plupart des végétaux qui y croissent, tels que les salix, ledum, scapus, criophorum, les aira, les tamarix, etc.

On connaît les plantes fluviatiles des ruisseaux, les potamogéton, les sagittaires, les bétoines, les charas, les salicaires, les eupatoires, les lisimachées, etc., qui se plaisent à croître au bord de l'eau, ou qui indiquent son voisinage dans les différens terrains.

Les marécages et les lieux habituellement aquatiques produisent les nénuphars, les arundo, les scirpus, les isoëtes, diverses ombellifères, les renoncules, les calla, les aroïdes, la persicaire, le cresson et diverses crucifères printanières : l'on sait d'ailleurs que c'est dans ces endroits que l'on trouve le plus grand nombre de plantes âcres et vénéneuses.

La connaissance des habitudes des plantes peut même servir encore à indiquer le degré de température habituelle de la contrée inconnue qu'on va visiter : l'on sait que le froment ne prospère plus à une certaine hauteur et à un certain degré de froidure, duquel s'accommodent d'autres céréales et quelques légumes ; que des lauriers, des labiées, et des fleurs parées des plus vives couleurs, très sapides et très-odorantes, qu'on rencontre à chaque pas, indiquent une exposition chaude, sèche et méridionale ; comme des tapis de verdure, formés de trèfles, de sainfoins, de luzernes, de vesces, etc., très-serrés, indiquent une atmosphère à la fois chaude

et humide, et des herbes insipides, inertes, étio-
lées, des fleurs blanches, ou pâles et décolorées,
des fruits restant toujours acerbes, une exposition froide, humide et boréale.

§. 4. Un sol argileux est le plus insalubre de
tous (les tourbières et les marais exceptés),
parce qu'il retient l'eau qui y fermente et
s'y décompose : il peut être recouvert d'une
légère couche de sable ou de craie et n'en être
pas moins pernicieux, sans que souvent l'on s'en
doute, parce qu'on se contente de juger d'un
terrain par sa surface. *Lind* rapporte qu'à Pen-
sacola, Vhydaa, l'île de Bonavista, et dans plusieurs déserts de l'Afrique et de l'Asie, couverts
d'une espèce de sable communément très-fin,
blanc, mouvant, il s'élève à travers ce sable,
pendant les mois d'été et la chaleur du jour,
une vapeur pestilentielle qui occasionne les
plus graves maladies. L'on sait que, dans les déserts de l'Arabie, contrée entièrement sablonneuse, et qui n'est jamais rafraîchie ni par la
pluie ni par la rosée, pendant les ardeurs d'un
long été, les hommes qui y vivent profitent d'un
peu d'humidité qui s'est conservée de l'hiver
dans quelques endroits, qui alimente des datiers
et d'autres végétaux peu nombreux, et qu'ils
n'ont d'autre ressource pour eux et leurs bestiaux que celle de quelques puits, dont la propriété est une richesse. Or, nous apprenons d'*A-
bulfeda*, dans sa description de l'Arabie, que,
lorsque quelques circonstances locales augmentent l'humidité de ces oasis, elles deviennent in-

salubres. Celle d'Yabrin, dont parle cet auteur,
était telle que ceux qui y mangeaient des dattes,
y buvaient de l'eau ou y dormaient à l'ombre,
étaient sûrs d'être atteints de la fièvre. Ces observations ont été confirmées par les voyageurs modernes; et comme les sables ne tiennent pas l'eau
qui s'y est infiltrée, quelle que soit son abondance,
qu'ils se sèchent avec promptitude, il faut qu'au-
dessous de ces couches de sable il y ait d'espace
en espace un fond argileux, attesté d'ailleurs
par les poteries dont les fabriques ne sont pas
rares en Arabie, en Nubie et dans la Haute-
Égypte. J'ai été conduit à cette conclusion par
un examen attentif que j'ai fait d'un pâturage
sur les bords de l'Ill, où des bêtes à cornes, qui
y paissaient vers le milieu de l'été de 1820, furent affectées de péripneumonie gangréneuse,
qui devint épizootique. L'ouverture de quelques
bêtes malades, que je fis abattre, mit dans son
jour une inflammation gangréneuse établie aux
poumons, au foie et aux intestins. La nature
sablonneuse du pâturage et sa sécheresse semblaient en attester la salubrité, et il n'y avait en
apparence d'autre cause de la maladie que la
contagion; mais, après de plus amples recherches, après avoir vu des flaques d'eau séjourner
sur ce sol, et son fond, découvert dans quelques
endroits, montrer une argile compacte, j'en
conclus que l'eau qui avait séjourné dans cette
argile, mélangée avec les détritus des feuillages
d'un bois rabougri qui y croît, avait été dé-
composée par la chaleur, et s'était exhalée en

vapeurs mal-faisantes. Je suis porté à attribuer la même origine à ces vapeurs qui s'élèvent de la terre dans certains pays, tels que l'île de Sardaigne, qu'on croit provenir de mines arsénicales, très-meurtrières pour les hommes et les animaux, et qui le sont d'autant plus que ces pays sont placés sous un climat brûlant, surtout en été. C'était par conséquent une institution d'un grand sens que celle des anciens Étrusques, qui, avant de bâtir une nouvelle ville, un village, ou même une maison de campagne, faisaient examiner le terrain par les aruspices, lesquels, en consultant les entrailles des animaux qui y avaient pâturé, jugeaient par leur état sain ou morbide de la salubrité ou de l'insalubrité du lieu; car les animaux, forcés de tenir la tête penchée sur le sol, sont les premiers à ressentir l'influence des vapeurs qui s'en exhalent.

§. 5. Le voisinage des grandes masses d'eau, des lacs, des rivières, de la mer, est ordinairement salubre, à moins qu'il n'y ait un mélange d'eaux salées avec l'eau douce qui reste en stagnation sur le rivage. On suppose dans le moment actuel, pour la défense d'un parti extrême, que des ports de mer qui n'ont pas été récemment nettoyés, peuvent donner des épidémies graves; mais, sans nier le principe, lorsque les eaux de ces ports seraient très-basses, on le fera difficilement admettre lorsqu'il y a une très-grande masse d'eau qui se renouvelle. Les canaux de navigation tiennent le milieu entre les eaux courantes et les eaux stagnantes, et leur voisinage commence à être moins salubre, surtout à cause de la nécessité annuelle de les nettoyer. Les eaux entièrement stagnantes, telles que les étangs et les marais, outre qu'elles sont des causes fréquentes de maladies, diminuent singulièrement l'énergie vitale chez tous les êtres vivans, tant par la masse d'eau évaporée et retenue dans l'atmosphère qui soustrait sans cesse l'électricité des corps vivans, que par les miasmes qui s'en dégagent. Les débordemens des eaux courantes, des mers et des lacs, produisent les mêmes effets délétères que les marais, lorsqu'ils ont lieu sur une terre végétale qui les retient pendant quelque temps.

On doit regarder comme une règle, que le séjour des corps organiques privés de vie (et la terre végétale appartient à cette classe) dans une eau stagnante n'a jamais lieu sans une décomposition mutuelle et sans dégagement d'effluves nuisibles, surtout dans les pays et les saisons où règne une haute température. C'est ainsi que dans les Antilles le voisinage des palétuviers est des plus dangereux. Ces effets de l'humidité se font ressentir dans tous les climats; mais dans les pays où la température est basse pendant une grande partie de l'année, il en résulte des maladies d'une tout autre nature que dans les pays chauds.

§. 6. L'atmosphère ou le fluide élastique dans lequel nous vivons, et dont nous sommes pénétrés de toute part, n'est pas distinct de notre pla-

nète, et il est lui-même en grande partie le produit de ses émanations.

Sous le nom d'atmosphère nous comprenons
donc non-seulement l'air proprement dit, que
la chimie parvient à séparer en deux gaz distincts, l'azote et l'oxigène; mais encore l'ensemble d'un grand nombre de substances rendues
élastiques, qui se confondent avec l'air, comme
les sels se confondent avec l'eau la plus claire,
les gaz, les émanations terrestres, le calorique, la lumière, les fluides électrique, magnétique, etc.

L'air commun est nécessairement ce que sont
les substances sur lesquelles il plane : pur, si
ces substances n'offrent rien de dissoluble; impur, s'il s'est chargé de différens corps sans cesse
offerts à son action dissolvante. Il est facile de
concevoir d'abord que la masse atmosphérique
peut être altérée localement, et pour un certain temps, par les émanations de gaz oléfiant,
d'acide hydro-sulfurique, fournis par les marais,
indépendamment des miasmes qui s'en élèvent
et qui ne restent suspendus que pendant le jour.
On conçoit aussi que les quantités relatives de
gaz acide carbonique sont plus considérables
en été qu'en hiver, sur un sol bien fourni de
terre végétale, plutôt que sur les montagnes : en
éprouvant comparativement ces deux airs, au
bas d'une montagne, et sur celle-ci avec de l'eau
de baryte, on voit de suite, par la quantité et la
promptitude du précipité, ces différences de la
constitution atmosphérique. Or, en réfléchissant

sur les propriétés stupéfiantes et adynamiques des gaz hydro-carboné, hydro-sulfuré et acide carbonique, on ne tarde pas à en conclure que les animaux obligés de vivre dans un air chargé de ces gaz au-delà de proportions peu sensibles, doivent jouir de beaucoup moins de vivacité et être sujets à diverses maladies de faiblesse; ce qui est effectivement.

Il est des pays privilégiés, doués d'un air éminemment salubre, qui suffit pour rendre la santé aux marins qui avaient été fortement malades sur les vaisseaux : tels sont les îles Canaries, les Bermudes, l'île Sainte-Hélène, le cap de Bonne-Espérance, etc. Il en est d'autres, au contraire, d'une insigne insalubrité, tels que quelques côtes d'Afrique, le canal de Mozambique, etc., où il ne faut que débarquer pour tomber malade immédiatement. On ne peut révoquer en doute que ce ne soit du sol que proviennent des qualités d'air si tranchées; que ce ne soit du sol que dépendent, en grande partie, la température, la couleur, la force, l'activité, le tempérament et la santé des habitans. Ceux qui s'occupent de la traite des Nègres sur la côte d'Afrique, connaissent parfaitement cette vérité: les esclaves qu'ils achètent sont lourds et stupides, ou vifs et ingénieux, maladifs ou sains, promettant de vivre peu ou long-temps, suivant la nature du pays d'où on les a tirés.

L'air des villes très-populeuses et où il y a grand nombre de manufactures, est évidemment plus chargé de substances étrangères à sa composition que celui des campagnes, et c'est ce dont on reste convaincu par le brouillard qui les annonce lorsqu'on en approche. Cependant on a remarqué depuis long-temps que les mauvais effets de l'air humide sont pour ainsi dire réduits à rien, dans les grandes villes, par le nombre des feux et de la fumée; que les fièvres intermittentes sont non-seulement plus fréquentes, mais même plus violentes à la campagne que dans les grandes villes, et que les hommes d'un certain âge et jouissant de quelque aisance vivent plus long-temps dans ces grandes réunions que dans les hameaux et dans les maisons champêtres. Mais ces observations, qui n'ont rapport qu'à quelques maladies qui ne sont pas ordinairement mortelles, et qu'à quelques personnes favorisées de la fortune, ne font rien pour la généralité, laquelle nous devons particulièrement avoir en vue. Or, en jetant un coup d'œil sur les tables si souvent répétées de probabilité de la vie, nous y trouvons un tiers en sus en faveur des campagnes non marécageuses, ce qui prouve évidemment que l'air des villes est très-inférieur à celui de celles-là pour la longévité et la conservation de la santé.

Toutefois, m'observera-t-on, ce n'est pas de ce point qu'il s'agit, mais des maladies épidémiques. Il importe fort peu aux hommes d'état que les générations se succèdent avec rapidité, comme celles des insectes, pourvu que la population ne diminue pas trop; et nous devons convenir que, depuis que les villes ont été démantelées, et que les rues ont été pavées et alignées, il y a beaucoup moins de ces maladies par infection que dans les campagnes. Mais les grandes cités sont particulièrement à redouter pour les épidémies par contagion : fléau qu'il n'est pas toujours facile d'arrêter, et qui, viciant l'air par le grand nombre des malades, multiplie à l'infini le nombre de ses victimes, non-seulement dans notre espèce, mais passe souvent aussi aux animaux.

§. 7. L'eau se trouve répandue dans l'atmosphère de deux manières, en dissolution ou en suspension. La première combinaison est nécessaire à la constitution salubre de l'air, et n'est pas sensible à l'hygromètre : nous avons vu, sur les bords mêmes de la mer, que, sous une très-haute température, l'air marquait le plus grand degré de sécheresse. Le second état est particulièrement favorisé par une température inférieure, plus ou moins élevée au-dessus du terme de congélation : il en résulte ordinairement une diminution de calorique sensible dans les régions peu méridionales, ou un froid humide qui, ainsi que la chaleur humide, a une grande influence sur le caractère et la santé des hommes qui leur sont soumis.

Des localités particulières favorisent spécialement cette humidité de l'air, si digne de fixer l'attention du médecin : ce sont, outre le sol argileux dont il a été question, celles d'une vallée resserrée ; de bas-fonds couverts d'une végétation très-active, contenant de grandes masses d'eau stagnantes ou d'un cours peu rapide, riches en canaux de navigation et d'irrigation, couverts en même temps de forêts ou d'arbres fruitiers à larges feuilles.

L'excès de chaleur et son défaut habituel, dans un pays donné, contribuent également, l'un et l'autre, à la diminution des forces et de l'énergie vitale de ses habitans, et ils sont plus ou moins défavorables, suivant que l'humidité s'y trouve ajoutée ou non. La nature des productions de ce pays nous donne très-promptement la mesure de sa température, et beaucoup mieux que la considération de ses degrés de latitude. Pour peu qu'on ait voyagé, on aura trouvé des vignes dans des régions qu'on aurait cru très-froides et qui produisent d'assez bon vin, tandis qu'elles ne prospèrent pas dans des régions géographiquement plus méridionales. On peut certifier aujourd'hui que la chaleur ne dépend pas absolument de la proximité de l'équateur, puisque la rigueur du froid se fait sentir sur les sommets des Andes et des Cordillères, et que nous voyons tous les jours qu'elle varie à des distances peu considérables, surtout relativement à l'élévation du terrain, à la nature du sol, à l'état hygrométrique de l'air, et suivant que le pays est plus ou moins accessible aux vents froids. Le voisinage d'une montagne ou d'une forêt suffit souvent pour refroidir une contrée, et les lieux enfoncés, qui réfléchissent comme un miroir concave les rayons du soleil, sont ordinairement d'une chaleur étouffante en été, tandis qu'on respire le frais à quelques toises d'élévation.

§. 8. L'action d'une vive lumière, circulant librement et sans cesse renouvelée, est d'une très-grande puissance sur la vitalité et dans les maladies de langueur; l'insolation seule est souvent un remède très-efficace. Elle est directe sur les lieux élevés et dans les pays secs; elle se refrange de mille manières dans les ciels brumeux, dans l'air chargé de vapeurs : de là l'influence des sites sur le développement, les progrès et la nature de la vie; de là la supériorité des expositions au levant et au midi sur celles du nord et du couchant, de sorte qu'une seule montagne interposée suffit, comme il a déjà été dit au précédent article, pour changer les mœurs, l'énergie, le caractère et la nature des maladies des habitans d'une même province et même d'une seule commune.

Nous sommes persuadés que l'état relatif de l'électricité atmosphérique d'un pays a aussi son influence sur la disposition à telles ou telles maladies, sur leur production, et sur leur accroissance ou leur diminution : il y a chez les malades une succession de phénomènes qui correspond assez bien avec la force de circulation de ce fluide entre la terre et son atmosphère, suivant le lever et le coucher du soleil. Nous savons que l'électricité est très-faible durant la nuit, et que les pays secs, les lieux arides et montueux, les saisons et les régions où règne un froid très-sec, sont beaucoup plus favorables aux expériences électriques que les circonstances contraires : or, nous savons d'une autre part que le fluide électrique exerce une puissance d'excitation sur le règne organique, qu'il fait hâter la circulation des humeurs, qu'il favorise l'évaporation, etc. Sans donc nous embarrasser dans les hypothèses sans nombre des temps présens, nous pouvons admettre comme fait positif que, dans les pays humides, leurs habitans ont encore, à cet égard, un excitateur de moins. Nous pourrions peut-être en dire autant du fluide magnétique, s'il était, comme on le présume, une seule et même chose que l'électrique.

§. 9. Indépendamment de ce mouvement intestin ordinaire à tout fluide élastique, il se fait, de l'air en masse, de grands déplacemens réguliers et irréguliers, connus sous le nom de vents, lesquels méritent toute l'attention du médecin, surtout relativement à la topographie des lieux qu'il examine et à la constitution physique de leurs habitans. La rotation du globe sur son axe amène les vents réguliers, dont la première impulsion est reçue à l'équateur ; l'accumulation des nuages, un changement quelconque dans l'état ordinaire de l'atmosphère, amènent les seconds. Sur les bords de la mer, et surtout sur ceux de l'Océan, le flux et le reflux produisent journellement de grands déplacemens d'air, dont l'influence sur les hommes est très-sensible. Le voisinage des grandes masses d'eau est toujours en général plus ou moins rafraîchi par les vents, et serait d'une grande salubrité, si l'eau était

toujours à la même hauteur en été, et si les
vents n'étaient pas froids et humides en hiver.
Les vents réguliers ne sont pas toujours sans de
graves inconvéniens quand ils arrivent dans
l'intérieur des terres, suivant les contrées qu'ils
ont traversées et les émanations dont ils se sont
chargés. Les vents du sud et de l'est qui arrivent
immédiatement après avoir traversé les mers,
portent avec eux une moiteur agréable, qui
plonge l'économie animale dans une douce langueur ; ceux qui ont traversé des contrées sèches
et sablonneuses, arrivent avec un excédant de
calorique, qui crispe, qui dessèche, qui gêne
la respiration, qui vous anéantit. Les vents, quels
qu'ils soient, qui ont coulé sur des neiges et des
glaces, s'y dépouillent non-seulement du calorique libre, mais se chargent encore de parties
frigorifiques qui vous saisissent, vous font éprouver un froid insupportable, renvoient du dehors
au dedans toutes les humeurs et tous les mouvemens, principalement dans les pays où l'économie vivante n'y est pas accoutumée. Les vents
qui ont passé sur des marais ou sur des lieux
infectés par des corps organisés en putréfaction,
se chargent d'autant plus de l'infection, qu'ils
seront des vents chauds et humides, que la saison
et le pays se trouveront dans une température
élevée, et ils peuvent même transporter ces
causes de maladies à des distances assez éloignées : nous en avons été témoins plusieurs fois ;
mais nous aimons mieux invoquer le témoignage
d'autrui. Or, relativement aux effluves maréca-

geux, le docteur *Blane*, médecin du roi d'Angleterre, affirme, « qu'il s'est assuré par l'obser-
« vation et une grande expérience, que ces
« effluves sont plus nuisibles en Zélande (con-
« trée plus chaude) qu'en Angleterre, et qu'ils
« le sont plus encore dans les régions équato-
« riales qu'en Zélande ; qu'en Europe, et dans
« les pays froids, la distance de 1500 toises sur
« mer suffit pour mettre les vaisseaux à l'abri
« des effluves marécageux, tandis qu'aux Indes
« leur influence funeste peut s'étendre jusqu'au-
« delà de cette distance. (Transact. méd. chirurg.
« de Londres, tom. III.) » Ces colonnes pathogéniques sont plus redoutables encore, si elles
arrivent rassemblées par une gorge de montagnes
et qu'elles ne trouvent pas du côté opposé une
issue libre : elles sont alors répercutées, divisées, disséminées, et le poison qu'elles portent
se répand sur tous les corps. De là avons-nous vu
souvent, et avons-nous lu que des vallées entières
ont été infectées, tandis que de vastes plaines
voisines n'éprouvaient aucune maladie : de là le
grand sens des préceptes des anciens pères de
l'art, de faire tous ses efforts pour n'admettre que
les vents qui sont salutaires, et se garantir de ceux
que l'expérience a appris être insalubres.

En général, il est d'une très-haute importance de fixer son attention sur la nature des
vents qui dominent dans un pays, et sur leur
manière d'agir sur le principe de la vie; car
nous ne pouvons pas nous dissimuler cette action; et par conséquent les vents contribuent

beaucoup à former le climat, considéré sous
un point de vue médical. On a remarqué depuis long-temps que ce dégoût de la vie, si endémique parmi les Anglais, est singulièrement
favorisé par le ton rembruni de l'atmosphère
de leur île, par l'humidité et les brouillards
qui y sont permanens, et que le nombre des
suicides est plus grand à Londres durant le
souffle du vent d'est, assez fréquent en Angleterre, d'après le rapport de *Lind*. Dans la vallée
de l'Andalousie (Espagne), pays où les nuits
sont froides et les journées brûlantes, il règne
des vents qui portent le désordre dans les idées:
le principal est le *solano* (*siroco* des Italiens)
ou le sud-sud-ouest, vent d'Afrique, qui souffle
spécialement en été, rend malades les personnes faibles, et porte à la fureur celles d'un
tempérament sec et vif. Le même vent, en
Sicile, produit, chez les personnes vaporeuses et
hypocondriaques, un sentiment de bien-être et
de force qu'elles n'avaient pas auparavant : ce
qui s'explique par la différence des lieux. Le
siroco arrive promptement en Sicile après avoir
passé sur la mer, et y trouve une terre féconde,
couverte de végétation ; au contraire, il a le
temps de déposer son humidité, en traversant
des plaines immenses, sèches, entièrement incultes, qui couvrent la superficie des quatre
royaumes de l'ancienne Bétique. Un savant Ita-
lien, M. *Brocchi*, remarque que l'air de Rome
a un effet incontestable sur tout le système nerveux, quand même il ne cause pas des maladies

formelles; qu'on y devient d'une extrême susceptibilité pour les odeurs, susceptibilité telle
que les dames romaines s'évanouissent à la moindre impression de l'odeur du musc sur leur odorat; qu'il produit enfin une douce langueur,
cause secrète de l'attachement qu'on porte au
sol romain, quand on y a resté quelque temps.
Cependant, continue-t-il, les expériences chimiques faites sur cet air pris dans les environs
les plus pestilentiels de Rome (sans doute uniquement pendant le jour, voyez le §. 16), n'ont
produit aucun résultat, et l'on y a trouvé les
mêmes élémens que dans l'air commun et avec
les mêmes proportions (Biblioth. italienne, 35.ᵉ
cahier). Mais les femmes des Scipion et des
Métellus n'avaient pas de maux de nerfs, et il
n'est nullement question de ces effets singuliers
de l'air de Rome chez les écrivains anciens. Il
nous reste donc à admettre qu'il s'est fait un,
changement dans cet air, c'est-à-dire qu'indépendamment de l'effémination qui donne la disposition aux maladies nerveuses, les vents du midi
qui abordent à cette capitale et qui y dominent,
y arrivent imprégnés de cette humidité, dont ils
se sont chargés en traversant des campagnes autrefois très-peuplées, aujourd'hui désertes et
marécageuses. L'observation n'en est pas moins
appréciable et peut s'étendre à un grand nombre
d'autres contrées; car les vents chauds ou tièdes
produisent partout des maux de nerfs : phénomène déjà digne d'attention, parce qu'il prend le
masque de diverses maladies, et qu'il en exagère
plusieurs autres.

§. 10. Nous devons faire une remarque importante relativement à l'humidité de l'air, comme source de maladies : c'est de ne pas confondre la pluie avec les molécules d'eau dissoutes ou suspendues dans l'atmosphère. La précipitation de l'eau, sous forme de pluie, est au contraire un phénomène qui dessèche l'air jusqu'à ce que l'évaporation lui rende de nouveau ce qu'il a perdu : l'hygromètre démontre cet état de sécheresse comparative, et nos sens rendent témoignage de la salubrité d'un air quelconque durant la pluie, surtout après les premières ondées qui ont, pour ainsi dire, nettoyé l'atmosphère. Il faut même distinguer l'eau sous forme de pluie, d'avec celle sous forme de neige : les avant-coureurs de celle-ci produisent ordinairement un état de mal-aise chez certains individus, et lorsque la neige a tombé, l'atmosphère est bien moins agréable qu'après la pluie, ce qui prouve qu'elle tient en dissolution des molécules imperceptibles, capables d'agacer et d'irriter.

Il n'est donc point indifférent de s'informer encore si le pays en question est sec ou pluvieux ; et il est bon de dire que chaque localité dans une même province varie à cet égard, la pluie, ainsi que cela se voit habituellement, n'étant pas toujours un phénomène général.

L'on se trouve très-bien, d'abord, dans les pays chauds, d'un temps pluvieux qui rafraîchit l'air ; pourtant, quand les pluies durent long-temps, les suites en sont fàcheuses, et par les effets de l'eau stagnante, et par ceux du refroidissement de la température à laquelle les hommes de ces climats sont accoutumés. Dans les pays froids, au contraire, la longue durée des pluies est peu nuisible ; elle y est même plus salubre qu'une longue sécheresse unie à la chaleur, à laquelle les hommes du Nord ne sont pas habitués. Nous lisons dans les sixième et septième Rapports annuels de l'institut polyclinique de l'université de Berlin, publiés par M. *Hufeland* en 1817, qu'en 1815 et 1816, années où la température a été presque continuellement modérée par un temps si constamment pluvieux, humide et nébuleux, qu'il n'y eut à Berlin, en 1816, que trois jours complétement sereins : nous lisons, dis-je, que la santé s'y est conservée généralement bonne, et qu'il y eut très-peu de mortalité en comparaison des années précédentes ; qu'il n'y eut presque point de fièvres intermittentes, et que les contrées les plus basses, telles que les bords de la Vistule, de l'Oder et de l'Elbe, près de Wittemberg, où ces maladies sont endémiques et constamment prédominantes, en furent presque entièrement délivrées ; que les fièvres nerveuses ou d'un caractère asthénique furent rares, et qu'on vit prédominer les maladies inflammatoires, les rhumatismes et les affections gastriques d'une facile guérison. Nous avons fait les mêmes observations en Alsace pendant ces deux années, quoique la guerre fût heureuse pour les Prussiens, et malheureuse pour les Français. Nous nous convainquons tous les jours qu'à cause de sa température plus basse, l'abondance d'eau est moins nuisible dans le bas-fond où nous vivons maintenant, que dans les riantes contrées que nous avons habitées autrefois, malgré même la stagnation des eaux; et qu'il y a plus de maladies et de mortalité quand les étés et les automnes sont très-chauds, que lorsqu'ils ne le sont même pas assez pour faire mûrir les fruits, comme il est arrivé dans les deux années ci-dessus.

Nous avons donc obtenu par les observations faites dans le monde entier, une certitude absolue, que des pluies continuelles, accompagnées ou suivies d'une basse température, sont peu nuisibles à la santé en général, et que de grandes pluies, jointes à une température inverse, sont, au contraire, une des principales causes de graves maladies et de mortalité. Nous en citerons par la suite des exemples pour les pays même du Nord, lorsque la chaleur de l'été y a été trop grande. Quant aux climats chauds, les effets funestes des grandes pluies sont incontestables. Nous apprenons de *Bontius,* de *Lind,* de *Roupe,* et de tous les médecins qui ont pratiqué dans les Indes occidentales et sur les côtes d'Afrique, que divers phénomènes y annoncent la saison des maladies : tels que des multitudes de goulus de mer entassés dans les havres; des nuages obscurs et épais venant lentement du côté du midi, accompagnés de tonnerre et d'éclairs, bientôt suivis du terrible spectacle de ces torrens impétueux, formés en peu de jours par la fonte des neiges, qui submergent toutes les terres jusqu'à la distance de dix lieues du rivage, rendant même les eaux de la mer douces et limoneuses. L'eau de ces premières pluies est alors chaude et excessivement fécondante; la terre se recouvre de vers, de reptiles, de grenouilles et de divers insectes, comme s'ils fussent nés tout à coup dans l'atmosphère. A cette époque, les lieux en apparence les plus salubres deviennent insalubres. Dans un tableau de mortalité des troupes françaises, anglaises et africaines, à la Martinique et à la Guadeloupe, de 1802 à 1808, présenté par M. *Moreau de Jonnès* à l'Académie royale des sciences de Paris (séance du 26 Août 1817), il se trouve établi : 1.° que la mortalité est moindre dans la saison sèche, du mois de Février à celui de Juin ; 2.° qu'elle s'accroît avec la chaleur et l'humidité, et qu'elle est surtout considérable dans les mois d'Août et de Septembre, saison des pluies, et celle où règne plus ordinairement la fièvre jaune, tellement que cette mortalité peut varier d'une saison à l'autre d'un à vingt-six. Nous aurons les mêmes remarques à faire dans les régions méridionales de l'Europe, à la suite des inondations.

§. 11. La contrée en général peut être salubre; mais il y aura, dans un lieu quelconque, une cause d'insalubrité qui aura été le berceau de la maladie : ainsi, dans une occasion, une fièvre putride épidémique commença par un déserteur caché dans une caverne, mort de la fièvre des prisons, qu'il communiqua à ceux qui lui portèrent des secours. Dans une autre occasion, et dans une commune sèche et saine, une grave épidémie se développa, il y a peu d'années, par l'inhumation, dans une église, d'un corps qui n'avait pas été enterré assez profondément : on sait que d'aussi graves accidens arrivaient de temps à autre, lorsqu'on enterrait dans les églises. L'emplacement d'un cimetière déjà encombré au centre ou au voisinage des habitations, est une cause facile d'épidémie, surtout dans les pays chauds. J'ai vu, à Nice, un effet semblable, occasioné par les émanations du cimetière établi au sommet d'un rocher, à l'emplacement de l'ancien château, et où d'ailleurs il n'y a pas assez de terre pour enfouir profondément les corps. Dans les pays froids, cette transgression aux lois de la police sanitaire a plus rarement des inconvéniens, ce qui fait qu'on y apporte beaucoup de négligence ; mais il y a des circonstances où ses effets sont d'autant plus graves qu'on y avait le moins pensé.

Dans un voyage aux montagnes des Vosges, où presque tous les cimetières sont, ainsi que dans l'Alsace, à l'entour de l'église, j'allai, selon ma coutume, visiter l'église de *Labresse*, placée au sommet du village, sur le roc vif, et entourée du cimetière : je vis un grand nombre de fosses fraîchement remuées, trèssaillantes en dehors, ce qui contrastait avec l'élévation et la salubrité naturelle du lieu ;

au bas du rocher était une petite mare, destinée à procurer du poisson au curé. Je de-
mandai à un groupe de villageois que je ren-
contrai, s'il y avait eu des maladies dans l'endroit, et ils me répondirent qu'ils n'en avaient
que trop toutes les années en automne. Ils furent bien surpris quand je leur dis que cela
venait de leur cimetière et de leur mare, et ils
m'avouèrent que personne ne leur en avait
encore parlé.

Outre les cimetières, les boucheries, les voiries, les fosses d'aisance, les fabriques de matières du règne animal et les routoirs sont des
causes connues d'épidémies : aussi pouvons-nous
ajouter foi à ce que nous disent *S. Augustin* de
cette épidémie qui ravagea l'Afrique, occasionée
par des monceaux de cadavres de sauterelles, et
Ambroise Paré d'une autre, qu'il observa en 1562,
occasionée par l'ouverture d'un puits rempli de
cadavres; *Forestus*, d'une autre, qui fut l'effet
de la corruption du corps d'une baleine, vomi
sur le rivage de l'Océan, etc. La nature des engrais de chaque localité ne mérite pas moins
toute notre attention. Nous lisons dans les Mémoires de la société asiatique de Calcutta que le
séjour des premiers Européens à Bombay leur
fut extrêmement funeste, et qu'ayant découvert
successivement que cette insalubrité pouvait
provenir de ce que les champs de coco étaient
fumés avec des poissons, et ayant changé cette
culture, le climat cessa d'être aussi défavorable.

Enfin, il faut encore avoir égard à un évé-

nement quelconque qui aurait pu jeter l'épou-
vante dans une population donnée, tel que
l'éruption d'un volcan, un tremblement de
terre, une apparition nocturne, une troupe de
brigands, des faits même imaginaires; car, tandis
que des idées qui tendent à l'agrandissement
de notre être, nous animent, nous excitent et
écartent les maladies, comme cela s'est vu au
commencement de la révolution française,
toutes celles qui présentent l'image de la destruction, nous affaissent, nous dépriment, et
deviennent des causes pathogéniques égales aux
fermens putrides de nature animale.

§. 12. En résumé, voici ce qu'il y a de plus
mauvais pour un pays ; ce qui indique d'abord
en y entrant qu'il est mal-sain, et qui nous donne
à l'avance une idée de la nature de l'épidémie
qui y règne (et je fais abstraction des régions
les plus septentrionales, puisque nous avons vu
que le concours de la chaleur est nécessaire à la
production de la plupart des maladies fébriles) :
ces signes sont,

1.° Lorsqu'au coucher du soleil l'on s'aperçoit d'un changement subit et considérable
dans la température, ce qui fait passer à l'instant d'une chaleur excessive à un froid glaçant.
La plupart du temps on sent alors de fortes
rosées, indices que le sol recèle des sources
d'humidité. Les vapeurs qui s'élèvent alors du
sol, et dont on n'aurait pas soupçonné l'insalubrité deux heures auparavant, rendent l'air
cru, humide et perçant, dans les pays les

plus chauds, aussitôt que l'atmosphère n'est plus raréfiée; de sorte qu'au rapport de plusieurs voyageurs instruits, il est divers cantons sous l'équateur où les Européens ont extrêmement froid pendant la nuit.

2.° Quand des brouillards épais s'élèvent des vallées, et principalement de la vase, des eaux bourbeuses et autres d'une nature impure, dont l'odeur peut se comparer, dans les pays chauds, à celle des fosses qu'on vient de nettoyer. L'odeur de ces brouillards se manifeste d'une manière désagréable, principalement pendant la nuit, et coïncide avec la naissance des maladies qui en résultent, lesquelles se déclarent communément à cette époque, ou bien avant le lever du soleil.

3.° Quand on y est entouré d'essaims de mouches, cousins, etc., insectes qui se plaisent dans l'air stagnant et dans les lieux infects couverts de bois. Leur multiplication prélude communément aux maladies dans tous les pays et dans toutes les saisons.

4.° Lorsque toutes les viandes de boucherie se corrompent et se couvrent de vers en peu de temps; que les métaux, exposés à l'air libre, se rouillent promptement, comme il arrive à Java, d'après *Bontius*, et au Caire, dans la saison des maladies, d'après *Bruce*; lorsque les cadavres entrent avec promptitude dans un état de putréfaction, etc.

5.° Un tel pays, quoique très-souvent bon pour les naturels, qui ne s'en plaignent pas, peut être, au contraire, funeste aux arrivans, comme l'ont éprouvé les premiers aventuriers portugais sur la rivière de Gambie et sur les côtes de Madagascar. Il faudra donc s'informer si, dans le lieu où l'épidémie a pris naissance, se sont tout récemment établis des étrangers; car la maladie aura pu commencer par eux, et devenir ensuite contagieuse pour les indigènes, comme nous en avons mille exemples.

§. 13. Il faut encore savoir à l'avance quelles espèces de maladies peuvent être naturellement produites par telles et telles conditions dans lesquelles se trouve un pays.

Dans les lieux secs et élevés, exposés à tous les vents, on n'est guère sujet qu'aux maladies de poitrine et aux affections inflammatoires. S'il y survient une épidémie, de fièvres intermittentes, rémittentes, de typhus, de fièvres putrides et autres maladies de ce genre, on peut estimer avec fondement que la cause en appartient ou à la nourriture et à la boisson, ou à une contagion née dans l'endroit ou apportée du dehors, ou au passage d'une colonne d'air chargée d'effluves délétères; et l'on doit faire attention que ces maux sont d'autant plus graves qu'ils sont plus nouveaux pour la contrée, que les hommes sont plus robustes et moins accoutumés à l'influence des puissances adynamiques.

S'il se joint à la sécheresse de l'air une haute température, il pourra naître dans ce lieu des fièvres bilieuses simples, des fièvres ardentes-bilieuses, des mouvemens fluxionnaires ou coups de sang à la tête ou à la poitrine ; des coliques humides ou des coliques sèches, spasmodiques ; des dyssenteries, des choléra-morbus, des ophthalmies sèches, des convulsions, outre la disposition aux maladies inflammatoires notées précédemment. Ces maladies vont très-vîte, parce que la chaleur leur donne un caractère très-aigu, qui ne permet pas au médecin de temporiser dans le traitement.

L'on doit savoir que dans les pays chauds, où tantôt il y a une grande sécheresse et tantôt un vent humide, il y a peu de force physique et morale ; c'est ce que toutes les relations les plus authentiques rapportent des habitans du royaume du Fezzan et des divers oasis des déserts de l'Afrique ; et que, dans les régions élevées ou très-froides, la vie n'y a pas cette activité et cette durée auxquelles on se serait attendu. Les religieux du grand Saint-Bernard sont communément vieux à cinquante ans, et les habitans du Groënland ne dépassent pas cet âge. On y est particulièrement sujet à l'asthme, au rhumatisme, au scorbut, à l'hydropisie, à diverses maladies de la peau. Il est rare qu'on y voie des épidémies fébriles, à moins qu'on ne les y apporte. Quand l'humidité est jointe au froid, les habitans peuvent être sujets à la fièvre pituiteuse ou muqueuse, aux fièvres gastriques et vermineuses, à la toux, aux douleurs et gonflemens articulaires, à la diarrhée, aux diverses sortes d'hydropisies, à l'angine trachéale connue sous le nom de croup. Il faut encore remarquer

relativement aux pays froids, que divers exanthèmes contagieux, la variole, la rougeole, la
scarlatine, etc., y sont beaucoup plus dangereux, lorsqu'ils y paraissent, que dans les climats tempérés.

L'humidité réunie à la chaleur favorise la
naissance des diverses affections exanthématiques, des fièvres dites catarrhales, surtout pendant le règne des vents chauds : celle des fièvres
gastriques, bilieuses, vermineuses ; des fièvres
pourprées, pétéchiales, miliaires, sudatoires;
des fièvres intermittentes, rémittentes ; des maladies du foie, des dyssenteries, des diarrhées
bilieuses. Enfin, il est connu de tous les médecins que c'est dans cette constitution de l'air,
ou froide et humide, ou chaude et humide,
qu'on observe les trois quarts des maux qui se
trouvent placés dans nos cadres nosologiques.

Les effluves provenant des cimetières, des
voiries, des fosses d'aisance, des corps organiques quelconques en décomposition, ont été
accusés de tous les temps, et avec raison, des
fièvres putrides graves qui ont si souvent régné
épidémiquement et qui affligent tous les ans les
contrées les plus fertiles de l'Europe. Leurs effets
sont constamment adynamiques, comme ceux
des miasmes marécageux et tourbeux dont nous
allons parler : comme ceux-ci, il semblerait
qu'ils auraient besoin d'un certain temps d'incubation pour faire explosion, puisque leur présence n'occasionne pas toujours des maladies;
mais on peut appeler criminelle l'imprudence

avec laquelle on se fie souvent à cette trève, car ils éclatent ensuite tout à coup avec d'autant plus de fureur après avoir miné les forces de résistance de l'économie. Les effets des effluves putrides ont pourtant ceci de distinctif d'avec ceux des miasmes paludeux, que ces derniers affectent presque toujours un type périodique, quelque court qu'il soit, au lieu que les effets des premiers sont le plus souvent caractérisés par un type continu.

§. 14. Si le voisinage des grandes masses d'eau, même d'eau stagnante, est moins dangereux dans les pays froids, il rend cependant toujours les habitans lourds, pesans, hébétés, moins actifs que ceux des pays secs, et les dispose à diverses maladies du système lymphatique, aux engorgemens des viscères et à contracter des ulcères phagédéniques: c'est ce que nous avons observé sur les bords des étangs de la Sologne et de la Bresse. A mesure qu'on passe du nord aux pays tempérés, et de ceux-ci aux pays plus chauds, et à mesure par conséquent de l'augmentation de l'évaporation, les étangs, les lacs et les débordemens des rivières, devenus marais, attentent visiblement à la durée de la vie, à la conservation de la santé, produisent diverses maladies fébriles de mauvais caractère; des pustules et des ulcères malins, des hémorrhagies et des fausses-inflammations très-promptement gangréneuses. Il est rare que les habitans de ces pays ne soient pas obstrués et ne périssent pas d'hydropisie.

Quoique, comme nous le verrons en son lieu, les fièvres intermittentes ne soient pas nécessairement toutes produites par des miasmes marécageux, leur fréquence, dans les pays qui y sont soumis, peut néanmoins faire soupçonner légitimement cette cause, et on les y rencontre toujours comme maladies endémiques. Toutefois il ne faut pas s'imaginer, comme je l'avais cru d'abord, qu'elles y règnent constamment en grand nombre, et que dans les pays marécageux toutes les maladies participent de leur caractère : cela n'a réellement lieu qu'au bout d'une certaine période d'années, et ces fièvres deviennent alors épidémiques. Ainsi que nous l'avons dit précédemment des effluves putrides, ceux des marais sembleraient avoir besoin d'une certaine incubation, sans laquelle, malgré la présence constante des matériaux propres à les produire, ils ne sont dangereux que pour ceux qui ne sont pas encore accoutumés à cette atmosphère.

Je ne dis là que ce que m'a appris une longue expérience dans les marais du Mantouan, du Var et des Martigues; et la même expérience m'oblige d'enseigner, malgré des assertions contraires, que, soit que les fièvres règnent épidémiquement, soit même que les miasmes paraissent sans action dans l'endroit de leur naissance, ils en exercent quelquefois une très-puissante, étant transportés au loin dans des contrées d'ailleurs très-saines. Je les ai vus franchir des collines de deux à trois cents toises d'é-

lévation et aller causer des ravages bien au-delà.
La distance à laquelle ils se sont souvent portés
a été de plusieurs lieues, et elle varie d'ailleurs,
comme il a déjà été dit §. 9, suivant la température et l'humidité de l'air. Il est d'observation
constante que l'air chaud et humide est la condition la plus propre pour les transporter au
loin, ce qui fait que les épidémies sont beaucoup
plus fréquentes durant le règne du sud-ouest.

§. 15. Les pays marécageux sont partout très-
peu peuplés : toutefois les marais pontins offrent
en Europe le principal exemple de dépopulation. Mais cet effet est porté à son comble dans
les régions d'une température toujours élevée
et peu visitées des vents du nord. Nous apprenons par un voyage de M. *Tombe* aux Indes occidentales, dans les six premières années de ce
siècle, et par une histoire de Java, publiée à
Londres en 1817, par M. *Raffler*, qui avait été
lieutenant-gouverneur de cette île pour l'Angleterre, que les médecins avaient acquis la
certitude que son climat, à l'exception de la
ville de Batavia et de quelques lieux situés sur
la côte du nord, est aussi salubre qu'aucun
autre pays situé entre les tropiques; mais que
l'air de Batavia est le plus mal-sain qu'il y ait;
que, d'après les registres de la compagnie des
Indes hollandaise, il a péri dans la colonie,
depuis 1730 à 1752, plus d'un million d'individus nouvellement débarqués. Ces ravages étaient
dus : 1.º à un grand banc de vase qui s'est formé
vis-à-vis l'embouchure de la rivière de *Jacatra;*

2.º à la nature du sol, composé de marais fangeux; 3.º aux canaux d'eaux croupies qui sont dans les différens quartiers de la ville, et où l'on jette toutes les immondices; 4.º à ce que la population européenne était obligée à demeurer dans l'espace resserré de cette ville murée. On suppose que la politique entrait pour beaucoup dans la continuation de ce fléau, qu'il eût été possible de diminuer. D'abord, ces marais formaient une défense naturelle à Batavia, et l'escadre anglaise qui en fit le blocus en 1799, fut obligée de le lever, *à cause de la mortalité qui se mit dans ses équipages*. Ensuite, ce défaut de salubrité en éloignait naturellement beaucoup d'étrangers que l'espoir de faire fortune y aurait attirés, tandis que les gouverneurs et les négocians européens, qui avaient pu s'acclimater et qui d'ailleurs avaient le privilége de pouvoir vivre à la campagne, concentraient à eux seuls tout le commerce. Les Anglais, étant parvenus par une nouvelle tentative à s'emparer de Batavia, en démolirent les murailles, et dès qu'on put aller et venir librement, les habitans émigrèrent, s'établirent dans des lieux plus sains, à deux milles de distance, et la mortalité diminua. Tel est le sort qu'éprouvent nécessairement tous les établissemens fondés uniquement dans les intérêts du commerce, sans aucun égard à la nature salubre ou insalubre de la localité.

Voici un pays nouvellement découvert dans les régions australes, la Nouvelle-Galles, qui donne encore, s'il en était besoin, une leçon vivante du danger des lieux marécageux pour l'existence de l'homme et des grands animaux; leçon qui peut-être ne sera plus perdue. Nous lisons dans la relation de deux expéditions dans l'intérieur de cette contrée, entreprises dans les années 1817 et 1818, par ordre du Gouvernement britannique, par M. *John Oxley*, publiée à Londres en 1820, qu'ayant suivi pendant plusieurs journées, au-delà des montagnes Bleues, les rivières qu'il nomme *Macquarie* et *Lachlan*, pour en reconnaître l'embouchure, il trouva qu'elles n'aboutissaient qu'à de vastes marais qui s'étendent dans tous les sens à perte de vue, qui exhalent une odeur insupportable, et qui paraissent être le réservoir de toutes les eaux des versans des montagnes Bleues du côté de l'ouest : pendant une marche de plus de soixante milles, avant d'arriver au marais principal, partout la terre exhalait une odeur putride qui incommodait fortement les voyageurs. Or, il est digne de remarque qu'on ne rencontra que sept à huit habitans indigènes dans ces vastes plaines qu'on mit plus d'un mois à parcourir; qu'on n'y découvrit de grands animaux que des *kangarous*, des *émus* et quelques oiseaux de proie, et que le pays ne portait que quelques arbres chétifs et rabougris. Il est facile de voir pourquoi cette terre est si déserte, pourquoi elle contient si peu d'aborigènes, lesquels n'habitent que les côtes de la mer et les montagnes, quoique quelques traces de civilisation aient fait voir qu'ils n'étaient pas tout-à-fait dans un état sauvage. Reste à voir si les Européens montreront, pour le choix de leurs nouveaux établissemens dans l'intérieur des terres de la Nouvelle-Galles, le même bon sens que les naturels.

§. 16. Nous prouverons dans l'un des chapitres suivans, que plusieurs épidémies qu'on attribuait à diverses causes, n'en avaient pas d'autre que les miasmes paludeux ; mais nous croyons à propos de couler à fond dans celui-ci tout ce que nous savons de plus précis sur la nature de ces effets redoutables de l'action réciproque de l'air et de l'eau sur les substances animales et végétales en décomposition.

Quand on examine le gaz qui se dégage sous une cloche de verre placée sur une eau stagnante verdâtre qu'on vient de remuer, on voit que l'on a obtenu de l'hydrogène carboné ou sulfuré, quelquefois phosphoré ; gaz dont les effets débilitans sont suffisamment connus : ces gaz sont en outre dissous dans l'eau marécageuse elle-même, et je ne connais encore aucun moyen pour les en séparer entièrement, nonobstant tout ce qu'on a écrit sur l'art de purifier l'eau. J'analyse presque tous les ans, dans mes cours, celle de divers marais : on en retire les gaz que je viens de nommer, et il reste au fond de la cornue, après la distillation, une matière gélatineuse. Ces principes sont évidemment absorbés par l'air ambiant des marécages, condensés au coucher du soleil, et précipités ou entraînés au loin par les vents qui s'élèvent alors : d'où l'on explique l'origine, pendant la nuit, de plusieurs maladies fébriles et autres. Le professeur *Moscati*, de Milan, ayant été chargé d'analyser l'air des rizières, il y a quelques années, trouva que, pendant le jour en été, et après le lever du soleil, il ne présentait rien de particulier; mais, ayant suspendu le soir à trois pieds au-dessus du sol d'un champ de riz des globes de verre remplis de glace, et ayant recueilli le lendemain au lever de l'aurore les vapeurs qui s'étaient condensées sur les parois extérieures de ces globes et les ayant déposées dans un vase, il trouva qu'elles formaient une matière floconneuse, gélatineuse, qui tarda peu à répandre une odeur cadavéreuse très-fétide. La même expérience fut pratiquée dans les salles du grand Hôtel-Dieu de Milan, en plaçant entre les lits des malades ces mêmes globes remplis de glace, et la vapeur condensée qu'on en obtint donna les mêmes résultats. M. *Rigaud-Delile* a pareillement recueilli dans ces lieux, au moyen de cadres de verre placés sur différens endroits marécageux, les exhalaisons qui retombent pendant la nuit, et il a de même obtenu une substance gélatineuse qui, analysée soit par lui, soit par M. *Vauquelin*, a fourni une matière animale, de l'ammoniaque et du carbonate de soude. Il ne saurait donc y avoir de doute sur l'analogie des produits des marais avec ceux qui s'élèvent du corps des animaux, surtout en état de maladie : c'est ce qui fait que, comme nous l'avons déjà remarqué (§. 14), il y a pareillement beaucoup d'analogie entre les effets des uns et des autres.

Il serait à désirer qu'on eût rassemblé également les mêmes miasmes dans diverses régions du globe où le souffle de certains vents est réellement pestifère. A défaut d'autre preuve *à priori*, nous allons rapporter ce qu'un savant et courageux Polonais a consigné, en 1819, dans le recueil intitulé, *Mines de l'Orient*, sur le vent pestilentiel du désert appelé *samieli* ou *sammoum*, qui se fait sentir, à peu près depuis la mi-Juin jusqu'au 21 Septembre, dans les sables de l'Arabie, de la Syrie et de l'Afrique, vent qu'il a examiné avec attention en allant visiter les ruines de *Palmyre*, et dont il nous a le premier donné une idée exacte. Le *samieli*, qu'on nomme encore *sambuli* (*sam* en arabe veut dire poison), n'est pas un vent particulier, mais l'accessoire funeste d'un autre vent, celui de *sud-ouest*, qui est nommé ainsi pendant l'été à cause de ses funestes effets : il consiste en une succession rapide de bouffées brûlantes et fraîches, entre lesquelles il y a la différence de sept à dix degrés de chaleur. Durant ces bouffées l'atmosphère se couvre d'une teinte jaunâtre donnant sur le livide, et le soleil devient rouge foncé (phénomènes dont on observe quelquefois un diminutif dans la France méridionale durant le souffle violent du sud-ouest). L'auteur croit le *samieli* composé de trois agrégés : du vent lui-même ; d'un excès de calorique et d'un gaz lourd, épais ; d'une odeur

infecte et sulfureuse, déposant une matière
grasse sur les corps auxquels il s'attache. Ses
effets sont d'asphyxier ou de produire une
grande faiblesse, avec une sueur abondante,
dense et visqueuse : si on le respire, ce qu'on
évite autant qu'on peut, à cause de sa fétidité,
l'asphyxie qu'il occasionne est souvent mortelle
et les cadavres tombent promptement en putréfaction, au point que les membres se séparent
du tronc. Les Arabes évitent ces effets en s'en-
veloppant le visage avec un mouchoir, ce qui
suffit ordinairement.

Le savant voyageur, qui paraît entièrement
familier avec ces contrées brûlantes, recher-
chant la source de la vapeur meurtrière qui
accompagne ici le sud-ouest, la dérive des grandes masses d'eau, la plupart du temps marécageuses, renfermées dans les bassins du vaste
plateau de l'Afrique, qui donne naissance au
Nil et au Niger. Il se fait dans ces gouffres,
remplis de causes de corruption de toute sorte,
durant le passage du soleil de l'équinoxe au sols-
tice, de très-fortes évaporations qui produisent
une couche atmosphérique pesante, puante et
pestiférée, qui se renouvelle à mesure qu'un
vent fort l'a emportée. L'on conçoit, en effet,
qu'un vent du sud ou de l'ouest, arrivant dans
le plateau de l'Afrique, doit y enlever et pousser
devant lui cet air échauffé par l'ardeur du soleil et empesté par toutes les exhalaisons fétides
(Biblioth. univers., tom. XVI, pag. 52 et suiv.).
Il ne répugne en aucune manière à nos con-

naissances d'admettre une pareille explication, et nous avons ainsi dans le *samieli* un type, non-seulement de la nature des miasmes marécageux, mais encore de ce que peuvent les vents qui ont traversé de vastes surfaces couvertes de matières corrompues.

§. 17. Si nous considérons pourtant que les effets de l'infection marécageuse ont presque partout le même caractère, et qu'il est néanmoins des pays qui produisent des maladies particulières, non observées dans d'autres lieux qui paraîtraient fournis des mêmes conditions pour les produire : comme, par exemple, si l'on fait attention que la vallée du Nil produit la peste et ne produit pas la fièvre jaune ; que l'Amérique du sud produit la fièvre jaune et non la peste, et que Batavia, quoique féconde en fièvres rémittentes malignes très-meurtrières, n'a fourni encore aucune relation de fièvre jaune (quoique les auteurs, séduits par quelques ressemblances, aient souvent mis une grande confusion parmi ces maladies entièrement distinctes) : si, dis-je, on est attentif à la différence de ces productions, on devra convenir que les émanations de chaque sol donnent à des maladies produites par une cause commune une face ou un génie particulier, ce qui est l'origine propre de toutes les endémies.

M. *Moreau de Jonnès*, dans le Mémoire cité (§. 10), intitulé *Tableau des Antilles*, nous apprend que ce n'est jamais sans s'exposer aux plus graves maladies que les aborigènes mêmes de ces îles se transportent de leur terre natale dans un autre lieu , quoique d'un climat en apparence parfaitement égal; que tel fut le sort des Caraïbes de Saint-Vincent qui, en 1795, se réfugièrent dans la province de Guatimala , et celui des colons de la Martinique et des gens de couleur de cette île qui, en 1793, cherchèrent un asile à la Dominique, éloignée de sept lieues de leurs foyers, quoiqu'il n'y ait aucune différence sensible de sol, d'eau et de productions entre ces deux îles volcaniques; que dans les îles de l'Archipel atlantique, sans sortir du territoire, le seul changement de demeure suffit fréquemment pour occasioner la perte de la santé, et que des maladies se déclarent presque toujours parmi les troupes acclimatées d'une garnison, dès qu'elles l'ont quittée pour une autre. On peut par conséquent établir que l'air qui séjourne sur chaque localité y acquiert des qualités particulières, difficilement appréciables par nos instrumens; que ces qualités sont moins vîte ressenties en Europe, comme causes des maladies aiguës, excepté dans les terres d'alluvion ou de transport; mais qu'elles le sont éminemment dans les régions équinoxiales et dans les terres humides d'Afrique : qu'à ces qualités sont dues, en Amérique, la fièvre jaune; en Égypte, la peste; dans des climats plus tempérés, des fièvres moins meurtrières, et diverses maladies chroniques, dont les rapports entre le corps humain et l'état connu de l'atmosphere sont loin de donner la cause suffisante.

§. 18. Quoique, par la nature de cet ouvrage, je sois entraîné à répéter à chaque histoire de maladies celle des moyens généraux et spéciaux de les prévenir (ce qui portera avec soi son excuse), ce chapitre me semblerait incomplet, si je ne le terminais en présentant quelques vues d'assainissement et de préservation. Sans doute, il n'est pas tout-à-fait en notre pouvoir de changer la nature des émanations propres à chaque terrain et à chaque localité, et qui donnent une forme spéciale à tout ce qui y respire; mais il l'est d'atténuer la qualité insalubre de ces émanations inévitables, en rendant plus adaptables à la nature de l'homme les conditions de l'air, de l'eau et du sol, connues pour être défavorables et propres à agrandir la puissance et la quantité des élémens insalubres. Certainement, pour me servir d'un exemple, la peste a toujours pris naissance dans la Basse-Égypte; mais elle n'a pas toujours sévi ni aussi fréquemment, ni avec la même vigueur que depuis que ce pays est soumis à l'empire du Croissant. Plusieurs terres de cette région, maintenant abandonnées, étaient jadis très-peuplées, et alors le Nil, qui coulait par sept embouchures dans la mer d'Alexandrie, voyait diminuer ses eaux avant d'y arriver par mille canaux différens, ce qui divisait à l'infini les matières corrompues que ses eaux verdâtres emportaient déjà du Wangara, du temps d'Hérodote, source commune à celle du *samieli*, et qui s'accumulent aujourd'hui chaque année, comme elles l'ont fait depuis plusieurs siècles, sur l'extrémité inférieure de la vallée. Dans les cas, au contraire, où la nature du sol est telle qu'il est impossible de l'assainir, comme cela se voit dans plusieurs colonies des Indes orientales, occidentales et d'Afrique, il est du devoir et de l'intérêt des gouvernemens de faire abandonner ces places insalubres, quelque séduisantes qu'elles soient sous le rapport de la domination et du commerce.

Étant donné que l'air est le dissolvant de toutes les substances avec lesquelles il est mis en contact, et qu'une masse d'air peut tout aussi bien, ainsi que l'observation le prouve, être renfermée et mise dans un repos parfait qu'un liquide avec un fluide quelconque; n'étant pas moins donné que c'est particulièrement de l'action réciproque de la terre, de l'air, de la chaleur et de l'humidité, de ces deux dernières surtout, que se forment les principes nuisibles, accessibles ou non a nos instrumens, il est aisé de prévoir ce qu'on devrait faire pour assainir un pays. Les principaux moyens consistent,

1.° A ce que le peuple des villes et des campagnes sache parfaitement que ce qui sert le plus à la nourriture des végétaux est précisément ce qui devient un poison pour les animaux domestiques, pour l'homme surtout, le plus délicat de tous les êtres; que toute la matière animale en général, tous les produits des animaux, dès qu'ils ne sont plus en activité de vie, sont pour l'homme des foyers de destruction : qu'ainsi il doit être très-exact dans l'observation des lois sanitaires concernant les cimetières, les voiries, les boucheries, les fabriques des produits des animaux, les hôpitaux, les prisons, etc.

2.° A nous garantir, autant que possible, des eaux stagnantes naturelles et artificielles, des rizières, des routoirs, des étangs, etc., surtout sur un sol riche en matières vivantes.

3.° A opposer, autant qu'il se peut, des barrières aux vents insalubres, en même temps qu'on ouvre une libre carrière aux vents d'une propriété opposée.

4.° A procurer aux habitans d'un pays sujet aux maladies, une constitution physique forte et robuste, capable de résister aux causes morbifiques, et de les combattre par une réaction salutaire.

Nous avons parlé du premier point, et l'on sait que le second s'obtient en desséchant les marais, en détruisant tous les étangs vaseux, en encaissant les rivières pour s'opposer à leur débordement; en faisant paver tous les villages et hameaux (par conséquent, les villes et bourgs qui ne le sont pas encore); en adoptant pour certaines cultures et fabriques qui demandent beaucoup d'eau, les méthodes les moins favorables à sa stagnation; en donnant la préférence au riz de montagne sur le riz humide, et, si l'on ne peut se passer des rizières inondées, en adoptant pour cette culture, ainsi que pour le rouissage du chanvre et du lin, les méthodes que l'observation, chez d'autres peuples, a appris être les plus saines.

Comblement, nivellement et écoulement des eaux, sont les trois opérations nécessaires au desséchement complet des marais; mais encore cette entreprise, pour ne pas donner lieu à de graves maladies, ne doit s'exécuter qu'à la fin de l'automne et en hiver. Le travail n'en doit commencer qu'après le lever du soleil jusqu'à midi, et depuis deux heures jusqu'à son coucher : les ouvriers qui y sont employés doivent être bien vêtus, bien nourris, et avoir, au moins une fois par jour, à leur repas, une dose suffisante de quelque liqueur fermentée.

Ce doit être une mesure générale de démanteler les villes de leurs remparts inutiles, et de débarrasser les lieux habités de tous les obstacles qui s'opposent à ce qu'ils soient parcourus par des vents salubres. Nous connaissons plusieurs villes sujettes chaque année à des épidémies, et qui sont devenues plus saines depuis que, par la chute de leurs murailles, elles sont exposées à tous les vents; et M. *de Humboldt* parle d'une ville de l'Amérique méridionale qui est moins exposée à la fièvre jaune, depuis qu'un gouverneur a fait abattre un rempart et percer un rocher qui la mettaient à l'abri des vents du nord.

On parvient à fortifier les habitans des campagnes naturellement mal-saines, en les engageant à se vêtir de laine; en leur procurant du vin et une nourriture substantielle; en surveillant l'architecture de leurs maisons; en les pourvoyant de matières combustibles en quan-

tité suffisante pour se chauffer et sécher leurs
demeures ; en rétablissant parmi eux ces jeux
d'exercice et d'adresse qui entretiennent la gaieté
et la santé. Les occupations funestes dans les
climats chauds et mal-sains sont particulièrement, comme *Lind* le fait observer, d'y couper
du bois, d'y défricher le terrain, d'aller en ba-
teau dans les endroits marécageux ou chargés de
brouillards ; d'y passer les nuits sans abri, même
de les traverser seulement pendant ce temps.
Ceci peut s'appliquer à plusieurs de nos contrées
d'Europe où, de même qu'entre les tropiques, l'on
ne doit charger des principaux travaux, dans
les lieux mal-sains, que les habitans acclimatés,
si l'on ne veut pas voir naître de graves épidémies et une grande dépopulation, comme nous
savons que cela arrive tous les ans dans les
étangs de la Bresse et dans les rizières de la
Lombardie, pour la culture desquels arrivent
des montagnards dont le plus grand nombre
paie très-cher le profit qu'il a cherché en se
transplantant.

C'est ici le cas de rapporter la réponse que
fit à M. *Ozanam* le maître de poste de *Torre
de tre ponti,* au milieu des marais pontins,
dans la situation la plus insalubre, lorsque ce
médecin, étonné de l'état parfait de sa santé,
lui demanda comment il s'y prenait. « Il y a
« plus de quarante ans que j'habite ce lieu, ré-
« pondit-il, et je n'y ai jamais eu la fièvre : la
« seule précaution que je prenne, est de ne
« sortir de chez moi que lorsque le soleil est

« déjà assez élevé sur l'horizon, de rentrer à
« son coucher, et de faire alors allumer un peu
« de feu. Je me nourris bien, et je bois du vin :
« voilà tout mon secret (**H**ist. méd. des épid.,
« tom. I.ᵉʳ, pag. 29). » La même réponse est faite
par plusieurs riches propriétaires vivant dans
leurs châteaux, qui se donnent pour exemple
de la salubrité de leurs possessions aquatiques ;
mais tout le monde n'est pas seigneur ni maître
de poste, et il n'y a que les aveugles qui ne
sachent voir que le témoignage des riches est
extrèmement trompeur pour la multitude qui
supporte le poids du jour.

Cette multitude, nécessairement ignorante et
sans laquelle pourtant il n'y aurait ni riches ni
seigneurs, prend assez peu d'intérêt à son sort,
même dans ses maladies : c'est pourquoi les ex-
hortations orales ne suffisent pas, et il serait du
devoir d'une sage administration, 1.° d'établir
des primes pour ceux qui se seraient le mieux
conformés aux règles de l'hygiène ; 2.° de sala-
rier suffisamment des médecins instruits, chargés
de diriger les habitans des campagnes, de les
protéger et de les soigner dans leurs maladies.

§. 19. L'intermédiaire des vapeurs aqueuses
élevées par un degré de chaleur suffisant, paraît être une condition nécessaire pour que les
miasmes soient pompés et transportés loin de
leur foyer : or, l'interposition d'un tissu quelconque suffit souvent pour en garantir, comme
nous l'avons déjà vu du *samieli* (§. 17). Nombre
d'observations prouvent que la simple toile d'une

tente a pu en mettre à l'abri ; qu'ainsi une forêt, une montagne, une muraille élevée à l'opposé du courant d'air qui transporte les miasmes, sont des obstacles qu'ils ne peuvent franchir et contre lesquels ils viennent se déposer : ce qui explique diverses contradictions apparentes qu'on observe durant une épidémie.

Les bons effets des masses d'arbres (sur la coupe desquelles on est maintenant si indifférent) pour intercepter des courans d'air délétères, ont été bien démontrés dans un Mémoire sur les propriétés physiques du mauvais air, par M. *Rigaud-Delile*, déjà nommé, et inséré dans la Bibliothèque universelle (Mai 1817). L'auteur en rapporte un grand nombre de preuves par des faits bien établis, observés dans les environs de Rome, les marais pontins, etc., dont voici quelques exemples. Près de Saint-Stephano, sur le mont Argentel, un couvent renommé par la salubrité de l'air qu'on y respirait, l'a perdue depuis qu'on a fait raser les forêts qui l'entouraient. A Velletri, près des marais pontins, la coupe d'un bois intermédiaire occasiona sur-le-champ, et pendant trois ans de suite, des fièvres et autres maladies qui firent de grands ravages ; le même effet a eu lieu, par la même cause, près de Campo Salino. *Volney* (Voyage en Syrie, tome II, page 172) rapporte que le séjour de *Bairant*, extrêmement mal-sain, a cessé de l'être depuis l'existence d'un bois de sapin planté par un émir à une lieue de cette ville. *Lancisi* cite une foule d'exemples qui prouvent l'utilité des bois entre le lieu qu'on habite et les marais ; il n'en produit pas moins qui attestent les dangers de détruire ces barrières salutaires. Il pense que les bois consacrés l'ont été dans l'origine par ce motif. *Bapt. Donas,* dans un ouvrage, publié en 1667, intitulé *de restituenda sanitate agri romani,* conseille de planter des pins et autres arbres entre Rome et les marais pontins, pour intercepter et absorber les miasmes.

A la vérité, ces faits sont contestés par l'auteur d'ailleurs bien recommandable d'un Voyage médical fait en Italie en 1821, mais connu par son antipathie pour tout ce qui a un rapport direct ou indirect avec la propagation des maladies par la contagion, et pour tout ce qui n'est pas infection locale, lequel nous apprend qu'à Rome, « l'opinion des médecins est encore
« divisée concernant les marais pontins ; que le
« plus petit nombre seulement admet, d'après
« l'autorité de *Lancisi, de noxiis palludum*
« *effluviis,* que l'insalubrité ne s'est accrue que
« depuis la coupe des forêts intermédiaires, les
« bois sacrés des anciens ; que ceux de l'avis
« opposé ne conçoivent pas que les émanations
« marécageuses puissent être transportées sans
« altération à de si grandes distances par les
« vents du sud-est, et sans que les villes de
« *Velletri, Germano, Arricia* et *Albano,* qui
« sont dans ce passage, en soient davantage
« atteintes et plus mal-saines que Rome ; que,
« cela n'étant pas, cette influence doit être re-

« jetée, et les effets de *l'aria cattiva* de Rome
« doivent être mis sur le compte des causes
« d'infection locale, du défaut de police mé-
« dicale, et du vice des institutions de cette
« capitale du monde chrétien. " On ne saurait
certainement nier que, s'il existe des causes d'infection réelle dans une grande ville, elle ne
soit beaucoup plus maltraitée que les petites
par l'arrivée des miasmes étrangers ; il est possible aussi que quelquefois ces petites villes
soient épargnées à cause de la direction particulière des vents qui transportent les miasmes,
comme nous en donnerons un exemple au troisième chapitre de la sixième section de cet ouvrage : mais nous nous permettrons d'exposer
à notre savant confrère qu'il s'est adressé à des
médecins qui très-probablement n'avaient pas
lu *Tite-Live* ; car ils y auraient trouvé, « que
« du temps de *Coriolan* une maladie pestilen-
« tielle ravagea tellement la ville de Velletri,
« qu'il y restait à peine la dixième partie de
« ses habitans, et que cette ville fut obligée de
« se donner aux Romains et de les prier d'en-
« voyer une colonie pour la repeupler. " Or,
l'absence de tout commerce avec le Levant et
le voisinage des marais pontins explique très-
bien la nature de cette maladie, qui s'est ensuite
renouvelée plusieurs fois tant à Velletri qu'aux
autres villes, et justifie entièrement les assertions du grand *archiatre* contre celles de ses
petits détracteurs.

Ces contradictions ne m'ôtent donc pas l'espoir d'une semblable utilité publique dans une partie du département de l'Ain, par suite des travaux entrepris par M. *Th. Ribout* pour le desséchement et la mise en valeur des marais situés dans le territoire de *Polliat*, canton de Bourg. Il est vraisemblable que le village que je viens de nommer sera à l'avenir préservé des émanations des marais de *Vial* par la haute barrière de plantation d'arbres interposés par ce savant agriculteur, dont je cite le nom avec plaisir, en attendant qu'on fasse connaître ceux de ses émules qui concourront à l'assainissement d'un département qui en a un très-grand besoin, et que j'ai habité.

§. 20. Un pays trop sec a aussi ses inconvéniens, et donne occasion, comme nous l'avons dit, à diverses maladies; on y remédie par les canaux d'irrigation et par ceux de navigation : deux moyens très-propres à augmenter la population et la richesse d'une contrée, pourvu qu'ils ne soient pas dénaturés par une trop grande fiscalité.

CHAPITRE II.

Des alimens et des boissons, comme causes de maladies.

§. 21. La connaissance des lieux, que nous avons recommandée au médecin (§. 1.ᵉʳ), lui sert encore à savoir quelles sont les substances qu'ils produisent pour la nourriture de l'homme, et les rapports qu'ont les qualités de ces subs-

tances avec la nature du sol. Quoique l'état moyen de la température permet les mêmes cultures dans des sols très-différens, les produits varient cependant singulièrement, suivant la nature des terres et suivant qu'elles sont primitives ou de transport. Par exemple le terrain de la Basse-Alsace, composé évidemment des anciens dépôts du Rhin et des rivières qui arrosent ce département, quoique très-fertile en céréales, produit cependant un froment bien inférieur pour les quantités de gluten, non-seulement à celui des contrées méridionales de la France, mais encore au froment de la Haute-Alsace, de la Bourgogne, de la Franche-Comté et des montagnes des Vosges. Les sols trop crayeux paraissent peu propres à fournir du bon pain, ainsi qu'on peut en faire la remarque dans la Champagne et dans le Barrois, quoiqu'on ait soin de changer tous les ans la semence et de chauler le blé. La marne ne semble pas non plus être fort propre à donner de bonnes qualités aux céréales. J'ai lu, dans un Mémoire sur la culture du colza dans le Holstein (Biblioth. univers., tom. XVIII, partie Agriculture, pag. 230 et suiv.), « que la marne
« et la chaux ont la faculté d'augmenter la fer-
« tilité du terrain sans augmenter sa richesse
« pour la qualité des produits; qu'à mesure que
« le marnage a gagné, les blés du Holstein ont
« perdu de leur prix vénal sur les marchés de
« Hambourg; qu'ils sont souvent de quinze rix-
« dalers par *last* au-dessous du prix des blés

« de Mecklenbourg, et que les brasseurs de
« bière donnent cinq rixdalers de plus par *last*
« de l'orge produit en terrain non marné. » J'ai
cru ces observations utiles, parce que l'agriculture, cette mère nourricière de l'homme, ainsi
que des vertus sociales, ne doit pas être étrangère au médecin.

La nature, en effet, quoi qu'on en dise, n'a
pas toujours fait naître sous nos pas le véritable
aliment qui nous convient, suivant le climat
que nous habitons; et cependant, tels sont nos
alimens, telles sont nos mœurs, nos forces, notre
santé et nos maladies. Cosmopolite sur sa planète, l'homme doit se servir de sa raison pour
choisir, à chaque latitude qu'il habite ou qu'il
parcourt, la nourriture, la boisson et les assai-
sonnemens les plus convenables à sa situation,
et que souvent l'instinct lui indique. Dans les
pays chauds, secs et arides, il lui faut, avec une
nourriture tonique qui, sous un petit volume,
le soutienne contre les effets de la chaleur, des
végétaux en suffisante quantité, et il doit s'abstenir, en général, des liqueurs fermentées; du
moins il ne doit en user qu'avec une très-grande
modération. Il lui faut, dans les pays froids,
des alimens plus substantiels et en plus grande
quantité, et dans les pays humides une nourriture moins aqueuse, aidée de quelques boissons
alcooliques pour stimuler ses organes affadis.
Ainsi devrait être dirigé un code d'hygiène publique alimentaire dans un état de civilisation
utile à toute la communauté; mais, loin de là,

on profite le plus souvent des besoins de l'homme pour les imposer et ajouter aux rigueurs d'une nature marâtre.

Il serait encore conséquent à la marche des progrès des sociétés humaines et aux changemens opérés dans la trame de notre organisation, de leur adapter le mode d'alimentation le plus analogue. Les peuples grossiers de qui nous sortons, ne faisant cas que des forces physiques, négligeaient les jardins et leurs productions; il leur fallait beaucoup de viande, force épices et force liqueurs fortes. Plus penseurs, plus raisonneurs, plus sensibles, plus irritables, moins robustes, moins taureaux que nos aïeux, comme nous l'avons déjà insinué dans nos prolégomènes (page 40), nous sommes moins propres à digérer, moins buveurs, et le soin du jardinage l'a emporté naturellement sur celui des étables. La nourriture végétale nous est devenue plus nécessaire, et la supériorité actuelle de la domination du système nerveux sur tous les autres, lequel n'aime pas les stimulans trop énergiques, doit aussi occuper la pensée du médecin, suivant l'état politique de sa nation et la qualité de ses malades, dans le choix des alimens et des boissons qu'il aura à conseiller.

§. 22. Nous devons distinguer trois choses dans les substances que l'homme et les animaux emploient pour l'alimentation : le *lest*, qui n'a rien de nutritif et ne paraît servir qu'à équilibrer les forces; la *propriété tonique*, qui aug-

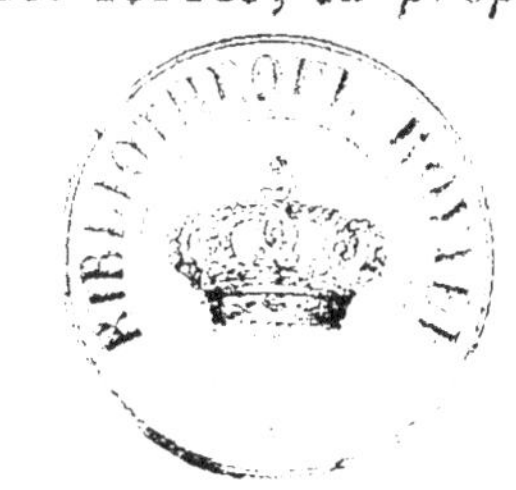

I.   7

mente l'intensité de la vie propre des organes; et, enfin, la *qualité nutritive*, qui agit au moyen de la digestion et de l'assimilation, qui crée, répare et entretient. Ces considérations préliminaires sont nécessaires lorsqu'il s'agit d'introduire un nouvel aliment. Si nous passons ensuite à des vues entièrement physiologiques, nous trouverons, d'après l'état comparatif de la matière alimentaire passée à l'état de chyme, de chyle et de sang, que les forces vitales digestives sont sans cesse occupées à donner dans notre corps le caractère animal à ce qui n'était que végétal : caractère qui consiste spécialement dans le principe azotique, lequel forme l'élément principal de la gélatine, de l'albumine et de la fibrine. Sans doute l'azote nous est fourni à chaque instant par l'air atmosphérique, dont il forme près des trois quarts; mais il est plus que vraisemblable qu'il doit aussi nous être fourni par l'alimentation, et que, si nous nous nourrissons long-temps de substances qui n'en contiennent pas, les forces vitales doivent finir par s'épuiser. C'est ce que nous avons pu remarquer dans des années désastreuses où une partie de la population, n'ayant plus ni graines ni racines, dut se nourrir de la partie verte des végétaux. Malgré la matière mucoso-sucrée que l'on vante tant, il devint évident que les herbes sont très-peu nourrissantes, qu'elles déterminent un relâchement notable des organes digestifs; que leur usage est fréquemment suivi de diarrhée chronique et de dyssenterie; qu'enfin cet usage exclusif donne à la peau une couleur verte et au corps un état scorbutique : d'où il résulte que, lorsqu'on est réduit à ces extrêmes, les magistrats et les médecins doivent veiller à ce qu'on puisse associer à cette misérable nourriture des substances animales faciles à se procurer, telles que la gélatine des os, les escargots ou colimaçons, les limaces, les grenouilles, etc., alimens sans contredit beaucoup plus substantiels. Les os de toute espèce d'animaux, recueillis dans les bois et réduits en poudre, sont une ressource pour les sauvages du haut Canada dans les temps de disette.

§. 23. Nous avons par conséquent déjà dans les alimens deux occasions de maladies : celle où ils ne conviennent ni au climat ni au naturel des habitans, et celle où ils ne contiennent pas un assez grand nombre de principes aptes à alimenter. Il est connu d'un chacun que l'économie animale souffre des altérations dans le changement brusque de nourriture, et une population donnée devient plus facilement sujette aux maladies quand, par le fléau de la guerre ou de la disette, elle se trouve tout à coup privée des alimens auxquels elle était accoutumée, comme les Alpes maritimes nous en ont fourni de fréquens exemples. Il n'en résulte cependant pas toujours des épidémies, et les flux intestinaux, ainsi que les fièvres gastriques qui en proviennent, passent rarement à des maux plus sérieux sans le concours de causes particulières. Une troisième occasion de

maladies, qui est la plus efficace et qui est presque toujours certaine, est fournie par les substances végétales ou animales, prises pour nourriture, et renfermant des élémens essentiellement
mal-faisans, d'une nature âcre, septique ou nar-
cotique. Nous avons l'histoire de plusieurs épidémies graves qui ont résulté de cette cause,
laquelle est facile à reconnaître, parce que les
gens aisés, qui ne font usage que de bons alimens, se maintiennent en santé, à moins que
l'accumulation des malades parmi les pauvres
ne produise la contagion.

Avant de traiter de cette troisième occasion
d'épidémies, qui n'a besoin que d'elle-même
pour agir, il nous faut nécessairement revenir
à celle qui la précède, au défaut de nourriture
suffisante, et que nous ne considérons presque
que comme prédisposante, quoiqu'elle ait souvent été suivie de maladies très-redoutables qui
se sont répandues au loin. Mais nous avons à
faire remarquer que les différences des climats,
des constitutions physiques et des forces vitales,
ont beaucoup fait pour le passage du simple
état de faiblesse et d'indisposition à celui de
maladie. Par exemple, les récoltes de 1815 et
1816 ayant été très-mauvaises en Italie, et les
habitans de plusieurs pays montagneux de cette
région, tels que ceux du Brescian et du Berga-
masque, ayant été obligés de se nourrir d'herbes
et de racines pendant quelque temps, le scorbut et les maladies de peau se déclarèrent dans
ces contrées, et furent suivis de fièvres malignes

très-contagieuses, qui devinrent épidémiques, et dont j'ai fait mention à l'article *fièvres pestilentielles* du Dictionnaire des sciences médicales, parce qu'elles s'étendirent par contagion sur quelques points des côtes de la Méditerranée. En 1812 et 1813 la cherté des grains et le défaut de travail obligèrent aussi la classe pauvre des habitans de Marseille de se nourrir d'herbes et de racines, ce qui donna lieu à la production d'un typhus qui commença dans les vieux quartiers les plus populeux, et s'étendit dans les nouveaux quartiers chez les personnes aisées. Telle avait déjà été l'origine de la fièvre épidémique de Naples, de 1764, décrite par *Sarcone*, et par *Elliot*, médecin anglais; et cependant nous avons vu la même détresse, en 1816 et 1817, dans les montagnes de l'Alsace, des Vosges et de la Franche-Comté, nous y avons vu aussi le pauvre peuple obligé de se nourrir d'herbes sauvages, sans qu'il en ait résulté de bien graves maladies : ce que nous sommes disposés à attribuer tant à la différence d'énergie de ces populations diverses, qu'à la différence des climats, d'autant plus que la température de ces deux dernières années a été plutôt froide que chaude. Nous dirons donc encore que le défaut de chaleur, en même temps qu'il rend nulle l'action des miasmes marécageux (§. 10), diminue aussi singulièrement la disposition qu'ont plusieurs autres choses à occasioner des maladies épidémiques.

§. 24. La nourriture de l'homme se compose

spécialement des semences des graminées et de la chair des différens animaux : nous commencerons par parler des premières, et nous traiterons ensuite de l'autre.

Les semences de toutes les graminées peuvent servir utilement à l'alimentation, sinon sous forme de pain, du moins sous celle de gruaux, qui sont également très-nourrissans. Dans les temps de disette l'on ne saurait assez recommander de ramasser toutes les graines des graminées sauvages qui croissent si abondamment partout, et surtout dans les lieux humides, celles, par exemple, de la folle avoine, dont se nourrissent les sauvages qui habitent les bords supérieurs du Mississipi, et celles de la *festuca fluitans*, qu'on a nommée manne du Nord, parce qu'elle est très-commune dans cette partie de l'Europe, dont les habitans pauvres en font leur nourriture. Toutes ces graines contiennent plus ou moins, parmi les substances qui les rendent propres à la nutrition, la matière végéto-animale, ou le *gluten*, qui en forme un aliment intermédiaire entre la chair et les racines, et qui fait qu'elles remplacent parfaitement, surtout celles qui en ont le plus, les alimens tirés des animaux. Le froment est la céréale la plus riche en gluten, puis l'orge, puis le seigle (qui contient en lui les principes de l'acide acétique), puis l'avoine, qui renferme en même temps un principe aromatique très-stimulant. Après les céréales, les légumes secs sont ce qui nourrit le plus dans le règne végétal. Les féves tiennent le premier rang, puis les haricots, les lentilles, ensuite les pois, légumes pourvus abondamment de corps sucré, mais nullement de matière végéto-animale. La féve en contient beaucoup ; aussi est-elle très-nourrissante, comme cela était déjà connu des anciens philosophes, et sa culture est vraiment digne d'une grande extension.

§. 25. Mais les blés, et surtout le froment, sont sujets à plusieurs accidens et maladies, qui doivent être connus du médecin philanthrope, pour en instruire les curés, les maires, et la population qui lui donne sa confiance. Ces accidens sont :

1.° Les mauvaises herbes qui croissent avec le bon grain, et qui en absorbent la nourriture, telles que l'ivraie, le *bromus multiflorus*, l'*agrostema*, le *raphanus raphanistum*, etc. Les semences de ces plantes qui se trouvent confondues avec le grain, prises pour des vesces et autres graines innocentes, ont occasioné dans les siècles passés des maladies épidémiques graves, consistant spécialement en fièvres malignes avec spasmes et convulsions de divers genres, telles que la fameuse danse de Saint-Gui, qui, en 1596 et années suivantes, attaquait presque tous les âges et toutes les conditions dans la Souabe, le pays de Luxembourg, etc.; en 1700, d'autres épidémies, le long du Rhin, avec fourmillement, stupeur, épilepsie, faim canine, accompagnées d'une grande mortalité, décrites par *Sennert*, *Schenke* et autres auteurs, et connues sous le nom de *raphanies*, de celui d'une de ces plantes de la famille des poisons narcotico-âcres.

2.° De petits insectes cachés dans la terre, qui rongent les racines et les tiges, dans lesquelles ils pullulent, se portent ensuite sur les plantes et les champs voisins; de plus gros, qui arrivent comme des armées affamées, tels que les charançons et les sauterelles, détruisent en un instant l'espérance de la moisson.

3.° La coulée des blés arrive quelquefois par suite des accidens atmosphériques, d'autres fois, parce qu'ils ont versé et n'ont pas pu se relever.

4.° Souvent, comme nous l'avons vu, la disette ne permet pas d'attendre une maturité complète des grains, ou bien les temps pluvieux s'opposent à l'entier desséchement des épis, par où ils sont exposés à germer : en outre, le blé mouillé fermente aisément; il acquiert de la moisissure et une odeur acidule très-désagréable. Dans ces circonstances, comme lorsqu'on fait du pain avec du blé récemment moissonné et battu, avant qu'il ait pu perdre entièrement son eau de végétation, non-seulement on perd beaucoup de farine et l'on fait beaucoup de son, mais encore l'expérience a prouvé qu'on s'expose aux fièvres gastriques et vermineuses et à la dyssenterie épidémique.

5.° Les blés récoltés méritent encore toute notre sollicitude pour les conserver; car ils peuvent souffrir de l'humidité, s'échauffer, être dévorés par divers insectes qui ne laissent que le son sous une apparence d'intégrité du grain : c'est ce que nous avons vu arriver dans des temps de disette, où les marchands n'en livraient pas moins ces grains avariés à la consommation ; d'où résultaient un défaut de nutrition, des coliques atroces, et des flux de ventre interminables.

De ces accidens divers il en est plusieurs qu'une bonne culture peut prévenir. Les mauvaises herbes étaient autrefois plus communes et elles le sont encore dans les pays de jachère ; on en prévient la naissance et la multiplication par l'usage des assolemens bien combinés. L'écobuage, dans les terres riches en insectes, les détruit nécessairement, en même temps que la terre se fait plus meuble et plus légère. Le soin d'aller à la chasse des sauterelles et des charançons, et de donner des récompenses à ceux qui en apportent une grande quantité au magistrat, a conservé bien des récoltes, depuis qu'on a remplacé des pratiques superstitieuses par ces remèdes efficaces. Des canaux, multipliés dans les terres basses et susceptibles d'inondations, ont souvent empêché les blés de couler. L'art de semer plus méthodiquement qu'on ne le faisait autrefois, laisse aux tiges couchées par les vents et par la pluie toute la facilité d'exercer leur propriété élastique, et l'espace nécessaire pour pouvoir se relever, en même temps que cette méthode épargne beaucoup de semence.

La moisson ne devrait pas être laissée entiè-

rement à la discrétion du cultivateur, et il conviendrait de l'assujettir à des bans comme les
vendanges; mais, enfin, cela ne se fait pas, et
le besoin oblige assez souvent de moissonner
trop tôt ou par un temps pluvieux. Le médecin
doit alors mettre, comme à l'ordre, de ne couper que les épis, en laissant le chaume sur place;
de transporter ces épis dans des sortes de grandes
étuves, pour en hâter la dessiccation et achever
de les mûrir; de ne les battre que lorsqu'ils sont
secs, pour que le grain se sépare facilement;
de faire même encore sécher ce grain avant
de l'envoyer au moulin, pour qu'il ne lui reste
absolument plus d'humide et qu'il donne plus
de farine. Si ces précautions ont été négligées,
et que le blé ait contracté de la moisissure et
l'odeur acidule dont j'ai parlé, on parvient à
lui enlever en grande partie ces mauvaises qualités, en le lavant dans une eau alcaline bouillante, puis à l'eau froide, jusqu'à ce que celle-ci
sorte incolore, et le séchant ensuite rapidement.
Il faut trois à quatre livres de potasse du commerce pour un quintal de blé.

Le grand art de conserver les blés consiste à
les tenir dans des greniers très-secs, parfaitement aérés, et de ne les y renfermer qu'étant
entièrement sains; de les remuer souvent, pour
mettre au-dessus ce qui est au-dessous; et si l'on
s'aperçoit qu'il s'y soit introduit des insectes, de
se hâter de les détruire par le moyen du gaz
acide sulfureux, qu'on peut faire pénétrer dans
les tas de blés par des tuyaux à entonnoirs,

adaptés au ventilateur de *Hales*, dont j'ai fait
faire un modèle à double fin pour mes cours,
et que je décrirai plus loin. On pratique aussi,
en Afrique, dans le Levant, en Espagne et ailleurs, des greniers souterrains, entièrement à l'a-
bri de l'air, et par conséquent des insectes, où
le blé se conserve très-bien. On en a découvert
qui avait été conservé ainsi pendant plusieurs
siècles, et qui paraissait sain, à part qu'il ne ger-
mait plus. Mais ces greniers ne conviennent que
dans les pays et les terrains naturellement secs.

§. 26. Les maladies des grains (et je m'exprime
ainsi pour qu'on se familiarise avec l'idée juste
que les végétaux sont des êtres vivans qui ont,
comme nous, leur état de santé et de maladie)
sont d'autant plus nombreuses que l'espèce est
plus délicate et pour ainsi dire plus civilisée :
le froment, par exemple, est l'espèce qui en est
le plus souvent susceptible. La plupart sont contagieuses pour la même espèce de céréales, et
quelquefois même pour d'autres. Nous en considérerons cinq spéciales, les plus communes
et les plus dangereuses, quand les blés malades
sont employés comme aliment.

1.° La rouille, *rubigo*, maladie qui consiste
en des taches jaunes, brunes ou noires, qui se
manifestent d'abord sur la paille, à environ neuf
pouces de terre, et jusqu'à l'épi, qu'elles couvrent ensuite petit à petit, détruisant le mucoso-
sucré du grain et s'opposant à la formation de
la matière glutineuse. La rouille brune, d'un
brun foncé, est la plus commune et la plus

fatale; dès qu'elle attaque une récolte, elle augmente de jour en jour, et le meilleur parti, pour ne pas tout perdre, est de moissonner sans retard.

2.° La carie, *caries* : elle se borne à l'épi, dont les grains se changent en une substance grasse, noirâtre, de très-mauvaise odeur, et contagieuse pour les pailles et pour les autres grains. Ce blé malade, mélangé avec du blé sain, fait une farine d'un blanc sâle, dont la pâte ne lève pas, et dont le pain a une saveur très-désagréable, qui donne lieu à diverses affections gastriques.

3.° La nielle ou charbon, gangrène sèche, dans laquelle le grain est déjà changé en poussière noire aussitôt que l'épi est formé. Le Journal des savans nous a conservé l'histoire d'une épidémie qui a eu lieu en 1720, année où l'air a été très-humide et nébuleux, en Saxe et en Alsace; qui consista en fièvres malignes avec spasmes, très-meurtrières, occasionées par du pain dans lequel était entré beaucoup de ce blé charbonné, et qui fut aussi funeste aux cochons, aux oies et a toute la volaille.

4.° L'épi blanc, ou *épi fou*, maladie dans laquelle la plante devient pâle, se dessèche sur pied, et où les épis paraissent tomber de faiblesse. Elle a lieu le plus souvent dans les terres qui manquent de profondeur ou de consistance, qui sont mal cultivées et peu fumées; quelquefois aussi, lorsqu'il a régné des brouillards froids, ou que des insectes se sont logés dans les tiges près des racines. Il en résulte des grains hétiques, dépourvus de fécule et de gluten, et qui par conséquent ne nourrissent pas.

5.° Le seigle, que les montagnards et les peuples septentrionaux cultivent beaucoup dans toutes les terres froides, légères ou sablonneuses, qui ne conviennent pas au froment, et qui a l'avantage sur ce grain de monter en épi un mois plus tôt. Le seigle est rarement sujet aux maladies de la nielle et de la carie; mais il est plus exposé que le froment à celle qui porte le nom d'*ergot*, d'*ébrun* ou de *blé cornu*. Je dis, plus exposé, parce qu'il est possible, quoique ce ne soit pas l'opinion commune, que le froment en soit aussi quelquefois atteint, et je sais que dans un canton du département de l'Isère, où un grand nombre de personnes furent atteintes d'ergotisme en 1816, il y en eut trois, de familles aisées, qui n'avaient mangé que du pain de froment.

L'ergot est une excroissance alongée, qui occupe la place du grain dans les glumes du seigle, et qui se développe dans les années pluvieuses, surtout lorsque des chaleurs succèdent brusquement à un temps humide. J'en ai observé beaucoup l'année 1821, dont l'été a été très-pluvieux, dans les champs de seigle qui sont aux environs de Strasbourg; et je lis dans une notice publiée par M. *Tessier* et envoyée aux préfets par le Gouvernement, que M. *Vilmarin*, propriétaire à Nogent-sur-Vernisson, département du Loiret, lui écrivait que les seigles de ce pays étaient cette année perdus d'ergot; qu'il n'y était pas rare ordinairement, mais qu'on ne l'avait jamais trouvé dans une telle proportion; que dans quelques-unes de ses propriétés il y en avait le tiers et même la moitié, et que la Sologne, d'après ce qu'il entendait dire, était autant et peut-être encore plus maltraitée que les campagnes de Nogent.

Sans parler de sa forme, qui est assez connue, je dirai seulement que la chair de l'ergot est ferme, blanche, compacte, homogène, et sa superficie d'un pourpre noirâtre, qui produit une farine violette quand on mout l'ergot avec des grains sains. Sa saveur est âcre, son odeur est un peu celle des champignons; il donne à l'analyse chimique des produits animaux comme ces derniers, et l'on y a découvert un principe vénéneux qu'on croit être un *prussiate de morphine*. Parmi les maladies occasionées par l'ergot on a toujours observé l'avortement et le tarissement du lait aux mamelles. Peut-être a-t-on été conduit par là, depuis plus d'un siècle, à l'employer pour faciliter l'accouchement, et le fait est que quelques expériences qui ont été faites à Strasbourg à ce sujet, à la recommandation de M. le docteur *Desgranges*, habile praticien de Lyon, ont justifié, jusqu'à un certain point, l'existence de cette propriété; mais il n'est pas très-sûr que ce moyen n'exerce pas une influence délétère sur la vie de l'enfant. Sa présence dans la farine empêche la pâte de fermenter; le pain qu'on en fait, est mou, glutineux, difforme, d'une odeur désagréable, d'un goût d'abord douceâtre, mais qui dégénère bientôt en une acidité particulière qui irrite extrêmement les organes de la digestion.

Model, pharmacien russe, et quelques médecins de diverses nations, amis des paradoxes, ont voulu induire de quelques expériences que la présence de l'ergot dans la farine ne la rend pas un aliment dangereux ; mais les malheureux habitans de la Sologne, pays où l'ergot est très-commun, ne fournissent que trop la preuve de la vanité de ces expériences. Plusieurs communes du Dauphiné ont présenté les mêmes scènes affligeantes dans les années malheureuses de 1816 et 1817, années pluvieuses, où dans plusieurs cantons les épis de seigle se trouvèrent mêlés de plusieurs grains d'ergot ; où, les moissons n'ayant pu être mises en grange à cause des pluies, beaucoup d'épis commencèrent à germer, et où, le besoin ayant fait aussitôt convertir le grain en pain, sans avoir pris aucune précaution, il y eut grand nombre d'individus de tout sexe, de tout âge et de toute condition, dont les membres furent frappés de gangrène, d'après les effets ordinaires du blé ergoté. Les chiens, les cochons, les oies, les canards et les poules participèrent aux mêmes accidens : un cochon qui fut nourri exprès pendant quelque temps de seigle ergoté, mêlé avec deux fois autant d'orge, périt ayant le bas-ventre enflé, noir, dur, les jambes couvertes d'ulcères, le foie et les intestins en grande partie gangrenés. Les malades présentaient un état de stupidité.

et presque chez tous les pupilles étaient dilatées.
Enfin, chaque fois que l'ergot s'est trouvé mélangé au grain en certaine quantité, comme
d'un tiers ou même d'un quart, il a agi à la manière des narcotico-âcres, ou mieux des poisons
septiques, produisant des maladies cruelles que
nous ferons nécessairement connaître plus en
détail dans le cours de cet ouvrage. Nous ajouterons qu'indépendamment des maladies causées
par l'ergot, les grains de l'épi qui en est attaqué
sont extrêmement chétifs et peu farineux, et
c'est par ce double motif que les agriculteurs
en reçoivent du dommage. Toutes ces maladies
sont contagieuses dans la famille des graminées,
et il est vraisemblable qu'on en préviendrait la
propagation dans un champ et dans les champs
voisins, si on extirpait les premières tiges qui
en sont affectées.

La rouille, vue au microscope, ressemble à
une poussière briquetée, disposée en petites
masses irrégulières sur la surface des feuilles
et des tiges, dont chaque petit grain paraît
organisé et avoir la forme d'une massue. On la
voit, vers la fin du printemps, rompre longitu-
dinalement l'épiderme, et passer successivement
du jaune au rouge noirâtre, s'étendant comme
une lèpre, et détruisant peu à peu toute la
plante. Elle attaque le plus souvent les fromens
placés dans des fonds où l'air n'est pas renouvelé, de même que ceux qui croissent à l'ombre
des arbres, ce qui a fait donner à ces blés le
nom de *ventés*. Toutefois comme, malgré ces

circonstances, la rouille ne se montre pas toujours, de là l'opinion, qui me paraît la plus vraisemblable, que cette maladie est le fait de petits champignons parasites, recouverts d'une poussière très-fine par laquelle ils se propagent sur plusieurs graminées et autres plantes. On a cru remarquer que l'épine-vinette est plus particulièrement recouverte de ces champignons microscopiques, et que les champs de blé auxquels cet arbuste sert de clôture sont le plus souvent attaqués de la rouille. Quoique ce fait ait été contesté, il est plus prudent d'arracher les haies de cette espèce, d'autant plus que les fromens ne prospèrent jamais mieux qu'au grand air; et, quelle que soit la cause de cette maladie, il paraît positif qu'elle cesse d'elle-même dès que les premières tiges malades ont été enlevées.

La carie appartient particulièrement au froment d'hiver; elle se rencontre aussi dans le maïs: malheureusement on ne la reconnaît guère que lorsqu'on bat en grange et qu'on écrase les grains cariés, ce qui, produisant des taches dans le tas, a fait donner à ce froment malade le nom de *moucheté*. Examiné au microscope, le grain carié se montre composé d'une multitude de petits grains ovoïdes, parfaitement semblables entre eux et visiblement organisés. L'on savait déjà que la carie se reproduit dans les champs où l'on sème le froment infecté, et M. *Benedict Prevost* nous assure avoir réussi à la faire germer. Ces faits nous induisent à considérer la carie comme la graine d'une plante parasite qui vit dans l'intérieur du froment. L'on a conseillé, pour s'en préserver, le chaulage des semences ou leur lavage dans une solution de sulfate de cuivre (vitriol bleu), avant de les mettre en terre (même dans une solution d'arsenic, comme on le pratique dans plusieurs lieux de l'Artois, de la Champagne et de la Flandre; ce qui peut avoir de graves inconvéniens); mais, des agriculteurs m'ayant assuré que ces précautions ont été inutiles, je pense que le meilleur préservatif consiste à choisir ses semences parmi le plus beau blé vieux, de couleur égale, sans mouchetures et d'un grain pesant.

Le charbon semble être, au contraire, une maladie propre et constitutionnelle des céréales, commune au froment, à l'avoine et à l'orge d'hiver. Je dirai, en passant, qu'en général les blés semés en automne sont les plus exposés aux maladies. Comme le charbon se montre assez long-temps avant la moisson, et que la poussière légère et d'un noir foncé en laquelle les grains de l'épi ont été changés, disparaît souvent avec les pluies qui la délaient et l'emportent, on aperçoit peu les grains malades lorsqu'on bat en grange. Cependant il est certain que le charbon est contagieux, et qu'il se perpétue par les grains malades. Le chaulage, à mon avis, ne saurait en garantir, puisqu'il ne s'agit pas ici de détruire une plante parasite, et l'unique moyen à employer est de choisir des grains provenus de récolte saine, qui ne donneront que des épis sains.

On prévient autant que possible l'épi fou par un bon choix de terrain, une bonne culture, par des engrais suffisans, l'écobuage et le desséchement des terres.

L'ergot commence par être mou et pulpeux, puis il se solidifie et s'alonge peu à peu. Les insectes, l'humidité et des champignons parasites ont été accusés tour à tour de sa production. Jamais on n'a trouvé dans l'ergot de nid d'insectes ou de vers, comme dans certaines excroissances. L'humidité paraît à la vérité propre à favoriser cette maladie; cependant on ne peut pas la faire naître à volonté en arrosant simplement les épis : il est d'ailleurs certains cantons qui y sont plus exposés que d'autres, quoique ces derniers offrent les mêmes conditions; puis, on observe qu'un ou plusieurs grains du même épi peuvent être affectés, sans que les autres paraissent en souffrir beaucoup, ce qui annonce que le phénomène n'est pas commun à toute la plante. Il est par conséquent plus raisonnable de se ranger de l'avis des célèbres botanistes, MM. *Tode* et *De Candolle*, qui regardent cette production comme un champignon parasite, du genre des *sclerotium*, genre placé entre les clavaires et les elvelles, à sporanges extérieures, ou dont la poussière fécondante peut facilement être transportée par les vents.

M. *Tessier*, à qui nous devons de précieuses recherches sur cette matière, pense, et peutêtre avec raison, que le chaulage, joint au desséchement des terres, pourrait aussi préserver les grains de l'ergot. Toutefois il est plus sûr encore, vu qu'un épi ergoté peut porter la contagion sur les autres, d'avoir des réglemens qui ordonnent de faire parcourir les champs dans tous les cantons où l'ergot a coutume de se montrer, pour le faire cueillir; d'établir des primes pour les personnes qui en auraient le plus apporté au magistrat, et de faire payer une amende à tout propriétaire qui n'en aurait pas lui-même dépouillé ses champs. En attendant une mesure aussi essentielle pour la santé publique, les médecins doivent prévenir les cultivateurs qui ont des grains ainsi avariés, qu'ils doivent les cribler, puis les laver dans un baquet, pour atteindre l'ergot qui aurait échappé au crible : cette excroissance, étant plus légère que les grains qui sont sains, surnage au-dessus de l'eau, d'où on l'enlève avec une écumoire. Ce lavage est d'ailleurs utile dans toutes les maladies des grains; car, leur effet étant de détruire la matière glutineuse qui est la plus pesante, il en résulte que les grains sains gagnent toujours le fond, et les grains avariés la surface de l'eau.

§. 27. La chair, soit des animaux terrestres, soit des poissons, est, après le pain, une nourriture indispensable à la plupart des hommes. C'est pourquoi il n'est pas moins essentiel de surveiller la conservation des bestiaux, de prévenir leurs maladies, de chercher à en perfectionner le traitement, et d'écarter des marchés publics les chairs qui ont des qualités que l'expérience a prouvé pouvoir être nuisibles à la santé de l'homme.

Nous verrons par la suite que diverses maladies épidémiques ont été communes aux animaux et à l'homme ; que le typhus surtout a souvent régné parmi les bêtes à cornes, en même temps qu'il exerçait ses ravages dans notre espèce. Il est plusieurs maladies contagieuses que les deux espèces peuvent réciproquement se communiquer. Nous avons vu en 1793, durant une épidémie de dyssenterie fébrile qui régna parmi les troupes à Entrevaux, cette maladie coïncider avec l'arrivée de bœufs très-échauffés, attaqués d'un pissement de sang, et que nous nous efforçâmes envain d'empêcher de faire servir, avant qu'ils fussent reposés, à la nourriture de la division : cette chair était très-rouge, et se corrompait très-promptement. Nous avons encore vu, en 1799, dans un village au voisinage de Nice, appelé *Bolena*, un particulier nommé *André Guigoni*, mourir du charbon, et sa famille être très-malade, pour s'être nourris de la chair de leur vache attaquée de l'épizootie qui régnait alors. Plusieurs accidens de cette nature avaient déjà eu lieu en Bresse, en Bourgogne et en Franche-Comté, durant l'épizootie de 1744, et avaient provoqué un arrêt du parlement de Paris, portant défense d'exposer en vente les chairs des animaux attaqués de la maladie. Les médecins allemands ont eu de fréquentes occasions d'examiner les effets d'une semblable viande sur leurs concitoyens durant les dernières guerres que les Français ont faites dans leur pays : presque toujours il y a eu, durant cette longue guerre, des animaux malades qui restaient pour unique nourriture des malheureux habitans, pendant qu'on distribuait à l'armée victorieuse la viande saine. La dyssenterie, le typhus, les fièvres putrides ne tardaient pas à se montrer et à porter partout la désolation. Combien de villages dans la Prusse orientale n'ont pas été dépeuplés de cette manière ? Sans doute, la terreur et les autres calamités qui dévastent des provinces conquises, ajoutent aux maux produits par une mauvaise nourriture. Mais pouvons-nous douter que celle-ci, seule, ne puisse causer de graves maladies ? Les médecins de la même nation, qui ont été les historiens de ces maux affreux, de 1810 à 1814, ont observé, par suite d'un grand nombre d'ouvertures de bêtes à cornes mortes de l'épizootie, que chez ces animaux la rate était toujours tuméfiée et gangrenée ; ils ont constaté en même temps, à plusieurs reprises, que chez les individus qui tombaient malades après s'être nourris de leur chair, il y avait eu translation du même *mal de rate*, accompagné de pustules malignes et d'exanthèmes charbonneux très-redoutables. Or, ces observations (dont la dernière est peut-être exagérée), réunies à ce que nous avons dit de la naissance si fréquente de la pustule maligne chez ceux qui manient des peaux suspectes, dont nous parlerons ailleurs, n'offrent-elles pas une preuve directe du danger qu'il y a à violer cette ancienne règle d'hygiène, de ne pas toucher à la chair d'animaux attaqués de maladies fébriles ou exanthématiques?

§. 28. Cependant cela n'est pas toujours entendu de cette manière par certains médecins, amis des paradoxes, et qui n'obtiennent que trop de créance auprès de certaines autorités plus attachées à l'économie de l'argent qu'à celle de la vie des hommes : ils vous rapportent hardiment des exemples contraires, des faits controuvés, qu'ils se seraient bien gardés de vérifier sur eux-mêmes ou dans leur propre famille. D'ailleurs, vous disent-ils, s'il y avait quelque danger dans la chair crue, ce danger serait détruit par la cuisson. Nous répondrons au premier argument, qui a été reproduit à Strasbourg, à l'occasion du blocus de 1815 (époque où il régnait une épizootie parmi les bœufs d'approvisionnement de siége), qu'à la vérité il n'y eut pas d'épidémie durant ce temps; mais que nous n'avons pas vu qu'on n'exposât en vente dans les boucheries que des chairs de bêtes malades, ainsi qu'on l'a dit. Nous avons souvent passé tout exprès devant les étaux des bouchers, et nous n'y avons vu que des viandes saines. Ils se seraient bien gardés d'abattre des bêtes malades, vu que, leur chair se corrompant très-vite, et la viande étant à un prix auquel les pauvres ne pouvaient pas atteindre, ce commerce aurait été tout entier à leur détriment. A supposer d'ailleurs que quelques particuliers aient pu faire impunément usage de ces viandes

malades, s'ensuit-il qu'elles ne soient nullement
à redouter ? et ne serait - ce pas là la même
manière de raisonner que si, parce que telle
ou telle personne n'avait pas gagné la peste ou
la petite vérole, on en concluait que ces deux
maladies ne sont pas contagieuses ? Quant au
second argument, il est détruit par le fait même.
Les résultats fâcheux, relatés ci-devant, n'ont
pas été produits par la chair crue, mais bien
par la viande cuite. Dans les cas d'empoisonnement par des poissons empoisonnés, les symptômes ne se sont manifestés qu'après l'ingestion
de poissons cuits; et dans un accident arrivé
après avoir mangé quelques escargots, dont j'ai
parlé au mot *Toxicologie* du Dictionnaire des
sciences médicales, il est également question
d'escargots cuits. Ainsi, outre que la chair des
animaux malades n'est plus suffisamment nour-
rissante (§. 22), il n'est pas exact d'avancer, dans
un sens absolu, que la coction lui fasse perdre
ses propriétés mal-faisantes.

Aux preuves tirées de l'expérience ajoutons
celles de la théorie. On ne saurait révoquer en
doute les effets délétères de la viande corrom-
pue, soit ingérée, soit appliquée : or, la chair
de l'animal malade acquiert très-vîte le premier
degré de putréfaction, et le sang d'un sujet
attaqué de fièvre inflammatoire se corrompt
deux fois plus vîte que celui d'un sujet sain.
Ces sortes de viandes donnent très-promptement
des rapports nidoreux, occasionés par le développement rapide des gaz azote et hydrogène

sulfurés, qui produisent dans tout le système un sentiment de faiblesse bien opposé à celui de restauration qu'on éprouve à la suite d'un repas sobre composé d'alimens sains. Les forces digestives repoussent elles-mêmes des viandes avariées, qui deviennent pour elles des corps étrangers, des corps irritans.

§. 29. L'extrême nécessité peut néanmoins faire tolérer quelquefois ce qu'on aurait rejeté dans les temps ordinaires : mais, comme les lois hygiéniques conservatrices de la vie des hommes ne souffrent ni exception ni prescription, encore faut-il fixer ce qui doit être toujours défendu, et ce qui peut être toléré, sans être déclaré ne pouvoir pas être insalubre. Or, 1.° les médecins les plus sceptiques conviennent qu'on ne doit pas toucher à la chair d'animaux attaqués de charbon ou de la pustule maligne ; 2.° quant aux épizooties fébriles, nous pensons que, relativement à notre sujet actuel, elles doivent être partagées en quatre périodes, celles de l'incubation, de l'invasion, de l'exacerbation et de la terminaison. Dans la première, dont on n'a d'ailleurs d'autre indice sinon que l'animal appartient à un troupeau où il y a des malades, le danger doit être faible, pourvu qu'on rejette ce qui appartient à l'encéphale et à la moelle épinière, pour des motifs qui seront exposés ailleurs. Dans la seconde période, il y a déjà plus de danger à craindre de l'usage de cette viande, puisque le virus est entré dans le torrent de la circulation, et que l'animal éprouve les premiers symptômes de la fièvre. Il faudra du moins faire rejeter le sang, les viscères et les entrailles; car ces parties de l'animal pourraient produire tous les effets des substances putréfiées et agir comme poison septique : de même dans la troisième période, quand il bat des flancs, qu'il ne peut plus se tenir sur ses pieds, que ses oreilles sont froides, qu'il rend à chaque instant des déjections fétides, etc., signes de l'inflammation et de la gangrène qui ont gagné ses viscères, et à plus forte raison dans la quatrième période, quand l'animal a succombé à la maladie et que ses chairs ont perdu toute vitalité : dans la troisième période elles étaient ou pâles ou d'un rouge foncé; maintenant elles sont flasques, d'un rouge noirâtre ou d'une pâleur livide. Il est au surplus digne de remarque que, lorsque l'inflammation d'un viscère est primitive et que la fièvre n'est que secondaire, les chairs ne présentent pas de sitôt un état d'altération. J'ai fait abattre des vaches au troisième degré de la péripneumonie gangréneuse; les muscles offraient encore leur couleur naturelle, et étaient irritables au contact de l'air et des instrumens de fer, quoique les poumons et d'autres viscères fussent frappés d'inflammation et de points gangréneux: aussi ces animaux n'avaient-ils pas cessé de se tenir debout. Les quatre quartiers peuvent encore, dans ce cas, servir de nourriture, et dans le fait, des bouchers juifs ayant vendu une pareille viande, il ne m'est pas revenu qu'il en ait résulté des inconvéniens. Plus tard, en

Janvier 1822, ayant été chargé d'aller examiner, dans l'arrondissement de Wissembourg, une épizootie bovine qui durait depuis quatre ans, et qui consistait en une dégénérescence chronique des poumons qui n'empêchait pas les animaux de travailler ni les bouchers d'en acheter, j'ai trouvé que les muscles du tronc étaient flasques et de couleur blafarde, et que ceux des quartiers conservaient leur état naturel. J'ai fait couper un morceau de la cuisse d'un de ces animaux malades et un pareil morceau d'un animal sain, et je les ai fait suspendre à un fil en dehors d'une fenêtre, la température étant d'abord à cinq degrés au-dessous de la glace. Le second jour, le morceau malade se flétrit et laissa découler une sanie sanguinolente pendant vingt-quatre heures, ce que ne fit pas le morceau sain. Il n'y eut aucun autre changement jusqu'à la putréfaction, qui arriva très-tard pour les deux morceaux. Donc les chairs des membres n'en ont pas moins subi une altération dans les maladies, quoiqu'elle ne paraisse pas; donc elles doivent être interdites.

Au surplus, chaque jour découvre de nouvelles substances dont on doit se défier : ainsi, l'on a publié dans les journaux allemands le récit d'accidens graves arrivés à trente-sept personnes dans le royaume de Wurtemberg, dans l'été de 1820, à la suite de l'usage de saucisses fumées, surtout des saucisses de foie, dont on est très-friand dans ce pays; et, en remontant aux sources, il arrivera souvent de trouver des causes de maladies dans des choses qu'on avait regardées comme innocentes.

§. 5o. Nous avons passé en revue jusqu'ici les deux bases fondamentales de l'alimentation, de l'altération desquelles il peut naître des maladies épidémiques, et nous avons négligé quelques autres détails qui concernent les occasions de maladies particulières. Il se présente assez souvent, dans le domaine si varié où l'homme choisit ses repas, des substances délétères, telles que des champignons, des plantes, des fruits, des baies, etc., d'une apparence trompeuse, qui exigent toute la surveillance de la police sanitaire, mais qui donnent rarement lieu à des épidémies.

Les fruits, lorsqu'ils sont abondans, peuvent être une occasion de coliques venteuses, de diarrhées et de dyssenteries multipliées, quand ils ne sont pas parvenus à maturité, dans les étés pluvieux, où il y a eu beaucoup de brouillards et d'insectes. Quoique des écrivains respectables aient prétendu que ce ne pouvait jamais être là une occasion de fièvres d'accès ni de dyssenterie, nous ne conseillerons pas à nos lecteurs de s'en tenir à ces assertions, puisque l'expérience prouve le contraire.

L'on sait que les poissons les plus sains deviennent quelquefois vénimeux, et qu'il en est de même de tous les crustacés, quoiqu'on ne puisse pas toujours en donner la raison. Il a été question, en 1816, d'accidens fâcheux arrivés au Hâvre et dans plusieurs autres lieux de la Normandie, les 18, 19, 20 et 21 Septembre de

cette année, tels que cardialgies, coliques, vomissemens, diarrhées, fièvres et autres symptômes d'empoisonnement, qu'on attribuait à des
huîtres extraites d'un nouveau parc établi au
Hâvre, lesquelles auraient été jetées trop préci-
pitamment sur des terres fraîchement fouillées,
non lavées, qui appartenaient aux fossés de
l'ancien château; influence locale qui aurait
encore été favorisée par un temps orageux et
une chaleur humide des 17, 18 et 19 Septembre.
Deux commissaires de la Faculté de médecine
de Paris, MM. *Chaussier* et *Vauquelin*, qui se
sont transportés sur les lieux en Octobre 1819,
époque où la plainte n'avait pas encore été
jugée, ont trouvé, au contraire, le nouveau
parc aux huîtres parfaitement salubre, bien
aménagé et dans des conditions plus favorables
encore que ceux des anciens parcs de *Cour-
seulles*, dont les huîtres n'ont pas été soupçon-
nées; et ils ont établi dans leur Rapport à la Faculté (Bullet. de ses séances, n.° IV, ann. 1820),
qu'il fallait plutôt accuser des accidens ci-dessus l'influence atmosphérique, le changement
de la saison, les alternatives brusques et fréquentes de la température, lesquelles donnent
lieu chaque année à des diarrhées et même à des
dyssenteries plus ou moins fréquentes, surtout
dans les lieux bas, humides, comme les côtes
de la mer; qu'enfin ces plaintes partaient évidemment d'une jalousie et d'une malveillance
mercantile envers un nouvel établissement.

Nous reconnaissons volontiers la possibilité

de cette dernière cause ; mais nous sommes
forcés d'admettre que, dans les accidens arrivés
au Hâvre et lieux circonvoisins en Septembre
1816, il y avait quelque chose de plus que de
l'influence atmosphérique, des diarrhées et des
dyssenteries automnales. Nous en puisons les
motifs dans le rapport même des commissaires,
qui nous apprend que le sol du Hâvre, dans
une grande étendue et à une grande profondeur, est une terre fine, argileuse, mêlée de
débris de coquilles, et qui paraît évidemment
formée par les alluvions ou les dépôts successifs
qu'ont apportés les eaux de la mer ; qu'à l'analyse chimique cette terre a fourni, outre différens sels, un dégagement de gaz hydro-sulfuré
et une certaine quantité de matière animale
qui paraît analogue au mucus des poissons. Or,
nous avons déjà fait remarquer, en commençant
(§. 2), l'insalubrité naturelle des terrains d'alluvion, lesquels contiennent naturellement les
principes chimiques dont nous venons de parler ; et cette insalubrité doit surtout se manifester quand on remue pour la première fois
ces sortes de terres, saturées en outre des diverses substances organiques qui s'étaient écou-
lées dans les fossés d'un lieu autrefois très-habité.
Rien ne répugne donc à ce que les premières
huîtres de ce nouveau parc aient été altérées
par les gaz méphitiques qui s'élevaient des talus
desséchés, et qu'elles aient incommodé plusieurs
des personnes qui en ont mangé. Sans doute,
elles ont pu être saines dans l'automne de 1819 ;

mais cela ne prouve pas qu'elles le fussent dans celui de 1816, temps où il eût fallu les examiner pour donner au rapport des commissaires toute la certitude désirable; et je me suis servi de cet exemple pour commencer à faire pressentir qu'on attribue souvent, par une vieille habitude, à une cause générale et commune, ce qui n'est que l'effet d'une influence locale.

Quant aux poissons proprement dits, quoiqu'ils puissent être eux-mêmes empoisonnés et occasioner des accidens graves, comme il en a été question au même article *Toxicologie*, cité ci-dessus, il est rare qu'il résulte des épidémies par cette cause. Cependant il serait possible qu'il en arrivât par suite d'une pêche abondante de sardines dorées, poissons les plus susceptibles d'être empoisonnés et qui pourraient l'être par hasard; et nous avons vu des accidens nombreux naître de harengs fumés et corrompus dont on avait vendu un chargement.

§. 31. Le voisinage d'une suffisante quantité d'eau potable, claire, limpide, fraîche, sans odeur, sans saveur, cuisant bien les légumes et fondant parfaitement le savon, a toujours été regardée comme une première condition dans le choix des habitations. Mais, à cet égard, les peuples anciens y regardaient de beaucoup plus près que les modernes, qui cherchent plutôt la commodité pour tel ou tel genre d'industrie, que les avantages de la santé, sous le spécieux prétexte d'ailleurs que, si l'eau est mauvaise, on peut s'en passer pour boisson, ou tout au moins la corriger avec quelque liqueur fermentée, ce qui est loin de remplir les espérances qu'on avait formées.

L'eau se charge naturellement de toutes les substances, salines et autres, des lieux qu'elle a traversés et de ceux dans lesquels elle séjourne; son union avec l'air, dont elle doit tenir, pour pouvoir être digérée, une certaine quantité en dissolution, en constitue la fraîcheur et le *grater* : il s'en suit que l'eau des citernes, qui n'a pas été agitée, est souvent, dans les villes assiégées qui n'en ont pas d'autre, un commencement de disposition aux maladies, aux affections gastriques et au scorbut. L'eau qui a traversé un sol gypseux ou calcaire, et par conséquent chargée de sels de cette nature, peut occasioner, à la vérité, quelques maladies chroniques; mais elle ne peut être considérée comme étant l'origine des maladies épidémiques. Souvent une eau qui paraît très-légère au pèse-liqueur, est plus nuisible à la santé que les eaux dures. C'est que, ayant séjourné dans un sol tourbeux, dans un marécage, dans un terrain très-riche en débris de corps organisés, surtout sur un fond d'argile, elle s'y est imprégnée de ces débris et de gaz méphitiques qui la rendent, au contraire, trèslégère, et qui, occupant la place de l'air commun, la rendent chaude et désagréable, nonseulement au goût, mais encore à l'estomac. Combien n'ai-je pas vu de hameaux, et même de villages, de formation récente, dont l'eau douceâtre, nauséabonde et impure, occasionne

toutes les années, aux mois d'Août et de Septembre, des fièvres gastriques, putrides et vermineuses, épidémiques, que les médecins des
épidémies mettent sur le compte de l'air et des
saisons, et qui sont le simple effet de cette cause
locale. Ce qui doit étonner, c'est que j'ai vu
des maires en être convaincus, m'avouer qu'ils
s'étaient résignés à ne boire que du vin, avoir
la facilité d'amener une eau salubre à leur commune, et cependant vivre à cet égard dans une
complète indifférence. Les habitans de ces communes, qu'on guérit toutes les années par des
vomitifs et des purgatifs, lorsqu'ils ne succombent pas, ont un extérieur cachectique, sont
peu vivaces, digèrent mal et sont fort mauvais
agriculteurs : leurs animaux participent de ces
imperfections et sont également sujets aux
maladies.

Plusieurs fontaines et ruisseaux sont la ma-
trice des œufs d'une multitude de vers et d'insectes, indépendamment du nombre immense
d'animaux microscopiques dont ils forment le
domaine. Il est certain que le tænia, la douve
et plusieurs vers filiformes sont particulièrement
communs aux bords de certains lacs, de certaines fontaines, qui servent à l'usage journalier
des habitans (par exemple, dans plusieurs lieux
du département du Doubs, sur les confins de
la Suisse, où j'ai vu des enfans de six ans avoir
déjà le tænia). Comment se fait-il que, depuis
que cela est connu, on n'ait pas encore changé,
dans les pays dont les habitans sont si fort sujets

aux vers, l'eau destinée à la boisson de l'homme et des animaux domestiques ?

L'eau, quoique censée composée de deux corps incorruptibles, exposée à l'ardeur du soleil, s'échauffe et se corrompt, sans doute, en vertu des molécules étrangères qu'elle contient. Dans des aqueducs ou des réservoirs trop en contact avec l'atmosphère, elle peut devenir tout aussi insalubre que dans les tonneaux des navigateurs; elle ne cesse de l'être quand elle coule à côté des cimetières, des boucheries, des tanneries, des voiries, des routoirs, des latrines, etc. Elle peut donc être très-souvent, surtout durant les saisons chaudes, la cause immédiate des fièvres putrides dont on va chercher bien loin l'origine. La matière des aqueducs et des réservoirs mérite aussi la considération des médecins, suivant qu'elle est susceptible d'être attaquée par les substances gazeuses ou salines contenues dans l'eau.

Il est en notre pouvoir de remédier aux altérations physiques de l'eau par des filtrages répétés et autres moyens; mais il n'en est pas de même quant à ses altérations chimiques, malgré les éloges qu'on a prodigués au charbon et à d'autres substances vantées pour leur propriété d'absorber ce qui donne à l'eau une saveur et une odeur ingrates : nous avons éprouvé plusieurs fois que la distillation même n'y change rien. Il faut donc abandonner ces eaux nécessairement imprégnées de substances animales ou végétales, et leur en substituer d'autres, fussent-elles même plus dures, plus lourdes au pèse-liqueur. Il est digne de remarque que les sels calcaires, que l'on redoute tant, sont précisément ce qui précipite naturellement dans les eaux les matières animales. Mais on n'exécute pas aussi vîte qu'on écrit et qu'on conseille; et, en attendant un bien toujours tardif, il faut obvier au mal présent : c'est pourquoi je ne saurais qu'applaudir à l'expérience de nos ancêtres, qui tàchaient de corriger les mauvaises eaux par l'addition du bon vinaigre. L'effet de ces eaux est d'affadir, de diminuer la sensibilité et la motilité; celui du bon vinaigre, au contraire, est de stimuler, de relever ces propriétés vitales, de favoriser par conséquent une réaction contre des puissances sédatives permanentes. Les médecins insisteront donc auprès des autorités pour en faire approvisionner les pauvres durant les saisons et dans les contrées où ces sortes d'eaux sont les seules que la localité permette aux besoins des habitans.

§. 32. A la rigueur, de la bonne eau serait suffisante dans les pays salubres et très-secs, où le peuple a d'ailleurs une bonne nourriture ; mais une sorte d'instinct a créé les liqueurs fermentées, qui paraissent surtout nécessaires aux hommes du Nord et dans les pays humides. Les hommes de peine, nourris d'alimens grossiers qui épuisent l'excitabilité des voies digestives, éprouvent un vide et un abattement singuliers quand ils sont obligés de se passer de cet excitement; et je ne serais pas surpris que

la disette de vin, lors des mauvaises récoltes,
devînt une occasion d'épidémies, quoique son
excès produise plus souvent encore des maladies individuelles. Il n'est donc pas indifférent
que les gens de l'art qui pratiquent dans les
campagnes, enseignent à leurs habitans, dans
les temps de disette, les moyens de se procurer
à peu de frais une liqueur alcoolique quelconque; ce qu'on peut obtenir par la fermentation
de tous les fruits, même sauvages, qui contiennent le corps mucoso-sucré, tels que les gro-
seilles, les framboises, les mûres de ronces,
l'épine-vinette, le berbéris, les fruits de la myr-
tille, de l'azérollier, du sureau, de l'yèble, du
prunier des haies, etc.

Le manque de vin est une privation et peut
produire une disposition aux maladies; mais le
mauvais vin, le vin ou le cidre qui résultent
de fruits verts, et dans lesquels les acides tarta-
rique et malique n'ont pas pu se changer en
corps sucré, en sont une cause immédiate par
l'irritation, bientôt suivie d'inflammation, qu'ils
produisent dans les voies digestives. Il est connu
que ces liqueurs imparfaites donnent naissance
à des coliques cruelles, avec rétraction de l'om-
bilic, qui ont quelque analogie avec les coliques
saturnines, quoiqu'elles doivent être traitées différemment, et qui portent le nom de coliques
du Poitou, à cause de leur fréquence dans cette
province. Souvent les suites de ces coliques sont
des dyssenteries et des diarrhées très-opiniâtres.

Les disettes dont nous avons été témoins et

patiens, nous ont prouvé que, dans les pays où l'on boit de la bière, les brasseurs exigeraient une surveillance toute particulière à cause des mélanges qui entrent dans la boisson qu'ils préparent et de l'état trouble dans lequel reste la bière noire. Ce n'était autrefois qu'un composé d'orge et de houblon : on fabrique aujourd'hui cette boisson avec toutes sortes de céréales, et même avec des substances étrangères à cette famille ; on y épargne le houblon, et on lui substitue le buis et diverses plantes amères. Ce qui est pire encore, afin de donner le masque d'une bonne bière forte à une bière faible et falsifiée, on y ajoute, dans les brasseries les plus infidèles et souvent les plus fréquentées, des feuilles de chanvre ou de tabac pour la rendre enivrante ! Je partage volontiers l'avis de quelques auteurs anglais qui attribuent les apoplexies, devenues si fréquentes dans leur pays, où cette fraude criminelle est le plus commune, à l'usage journalier et immodéré du *porter* actuel.

Dans une tournée récente faite dans la Flandre française (Octobre 1821), j'ai appris que l'ulcération de l'estomac était une maladie très-fréquente dans les basses classes ; ce qu'on attribue généralement à l'emploi de la chaux dans la bière, pour l'empêcher de passer à l'aigre. Je crois, d'après quelques expériences, cette fraude possible ; mais ces gastrites peuvent tout aussi bien être l'effet de l'usage excessif, qu'on fait dans ce pays, de l'esprit de grain poivré.

CHAPITRE III.

Des saisons et des variations atmosphériques, comme causes de maladies.

§. 33. Nous voici parvenus à un ordre de causes qui ont servi, comme nous l'avons déjà dit, le plus généralement de prétexte à la plupart des maladies populaires qui ont affligé l'humanité depuis les temps d'*Hippocrate* jusqu'à nos jours. Nos recueils de maladies épidémiques sont tous rédigés sous la forme sacrée et imposante de *constitutions morbides de l'air*, de *constitutions médicales de telle ou telle année*, de *constitutions saisonnières*, à un point tel qu'on ne les lit qu'avec une respectueuse confiance et qu'on y croit sans examen. Nous aurons le courage de déchirer ce voile mystérieux, et de rechercher, 1.° ce qu'il y a de réel dans l'influence des variations atmosphériques et des saisons sur la santé de l'homme, ce qui fera le sujet de ce chapitre; 2.° ce qui, dans les épidémies attribuées uniquement à ces causes, leur appartenait réellement en propre, et ce qui ne leur appartenait pas; mais ce qui n'avait pas été discerné par suite d'une sorte de fascination produite par l'idée exclusive d'une constitution épidémique nécessaire; et c'est ce qui fera le sujet du chapitre qui suit.

Liés, comme nous le sommes, à l'ensemble de l'univers, les saisons et les variations de l'atmosphère influent certainement sur nous ; mais ceci ne doit pas s'entendre d'une manière trop générale, car nous sommes pourvus d'une force de résistance qui nous met à l'abri de tous les temps. Une armée campée et accoutumée à la fatigue se moque certainement de ce genre de causes dont pourront souffrir plusieurs citadins, et ne résistera pourtant pas à plusieurs de celles qui ont été considérées jusqu'ici. Ce n'est donc qu'aux êtres faibles, qu'à ceux qui portent déjà quelque germe de maladie, que devront, pour ainsi dire, être appliquées les considérations et les observations qui vont être exposées.

§. 34. Si nous faisons une sérieuse attention à tout ce qui se passe chez les différens êtres organisés et vivans, aux diverses saisons de l'année, à ce qui nous arrive à nous-mêmes; à la différence de nos forces, de nos goûts, de la liberté de nos fonctions, en hiver, au printemps, etc.; aux maladies qui naissent, et à la marche de celles qui existent, nous trouverons que quelque chose aussi a agi sur nous, sans pourtant que ces effets puissent prendre le nom d'épidémies. Les divers degrés de pesanteur de l'air, et son état hygrométrique et thermométrique, sont particulièrement sensibles chez ceux qui sont sujets au spasme, à la douleur, qui ont des ulcères ou des tumeurs : on les dirait de vrais instrumens propres à prédire le temps. Il ne peut y avoir de doute sur la nécessité d'une certaine compression atmosphérique pour la régularité des fonctions du système vasculaire. Nous jouissons d'une grande liberté durant le souffle d'un vent du nord modéré; et l'azur des cieux et le brillant des étoiles attestent d'eux-mêmes que le bien-être circule dans nos vaisseaux, et que l'harmonie règne dans les fonctions de la vie. L'azur pâlit, le soleil devient sombre, les astres ne luisent qu'à travers un sombre voile; c'est le vent d'est qui souffle, ou le sud, suivant les régions : ils sont chauds, brûlans. Nos veines se gonflent, deviennent apparentes, parce qu'elles sont moins comprimées; nos muscles éprouvent de la lassitude; la respiration et les mouvemens du cœur s'aperçoivent; les idées se rembrunissent, et l'exercice de la pensée est pénible. Cet air brûlant, qui frappe les membranes muqueuses des organes de la digestion et de la respiration, les fatigue, les irrite, anéantit l'appétit, provoque la soif, dessèche les follicules, y attire dans les réseaux capillaires une plus grande quantité de sang, qui fait effort et donne lieu aux hémorrhagies. Les vaporeux, les poitrines délicates, les femmes enceintes, en sont le plus incommodés : c'est ce que j'ai observé tant de fois, ou chez les autres, ou sur moi-même. De ces irritations, de ces fluxions naissent les maladies qu'on a nommées catarrhales, et qui, s'il y a beaucoup d'individus prédisposés, peuvent effectivement alors prendre le nom de maladies populaires.

§. 35. L'expérience prouve chaque jour, aux

praticiens de tous les pays, qu'*Hippocrate* a très-bien signalé les maladies qui règnent plus particulièrement durant le cours de chaque saison; maladies qui n'arrivent cependant pas nécessairement, et qui ne doivent également s'entendre qu'à l'égard de ceux qui y sont disposés. Le retour périodique des saisons, et particulièrement celui du printemps, est plus généralement encore l'occasion du renouvellement des maux qu'on croyait assoupis ou éteints. Ainsi, la saison du printemps paraît favorable à la naissance des accès de manie, de mélancolie, d'épilepsie; à celle des angines, pleurésies et autres fluxions sanguines; des hémorrhagies, des toux, des pesanteurs de poitrine, du ventre et de la tête; aux attaques d'apoplexie, au renouvellement dés maladies de peau, au développement des divers exanthèmes fébriles, de la goutte, du rhumatisme, et autres douleurs analogues; à celui des fièvres éphémères, tierces, quotidiennes, d'une durée courte et déterminée. Il semble qu'il se fasse dans notre être le même mouvement excentrique que dans les entrailles de la terre. Mais aussi c'est l'époque où la nature a le plus de puissance, où les remèdes les plus insignifians acquièrent une célébrité trompeuse, et où les médecins peuvent espérer le plus de succès dans leurs nouveaux établissemens.

En été, encore quelques-unes de ces maladies; mais, de plus, fièvres continues, ardentes, bilieuses, érysipèles, fièvres tierces et quartes, vomissemens, déjections alvines, ophthalmies, douleurs d'oreille, aphthes, sueurs colliquatives, miliaires, pétéchies; et, du temps d'*Hippocrate,* cette saison était notée comme favorable aux maladies des organes reproducteurs (*pudendorum putredines*).

En automne (saison qui, pour la médecine, commence au mois d'Août), continuation de plusieurs maladies d'été; de plus, des fièvres erratiques et des quartes de longue durée; engorgemens des viscères du bas-ventre; hydropisies, hémorrhoïdes, consomptions, difficultés d'uriner, diarrhées et dyssenteries, sciatiques, dyspnées, angines, coliques, passion iliaque, et renouvellement, comme au printemps, des attaques de goutte, d'apoplexie, d'épilepsie, de manie, de mélancolie. Remarquons qu'il se fait alors le contraire de ce qui a lieu au printemps, c'est-à-dire que de centrifuges les mouvemens deviennent centripètes : de même que les arbres se dépouillent de leurs feuilles en automne, de même aussi communément ceux qui sont attaqués de graves maladies chroniques, y terminent leur existence, quelles que soient les précautions que l'on prenne ; car les effets de la marche sydérale de notre planète nous poursuivent dans les salons dorés et bien réparés, comme dans une cabane peu abritée.

L'hiver, quand son cours est régulier, est la saison la plus ordinaire des maladies inflammatoires, des pleurésies, des péripneumonies, des enrouemens, des toux, des douleurs de poitrine, des lombes, des céphalalgies, des vertiges et, à l'époque des plus grands froids, assez souvent des apoplexies.

Du reste, les modifications dans la température, son élévation ou son abaissement, étant ce qui influe le plus sur les altérations de la santé, je vais indiquer sommairement la marche moyenne de la chaleur pendant le cours de l'année, d'après un travail du savant professeur de Breslau, *M. W. Brandes*, lequel a réuni des observations diurnes, faites pendant un grand nombre d'années, dans plusieurs pays de climats différens, au nombre total de *cent quatre-vingt mille*, dont il a calculé lui-même *soixante et dix mille* (Bibliothèque universelle, tom. XVIII, Sciences, pag. 258 et suiv.); travail dont les résultats m'ont paru en général vrais à Strasbourg, et qui peuvent fournir des indications aux médecins pour prévoir la nature des maladies et pour leur traitement dans les diverses saisons de l'année, lorsqu'elles sont régulières.

1.° Le plus grand froid tombe, presque partout en Europe, sur les premiers jours de Janvier.

2.° A ce maximum de froid succède un adoucissement assez régulier dans la température, jusqu'au 28; puis survient un retour de froid jusque vers le 17 Février, époque assez ordinaire de ce second minimum.

3.° Depuis le 12 Février le froid diminue en Suède, et depuis le 17 dans d'autres contrées; mais il revient ensuite, d'abord dans les contrées de l'est, puis dans celles de l'ouest et du sud, jusqu'au 9, 14 et 15 Mars.

4.° Après ce froid il se manifeste une chaleur, d'abord rapidement croissante; ensuite, dans un intervalle de cinq à dix jours, un peu ralentie, et, dans toutes les contrées méridionales, de nouveau uniformément croissante depuis les derniers jours de Mars jusqu'à la fin d'Avril.

5.° La chaleur augmente rapidément vers le 10 Mai, et une série moins prononcée de jours chauds paraît avoir lieu partout au commencement de Juin.

6.° Quant au maximum annuel de chaleur, il arrive plus tôt dans les contrées septentrionales que dans les méridionales, et la chaleur paraît en réalité atteindre deux *maximum*, l'un dans le dernier tiers du mois de Juillet, l'autre vers le 11 et jusqu'au 16 Août. Il y a ordinairement à cette époque des orages et des tempêtes qui tendent à rafraîchir l'air.

7.° Une diminution rapide et continuelle de chaleur commence dans la moitié d'Août pour les contrées septentrionales; mais dans les premiers jours d'Octobre cette diminution rapide est suspendue, et il survient une température douce ou une sorte d'arrière-été. Un second retour de chaleur a lieu dans le dernier tiers d'Octobre, époque qui est bientôt suivie d'une augmentation de froid, laquelle est interrompue par un nouveau retour de chaleur dans le dernier tiers de Novembre. La diminution rapide

de chaleur dans le mois de Décembre est progressive dans le Nord; et dans les contrées plus
méridionales elle paraît être un peu moindre
vers le milieu du mois, et s'accroître ensuite
vers la fin.

§. 36. *Hippocrate* a remarqué, et la chose
se confirme tous les jours, que, lorsque les
saisons sont régulières, les maladies ont aussi
une marche régulière et sont faciles à juger.
Elles sont régulières, quand le printemps s'annonce par une chaleur douce, moite, c'est-à-
dire, tempérée par des pluies douces; que l'été
est chaud et sec; l'automne modérément froid
et sec, avec des pluies régulières; l'hiver froid,
neigeux, terminé par quelques pluies.

Il y a souvent des maladies, lorsque l'ordre
du froid et du chaud est beaucoup changé, et
que la sécheresse ou l'humidité subsiste trop
long-temps. Les longues sécheresses sont défavorables aux phthisiques, donnent lieu aux
fièvres aiguës, aux douleurs arthritiques, aux
dyssenteries, aux difficultés d'uriner. Dans les
températures pluvieuses on a des fièvres de
longue durée, des fièvres muqueuses, catarrhales, quartes; des diarrhées, des attaques d'épilepsie, des paralysies, des esquinancies catarrhales : les plaies et les ulcères tendent vers la
gangrène. La longue durée des vents froids dispose aux maladies inflammatoires; celle des
vents chauds, à des affections opposées et aux
maladies où la bile prédomine : les vents du
nord provoquent aisément les affections catar-

rhales chez les personnes délicates, les vieillards et les cacochymes; les vents du midi y disposent ceux d'une constitution chaude et humide. Les chaleurs de long cours affaiblissent singulièrement, prédisposent aux maladies et donnent lieu, chez certains individus, à l'apparition subite de tumeurs inflammatoires, érysipélateuses, aux articulations, qui paraissent être critiques. Les changemens brusques de température sont ceux qui font le plus de mal, et lorsqu'à un hiver long et froid succède inopinément un printemps très-chaud et sec, qui va se confondre avec la saison suivante, on a davantage à craindre des maladies : il en est de même lorsque la neige et le froid succèdent brusquement à une température douce, molle, humide; on voit assez souvent, dans ces irrégularités, nombre d'apoplexies.

Le prince des médecins, nommé plus haut, nous fournit dans ses Constitutions épidémiques plusieurs exemples de l'influence de l'irrégularité des saisons. A *Thases*, nous dit-il, pendant l'automne, vers l'équinoxe, il y eut plusieurs jours de pluies continuelles, molles, comme sous les vents du midi; l'hiver fut humide, entrecoupé de vents du nord; le printemps fut humide et froid; l'été en grande partie nébuleux avec sécheresse; les vents de la saison soufflèrent rarement, puis il y eut des pluies abondantes : or, cet état produisit des fièvres de longue durée, tierces, rémittentes, catarrhales, des diarrhées, des toux, des convulsions chez les enfans; cependant il ne **fut** guère nuisible qu'aux phthisiques.

Dans une seconde constitution, le froid et la sécheresse dominèrent, et l'on eut cette année-là des apoplexies, des fièvres ardentes, des dyssenteries. Dans une troisième, le règne constant de la chaleur réunie à l'humidité donna lieu aux maux de gorge, aux érysipèles, aux fièvres ardentes, aux frénésies, aux aphthes brûlans, aux ophthalmies : maladies qui furent très-meurtrières, et qui engagèrent le vieillard de Cos à donner le nom de *pestilentielle* à cette constitution.

Comme, depuis trente-quatre ans que nous observons, nous avons vu revenir souvent cette constitution de l'air, sans être accompagnée, lorsque d'autres causes ne s'y réunissaient pas, de maladies assez graves pour porter ce nom, et comme les opinions d'*Hippocrate* à cet égard ont servi de fondement au tracé des constitutions épidémiques des différens écrivains qui ont succédé à ce grand homme (ce qui, dans notre manière de voir, a retardé les progrès de la médecine prophylactique), nous allons passer en revue un grand nombre de ces constitutions, pour voir ce qui appartient en propre aux influences atmosphériques et ce qu'elles ont de commun avec d'autres causes.

CHAPITRE IV.

Examen critique des diverses constitutions épidémiques des auteurs.

§. 37. Puisque nous venons de parler des saisons, nous devons commencer notre revue par les épidémies qu'on a attribuées à leur irrégularité ; puis passer à celles qui portent le nom de catarrhales ; ensuite à l'histoire des fièvres malignes, larvées, à type rémittent et intermittent, qui, sous divers noms, divers symptômes effrayans, ont dévasté plusieurs contrées de l'Europe, et qui tenaient évidemment à l'élément marécageux. Nous verrons ces maux toujours plus graves à proportion de l'humidité et des vents chauds, mais tenant rarement à une cause unique : nous les verrons aussi s'accompagner de pétéchies, de pourpre, de miliaires et d'autres exanthèmes propres à chaque pays, ou même à certaines classes d'hommes, telles que les juifs, le bas peuple et les bouchers, et qui doivent moins effrayer que lorsqu'ils ne sont pas ordinaires à la contrée : d'où résulte, comme nous l'avons déjà dit, et comme nous le répéterons probablement encore plusieurs fois, combien il est nécessaire que le médecin connaisse parfaitement le terrain sur lequel il va travailler.

§. 38. *Constitutions* dites *saisonnières.* Dans ses Constitutions épidémiques de Modène, de 1689 à 1694, *Ramazzini* nous apprend que, du-

rant les trois premières années, le temps fut
presque constamment pluvieux, les hivers doux,
et qu'il y eut plusieurs inondations. La rouille
et la nielle attaquèrent les blés et les fruits, ce
qui produisit une disette de pain qu'on remplaça
par des poissons, dont il y avait abondance,
et qui furent la principale nourriture du peuple.
Or, il y eut des coliques, des diarrhées, des
affections vermineuses très-multipliées, quantité de fièvres d'accès de mauvais caractère,
surtout parmi les femmes et les enfans : il mourut
un grand nombre de ces derniers, dont plusieurs étaient ictériques. Les chiens, les trou-
peaux, les cochons, les abeilles et les vers à soie,
souffrirent aussi beaucoup de cette constitution
de l'air. La sécheresse et la chaleur succédèrent
à l'humide de 1691, et il y eut encore beaucoup de malades. Plusieurs chiens devinrent
enragés vers l'équinoxe d'automne. Ce temps
s'étant prolongé, on eut à traiter, en 1694, un
grand nombre de fièvres tiphodes, pétéchiales,
dont les sujets les plus robustes furent plus particulièrement atteints.

L'auteur attribue ces maladies spécialement
à l'irrégularité des saisons pendant tout cet
espace de temps, et aux mauvaises récoltes.
Nous conviendrons que ces deux causes ont dû
y contribuer; mais elles ne sont pas les seules,
et on comptera avec raison parmi les principales la chaleur du climat et les eaux stagnantes,
suites des inondations dans un pays plat et
de sa nature sujet aux fièvres. En effet, décri-

vant la constitution épidémique de la Hesse, de 1695, *Michel-Bernard Valentin* dit qu'elle fut très-bénigne, quoique l'hiver eût été inconstant, de même que le printemps, et quoique l'été et l'automne eussent été pluvieux et nébuleux, entremêlés de quelques momens de chaleur ; cependant, continue-t-il, il n'y eut aucune maladie grave, et ceux qui en avaient prédit furent étrangement trompés et tout étonnés.

Les tremblemens de terre furent très-fréquens dans les États romains, depuis le mois de Janvier 1703 jusqu'en Mars 1705, et tinrent le peuple dans un état de frayeur continuelle. Le printemps de 1703 fut pluvieux et d'un froid modéré ; l'été fut sec et d'une chaleur moyenne, l'automne agréable, l'hiver pluvieux et très-peu froid ; les vivres furent abondans et de bonne qualité. Cependant il régna au commencement du printemps un grand nombre d'ophthalmies et de maladies de peau ; en été, des fièvres mésentériques et double-tierces ; en automne, des petites véroles, des apoplexies et des morts subites, qui étaient presque journalières ; en hiver, continuation des fièvres tierces et mésentériques. *Baglivi*, qui a décrit la constitution morbide de ces trois années, tire de la multitude des maladies qui s'y sont montrées, la conséquence qu'on a tort d'accuser toujours les saisons, et qu'il est vraisemblable qu'ici on doit en trouver le principe dans la frayeur continuelle que les bouleversemens de la nature ont occasionée, dans les poissons salés et autres alimens grossiers; dans les jeûnes rigoureux, les abstinences que s'imposaient les habitans de Rome dans l'espoir de fléchir la colère divine. La frayeur, en effet, la crainte, les passions tristes de l'ame, sont très-propres à troubler l'exercice des fonctions vitales, et les fastes de la médecine nous ont conservé l'histoire de plus de cent épidémies coïncidant avec des tremblemens de terre, des éruptions de volcans et autres grandes catastrophes, tant dans le monde physique que dans le monde moral, où l'on peut croire que la peur a joué un très-grand rôle.

Au rapport du même auteur, dans son Appendice à sa Médecine pratique, il y eut une sorte d'épidémie d'apoplexies dans les années 1694 et 1695, non-seulement dans les États romains, mais encore dans toute l'Italie. Ces années furent remarquables par la quantité de pluie qui tomba et par le dérangement des saisons; mais elles le furent plus encore par une guerre cruelle qui durait depuis sept ans, et où la férocité des combattans se signalait par le meurtre, le pillage, le viol, l'incendie, qui plongeaient tous ceux qu'on laissait vivre dans le désespoir et la consternation. Des volcans et des tremblemens de terre très-multipliés, en 1688, avaient déjà préparé le peuple ignorant à la crainte et à la stupeur, tandis que les grands et leurs satellites passaient successivement de la domination à l'abaissement. *Baglivi* ne se dissimule pas qu'on peut trouver dans ces

causes de plus puissantes raisons de ces apoplexies. *Jornandès*, historien des irruptions des
Goths, parle d'une épidémie de ce genre parmi
les peuples ravagés au sixième et au septième
siècle, et l'histoire des conquêtes anciennes et modernes, de ces conquêtes adorées par la bassesse
ou par le fanatisme, nous présente, dans tous les
temps et dans tous les lieux, les mêmes effets
avec les mêmes causes, indépendamment des
saisons, dont l'irrégularité si fréquente, quoique sans apoplexies, n'est plus ici qu'un simple
auxiliaire des forfaits et des crimes de l'ambition
humaine.

A Naples, l'automne de 1763 avait été sec et
d'une température variable : les vents d'ouest
et du sud-ouest commencèrent à souffler en
Janvier suivant et continuèrent à dominer pendant l'année 1764, produisant une grande irrégularité dans l'état de l'air. La récolte des grains
avait été très-modique; encore étaient-ils de
mauvaise qualité à cause de l'intempérie des
saisons précédentes. Les médecins qui ont décrit la funeste épidémie de Naples de cette
année-là (entre autres les auteurs célèbres, *Co-
tugno* et *Sarcone*), nous apprennent qu'il y eut
d'abord des diarrhées avec cardialgie, puis au
mois de Mars des rhumatismes, et qu'au mois
d'Avril éclata une fièvre qui attaqua d'abord les
gens du bas peuple et les habitans des quartiers
populeux et mal-sains, et gagna bientôt la classe
aisée des citoyens. Elle se montrait sous différentes formes : sous celle de fièvre subintrante,

rémittente, intermittente ; de fièvre putride, avec terminaison par abcès, par érysipèle, par gangrène ; sous celle de fièvre froide, avec extinction des forces dès son origine ; sous celle de typhus, avec accès de manie, de fureur, d'hydrophobie, de spasmes, de convulsions de tout genre ; enfin , chez quelques personnes, sous la forme de fièvre rhumatismale phlegmoneuse. Il parut des pétéchies, des taches jaunes et divers autres exanthèmes ; les parotides furent communes : l'invasion en était brusque, insidieuse et variée. L'empâtement de la langue dès le premier jour, laquelle était constamment couverte, ainsi que le palais et l'œsophage, d'une croûte farinacée ; la sueur, les urines aqueuses, la céphalée, le désordre des fonctions vitales et naturelles, et la prostration des forces, qui survenaient simultanément, étaient les principaux symptômes auxquels on reconnaissait qu'on était frappé de l'épidémie. La durée était chez les uns extrêmement courte, mais communément d'un, deux, trois septénaires ; quelques-uns même allèrent jusqu'au huitième. La saignée, les vomitifs et purgatifs, le quinquina, le musc, l'opium, les bains, l'eau à la glace, furent tour à tour employés avec des succès variés : toutefois l'on perdit environ la moitié des malades.

Grandes disputes parmi les médecins sur les causes de l'épidémie : les uns, soit de bonne foi, soit par politique, en accusaient l'irrégularité des saisons et la constitution de l'air, quoiqu'on leur fît voir que c'était là une chose fréquente qui occasionait très-rarement d'aussi terribles effets. D'autres, plus sensés, ou plus francs, considérant que les maisons des religieuses étaient préservées de ce fléau, quoiqu'elles dussent y participer s'il était apporté par l'air, et que l'épidémie avait acquis un caractère extrêmement grave depuis que la ville s'était remplie d'indigens qui étaient venus y chercher du pain, estimèrent que l'origine de l'épidémie provenait de la mauvaise qualité des grains, de la misère extrême du peuple et des besoins qu'il éprouvait; d'où la maladie était devenue successivement contagieuse. Le docteur *Elliot*, qui se trouvait sur les lieux, ne laissa pas ignorer cette origine, à laquelle le gouvernement avait beaucoup participé par ses spéculations fiscales et commerciales sur les grains. Toutefois le caractère de rémittence et d'intermittence d'un grand nombre de ces fièvres n'autorisait pas moins à en accuser l'influence atmosphérique et marécageuse; de sorte que l'on peut dire avec vérité que les différentes causes pathogéniques les plus puissantes contribuèrent réellement à former cette épidémie, et à la rendre nécessairement très-meurtrière.

§. 39. Si l'on consulte les actes des médecins d'Augsbourg, de Berlin, de Breslau, de Presbourg, de Laybach, etc., on voit dans les diverses constitutions maladives qu'ils décrivent, que, quoique les saisons aient été très-inconstantes, il y a cependant eu très-peu de maladies proprement épidémiques et de quelque importance, excepté dans des lieux où se rencontrent des causes particulières fort indépendantes de la constitution atmosphérique. Par exemple, des fièvres malignes, pétéchiales et la dyssenterie régnèrent à Augsbourg en 1701, 1702, 1703, 1704 et 1705; il y eut même aussi beaucoup d'apoplexies, d'hémiplégies, d'accidens d'épilepsie et de vers : mais c'était un temps de guerre; la ville était assiégée, et quand elle fut prise, indépendamment des vexations qu'on fit éprouver aux habitans, les rues se trouvaient constamment encombrées, ainsi que le remarquent les historiens de ces maladies, des immondices des soldats et de celles des chevaux. Les auteurs de la constitution épidémique de Berlin pour les années que je viens de nommer, parlent aussi beaucoup d'irrégularité des saisons, et néanmoins de peu de maladies : ils font la remarque bien importante (que je veux consigner ici, parce qu'elle prouve combien la misère et les vexations dont les peuples se trouvent accablés, sont propres à produire des maladies nouvelles), qu'en l'an 1702, qui fut pluvieux et nébuleux, sans pourtant occasioner des maladies parmi les indigènes, *on vit paraître pour la première fois le rachitisme,* apporté à Berlin par les Français qui avaient été obligés d'abandonner leur patrie par l'effet de la révocation de l'édit de Nantes; qu'à cette maladie se joignirent, parmi ces malheureux, des fièvres malignes et contagieuses, des flux de ventre, des toux, des ictères, des affections psoriques et des fièvres intermittentes de divers types.

Suivant *Camerarius*, auteur des Constitutions épidémiques de Tubingue, ces mêmes années, quoique inconstantes, eurent également peu de malades dans cette ville et sa banlieue ; mais, l'été de 1701 ayant été très-fécond en insectes qui piquèrent tous les fruits, qui rongèrent toutes les feuilles des plantes potagères, qui couvrirent de galles celles des hêtres, il en résulta parmi les hommes des diarrhées très-douloureuses ; parmi les bêtes bovines, une maladie qui les faisait périr d'hydropisie de poitrine, et il mourut aussi une quantité prodigieuse d'oies. Il est inutile de faire remarquer que la cause est ici trop évidente pour avoir besoin d'en rechercher une autre.

Sydenham a cru pouvoir expliquer plusieurs des maladies populaires qui régnèrent de son temps, dans son pays, par suite des qualités sensibles de l'air. Il est forcé ensuite de s'arrêter tout court, lorsqu'il voit que, quoique l'état atmosphérique de l'année 1676 fût très-différent de celui des années précédentes, il régna cependant des maladies semblables, telles que fièvres continues, intermittentes, dyssenteries, etc. ; il se tourne vers l'opinion du vieillard de Cos, savoir, que les maladies épidémiques dépendent moins des qualités sensibles de l'air, que de *quelque chose de caché* dans cet élément, quoique quelques symptômes puissent se lier à ses qualités manifestes. Si cet auteur célèbre renaissait aujourd'hui, ce *quelque chose* ne serait plus caché pour lui : il verrait lui-même dans sa

Description de la constitution épidémique de Londres durant un espace de vingt-quatre années consécutives, l'influence d'un sol marécageux sur la santé de ses habitans, et combien l'état sanitaire de la population de Londres a été amélioré par les progrès de l'agriculture et de la civilisation qui ont fait disparaître les marais, quoique le climat de la Grande-Bretagne n'ait pas changé.

§. 40. Les deux extrêmes de froid et de chaud, quand ils sont poussés à un degré considérable, peuvent réellement devenir des causes d'autant plus évidentes de maladies, que celles-ci n'ont pas lieu si l'on peut se soustraire au changement de température. La grande chaleur donne lieu à des sinoques simples ou à des fièvres ardentes, qui ont pu être quelquefois épidémiques. *Philippe Ingrassia*, médecin de Palerme, a décrit une pareille épidémie, qui a régné dans cette ville en 1557, et qu'il a nommée par exagération *pestifero e contagioso morbo*, quoique personne n'en soit mort : elle était caractérisée par un frisson suivi d'une chaleur universelle et ardente; chaleur du visage, violente céphalalgie, vertiges, fièvre très-forte, pouls plein, dur et vibrant, ce qui durait quatre jours, et se terminait sans remèdes, du moins nécessaires. L'eau à la glace fut ce qui convint le mieux. *Hoyer*, médecin de Mulhouse, a aussi décrit une sorte d'épidémie de cette nature, qui s'est montrée dans cette ville dans le fort de l'été de 1700. Outre les symptômes ci-dessus il y avait des douleurs articulaires, des vomissemens bilieux ou une diarrhée de même nature; quelquefois une excrétion d'urine involontaire : la crise se faisait par épistaxis ou par le flux hémorrhoïdal. Ce fut surtout parmi les jeunes gens et les adultes des deux sexes qu'il y eut le plus de malades durant cet été de 1701, qui fut extrêmement chaud. Nous reviendrons ailleurs sur ces fièvres; mais nous voyons, tous les jours, en être exemptes les personnes qui se tiennent à l'ombre, qui font un usage habituel des bains froids, et qui font la méridienne pendant le temps le plus chaud de la journée.

Les hivers des dix premières années du dix-huitième siècle furent très-froids, et il y eut généralement beaucoup d'irrégularités dans les saisons : toutefois les observateurs de ces temps-là remarquent avec une sorte d'étonnement qu'il n'y eut pas beaucoup de maladies dans plusieurs contrées de l'Europe. On s'aperçut davantage de l'hiver rigoureux de 1709 dans les pays chauds ou tempérés que dans les pays froids; de même que dans ces derniers on s'était davantage aperçu de la chaleur de l'été de 1701, que dans les pays chauds : ce qui se conçoit facilement. Dans la Carniole, à Laybach, suivant *Marc Gerbesius*, l'hiver de 1709 fit périr une grande quantité d'hommes, d'animaux et de plantes, telles que les vignes : les maladies furent des apoplexies, des pleurésies et des phthisies; le catarrhe suffoquant, des gouttes opiniâtres, des sciatiques. A Rome, les rigueurs de cet hiver ayant succédé à un été très-chaud, il en résulta, parmi le peuple non garanti et non précautionné, une épidémie d'inflammation de poitrine, dans laquelle on perdait seize malades sur cent. *Lancisi*, historien de cette épidémie, nous apprend que les femmes, plus renfermées que les hommes, en furent moins atteintes, et que les riches, qui pouvaient se garantir du froid, en furent quittes pour un peu d'enrouement et d'enchifrenement. Les habitans des bâtimens et des prisons de l'inquisition n'en furent pas moins préservés, parce que ces bâtimens étaient échauffés par des fourneaux, et que leur situation les mettait à l'abri des vents du nord. Il en arriva de même à Édimbourg, dans l'hiver de 1740, qui fut aussi très-froid, quoique moins que celui de 1709. Après une température plutôt chaude que froide, le froid s'annonça tout à coup d'une manière très-vive, le 17 Décembre 1739, et il se manifesta dans la ville une fièvre catarrhale de nature inflammatoire, dont la plupart des habitans furent atteints, et qui continua jusqu'à la fin de Janvier suivant, où le froid s'adoucit. Il y eut en même temps beaucoup de morts subites. Or, cette constitution eut ceci de commun avec celle de Rome, que ni les prisonniers, ni les enfans de l'hôpital de *Heeriot*, ni, enfin, les quartiers abrités des vents du nord, ne furent non plus visités par l'épidémie (Essais d'Édimbourg, année 1739 à 1740). Ces faits nous fournissent des exemples sans réplique de l'avantage de pouvoir se garantir des intempéries pour se préserver des maladies.

§. 41. Nous lisons dans les Constitutions épidémiques de Paris et provinces circonvoisines, depuis 1707 jusqu'à 1747, décrites par *Geofroy* et autres auteurs, que l'année 1709 fut particulièrement calamiteuse : l'hiver rigoureux de cette année rendit le scorbut épidémique à Paris, et il y régna un grand nombre de fièvres malignes, continues ou rémittentes, des dyssenteries et des maladies contagieuses, qui firent de grands ravages et qui se prolongèrent dans les années suivantes. Il y eut en outre beaucoup de morts subites, surtout parmi les grands personnages.

On doit pourtant se garder d'attribuer tous ces maux à l'intempérie froide, d'autant plus que les riches avaient les moyens de s'en préserver. Cette année de 1709 fut l'époque d'une guerre désastreuse, d'impôts de tout genre dont les peuples furent oppressés, de disette de vivres, d'intrigues et de rivalités; de craintes, de terreurs et de toute sorte d'autres misères qui pesèrent sur une partie de l'Europe pendant un bon nombre d'années, et qui firent qu'on se ressentit à Paris pendant trois ans des maladies asthéniques de 1709. Cela est si vrai que, l'hiver de 1716 ayant été pareillement assez rigoureux pour inspirer des craintes, on n'observa cependant aucune épidémie, et il y eut très-peu de maladies, parce que les circonstances avaient changé. Ajoutons que nous avons eu, en 1789,

un hiver encore plus rigoureux à Paris, puisque le thermomètre, qui n'y était descendu qu'à
quinze degrés en 1709, y descendit à dix-huit
degrés en 1789, sans que nous, qui étions alors
à Paris, ayons observé même la vingtième partie
de tant de calamités.

L'année de 1726 fut froide et pluvieuse, et la
récolte des blés manqua : cependant cette année,
et jusqu'en 1732, dont je parlerai en traitant des
constitutions chaudes et humides de l'air, il y
eut peu de maladies, à l'exception des affections
scorbutiques qui ont toujours été communes à
Paris ; mais, en 1740, dont l'hiver fut encore
rigoureux, après avoir succédé à une saison
froide et pluvieuse qui ne permit pas non plus
aux récoltes de réussir, et où la guerre vint de
nouveau ajouter à l'inclémence des saisons et
aux horreurs de la disette, l'on vit naître, dans
diverses contrées de France, des fièvres meurtrières qui emportaient plus des trois quarts des
malades, et dont la cause ne pouvait être attri-
buée au froid, mais bien aux mauvais alimens,
au chagrin et à la contagion. La diarrhée, la
dyssenterie et le scorbut assiégeaient, dans les
classes peu fortunées, ceux que la contagion
épargnait, et il y eut surtout cette année et les
suivantes, parmi les femmes enceintes et en
couche, une grande mortalité, dont nous nous
proposons d'examiner plus spécialement les
causes dans un chapitre particulier.

§. 42. Il paraîtrait donc que la constitution
froide de l'air ne serait pas par elle-même une

cause d'épidémies fréquentes et graves; mais seulement qu'elle affaiblit les sujets qui ne sont pas suffisamment garantis, et qu'elle peut donner lieu à la naissance de la contagion, à cause des rassemblemens dans des endroits resserrés et non aérés. Les constitutions chaudes et molles se sont montrées bien plus redoutables, moins encore par elles-mêmes que par les substances pathogéniques auxquelles elles ont servi de conducteur: dernière proposition méconnue par la plupart des écrivains, et que nous tâcherons de mettre dans tout son jour. Les maladies produites par cet état de l'air ont pris le nom de catarrhales; nom qui a ensuite été donné à la constitution atmosphérique elle-même, à cause de l'enchifrenement et de la toux qui les annoncent souvent, et d'un écoulement ou flux quelconque qui les accompagne. Plus récemment, on les a nommées muqueuses, à cause de leur siége primitif présumable. On ne devrait cependant pas moins les considérer comme appartenant aux saisons, puisqu'effectivement elles sont occasionées par l'état dominant de l'atmosphère pendant plus ou moins long-temps.

De tous les temps cette constitution de l'air, accompagnée de circonstances dont les auteurs se sont rarement informés, a produit des fausses péripneumonies et des catarrhes pulmonaires, qui ont souvent été meurtriers, parce que les médecins, les confondant avec la douleur des organes respiratoires et la toux, provoquées ordinairement chez les vieillards et les personnes

valétudinaires par les vents du nord, leur appliquaient le même traitement. Ce que nous en
connaissons remonte déjà au treizième siècle,
où ces maladies occasionèrent de grands ravages en France et en diverses autres contrées.
On les croyait amenées par un vent pestilentiel
funeste aux vieillards, et les Français du quatorzième siècle leur donnaient le nom de *tac*,
de *horion*, de *dando*, etc. Dans toutes les histoires que nous en avons, nous voyons, comme
symptômes plus ou moins prononcés de ces
épidémies, la perte de l'appétit, la bouche amère
et puante, des tournemens de tête, des lassitudes générales, membres endoloris, fièvre par
bouffées, toux continuelle, avortemens, hémorrhagies, mortalité des femmes en couche.

Pour pouvoir aujourd'hui croire aux ravages
occasionés par cette constitution dans les temps
anciens, il faut bien se pénétrer des descriptions de *Villalba*, de *Huxham*, et autres écrivains des maladies épidémiques catarrhales :
nous les voyons plus ou moins graves, suivant,
comme nous l'avons dit, les circonstances qui
se joignaient à la constitution molle de la saison.
Nous voyons, ici, les vents chauds et humides
ne produire que des affections légères et très-
ordinaires; un peu plus loin, les mêmes vents,
ayant traversé des plaines marécageuses ou des
espaces infectés de corps en décomposition,
donner lieu à des maladies funestes, accidens
qui ont presque toujours eu lieu avec certitude
dans les camps ou dans les villes assiégées : de là

les descriptions variées de ces épidémies, faites par une longue suite d'auteurs, dont les uns les ont reconnues plus propres à produire de vaines alarmes qu'à constituer des maladies dangereuses, que l'on guérissait d'ailleurs par de simples sudorifiques, et dont les autres, dans des climats différens, en ont fait des peintures effrayantes. Cette distinction est essentielle à faire pour admettre les pandémies dont nous allons parler, et auxquelles on peut croire, quand on considère que les vents qui partent des points cardinaux, parcourant successivement plusieurs régions, peuvent, suivant la situation des contrées qu'ils traversent, produire sur leurs habitans divers genres d'altérations, ce qui s'entend autant des animaux domestiques que de l'homme.

Quelque légères au surplus que soient ces épidémies catarrhales, leur histoire a constamment prouvé qu'elles ont été fâcheuses pour les vieillards, les enfans, les personnes valétudinaires, les femmes grosses, les indigens. Elles ont pris quelquefois un caractère de malignité dans les maisons de ces derniers ; ce qui prouve combien il est essentiel, lors de quelque altération dans l'état sanitaire, que le public vienne au secours de la classe indigente.

§. 43. La toux recevait souvent, au quinzième siècle, en France, le nom de *coqueluche*, à cause du bonnet nommé *coqueluchon* qu'on portait alors pour se garantir du froid ; l'on a ensuite consacré ce mot uniquement à une toux particulière, convulsive, dont nous nous occu-

perons spécialement par la suite. En lisant soit
les auteurs de livres de médecine, soit les simples
chroniqueurs, l'on voit peu d'années, depuis le
moyen âge jusqu'à nos jours, où ce signe d'irritation des organes gastriques ou pulmonaires
ne se soit montré épidémiquement sous des
dénominations populaires plus ou moins bizarres.
Mais ces épidémies guérissaient d'elles-mêmes
au bout de trois semaines, lorsqu'elles étaient
simples; et nous commencerons par faire remarquer qu'elles se trouvèrent souvent accompagnées de fièvres doubles-tierces et pernicieuses
qui déroutaient les médecins accoutumés à saigner et à purger, et qu'alors elles firent périr
beaucoup de monde.

La première de ces épidémies, sur laquelle
nous avons le plus de détails circonstanciés, est
celle de 1580, qui se montra dans toute l'Europe,
décrite en France par *Laforest* (*Forestus*) et par
Rivière; en Portugal, par *Zacutus*; en Espagne,
par *Mercatus* et *Villalba*; en Italie, par *César
Campana* et *Cornaro*; en Allemagne, par *Averr,
Henisch, Bœckel*, etc. Elle s'annonçait par les
symptômes suivans : horripilations aux membres
et le long de l'épine du dos, somnolence, vertiges, pesanteur de tête, toux, suffocation, lassitude générale, fièvres erratiques, perte du goût
et de l'appétit. La maladie se jugeait le quatrième
ou le cinquième jour par les sueurs, et elle ne
fut guère fâcheuse qu'aux vieillards et aux personnes faibles. Il périt plus de monde par les
erreurs des médecins que par la maladie même.

Les uns voulaient saigner, les autres purger; d'autres appliquaient des ventouses ou donnaient des cordiaux; et chacun de ces remèdes était utile ou nuisible, suivant qu'on avait bien ou mal rencontré. *Rivière* remarque que dans le Languedoc et la Provence, où cette maladie catarrhale régna avec assez d'intensité, il y avait eu, aux mois d'Avril et de Mai, des vents chauds et très-humides, qui firent pulluler une quantité innombrable d'insectes; ce qui explique assez et la naissance de la maladie, et pourquoi elle s'accompagna de symptômes plus ou moins graves, suivant les lieux.

Une épidémie du même genre se montra de nouveau par toute l'Europe en 1675, année où l'on vit s'élever dans diverses contrées de la France un brouillard fort épais, qui subsista long-temps, dont Paris ne fut pas exempt, et qui donna lieu à une toux générale, très-violente, d'où les malades étaient menacés à chaque instant de suffoquer. Le célèbre accoucheur *Peu*, témoin occulaire, rapporte que les femmes enceintes souffrirent tellement de cette toux que la plupart en périrent, les unes par des fluxions de poitrine, et les autres à la suite de l'avortement. Le traitement le plus suivi ne pouvait les empêcher de se blesser : la saignée en sauva plusieurs; mais elles tombèrent dans un grand affaiblissement, auquel succéda l'hydropisie.

Ces maladies étant devenues fort communes depuis 1716, époque à dater de laquelle on a cru s'apercevoir que les années avaient passé à une

constitution chaude et humide, et parfois froide
et humide, on commença plus généralement à
reconnaître une constitution catarrhale dominante, qui aurait remplacé l'inflammatoire, et
sous laquelle les praticiens de Paris crurent
entrevoir que les émissions sanguines, si multipliées jusqu'alors dans cette capitale, commen-
çaient à ne plus si bien réussir. On voit, en effet,
cette constitution se maintenir de 1718 à 1723
avec un grand nombre de fièvres intermittentes,
et l'état de l'air de ces cinq années conserver
une température chaude et humide plutôt que
froide. A Paris et dans plusieurs provinces de
la France, on la retrouve en 1732, année où
régna encore une température molle et aus-
trale, plutôt chaude que froide. Le scorbut fit
des ravages dans le Poitou ; dans la capitale et
ailleurs, beaucoup de fièvres d'accès et de dyssenteries, beaucoup de fièvres malignes avec délire
et convulsions, grand nombre de pleurésies et
de péripneumonies malignes ; beaucoup d'*apoplexies*, que nous voyons toujours notées comme
épidémiques, en compagnie de ces maladies.

Loin de cesser, l'année suivante, on vit reparaître avec ces maladies une nouvelle toux épidémique, qui se répandit par toute la France,
avec des accès si violens que plusieurs personnes furent suffoquées et périrent subitement.
Les 5 et 6 Février on vit s'élever de nouveau à
Paris un brouillard fort épais, qui eut pour les
femmes grosses les mêmes conséquences qu'en
1675, qui fut suivi de fièvres malignes et ver-

mineuses, et qui, par l'exaspération de la toux, occasiona des crachemens de sang. L'été de cette année 1733 fut chaud; néanmoins la toux continua, et il s'y adjoignit des fièvres d'accès pernicieuses, des diarrhées, des coliques, des érysipèles et des *apoplexies* : mêmes maladies, composées de toux, d'érysipèles, de rhumatismes, de diarrhées, de fièvres malignes, d'angines, de catarrhe pulmonaire, notées pour les années suivantes; 1736 et 1737 sont remarquables par la mortalité des femmes en couche à Paris. Les pluies de 1737 mettent le comble à ces maux, par la destruction des récoltes et par les maladies vermineuses, convulsives, scorbutiques, dyssentériques, etc., qui en sont la suite. L'affection catarrhale a à peine été suspendue par le froid de l'automne et de l'hiver, qu'elle reparaît au printemps de 1738, et prend chez les Français le nom de *follette*, à cause de quelques légers délires qui l'accompagnaient.

Diverses maladies catarrhales régnèrent encore en France de 1740 à 1748, et l'on vit périr durant cet intervalle de temps grand nombre de femmes en couche, surtout à Paris. Une épidémie de cette nature, que l'on surnomma la *grippe*, parce que les malades étaient pris à la gorge, annonça l'hiver de 1748. Il y eut aussi cette année-là beaucoup de fièvres malignes, de rhumatismes, de gouttes, d'érysipèles et d'attaques d'apoplexie. La même épidémie, connue sous le nom de *grippe*, de *baraquette*, etc., se renouvela en 1762. Le docteur *Bahoux*, médecin de Nismes, qui a décrit celle qui régnait dans cette ville, dit que l'été avait été extrèmement chaud et le mois d'Août très-inconstant, avec des intervalles de froid, de chaud et de tempêtes. Le thermomètre de Réaumur avait monté jusqu'à trente-six degrés au-dessus de zéro. *Le Pecq de la Clôture* l'a décrite pour la Normandie et a noté le même état de l'air. On la voit reparaître sous le nom d'*influence*, en 1775, et décrite en Autriche par *Stoll;* en France, par *Bugnicourt*, *Vandermonde*, *Saillant*, etc. Ce dernier, ainsi que *Coquerau*, *Boucher*, de Lille, etc., en décrivent successivement une autre, qu'on nomma la *follette*, la *coquette*, la *grenade*, la *générale;* qui commença en France sur la fin de 1779 et au commencement de 1780, et qui de là gagna l'Angleterre. On en retrouve des traces dans ce pays, en Allemagne, en Italie et à Paris, jusqu'en 1799, année où éclata une nouvelle épidémie catarrhale, qui porta encore en France le nom de *grippe*, et qui, dans d'autres contrées, fut appelée catarrhe russe, parce qu'on supposa qu'elle avait commencé en Russie. On la voit décrite par différens auteurs du siècle actuel, qui l'ont observée en Suède, en Allemagne, en Russie, en France, en Espagne, en Italie, aux États-Unis, etc.; mais, et c'est à remarquer, sans être accompagnée de ces symptômes graves qui sont les signes auxquels on reconnaît qu'elle ne dépend pas d'un simple changement dans les qualités sensibles de l'atmosphère.

§. 44. Le lecteur a déjà pressenti cette vérité,

en voyant le mélange de fièvres continues et périodiques graves, avec l'affection catarrhale proprement dite, et il sera encore plus éclairé sur le véritable caractère de ces épidémies qu'on a souvent nommées *pestilentielles*, en faisant attention aux maladies qui régnaient en même temps dans des contrées où l'on n'accusait pas la simple influence catarrhale. Alors, se rappelant ce que nous avons dit plus haut du vent *sammoum* et autres (§. 16), il concevra facilement pourquoi une telle affection était plus redoutable dans un pays que dans un autre : il verra que dans certains pays, d'où l'histoire fait partir les pandémies, il régnait de ces fièvres que nous connaissons fort bien aujourd'hui sous le nom de *pernicieuses*, et que nous guérissons; fort redoutables alors que le principe et le caractère en étaient méconnus, algides (froid glacial durant tout le paroxisme), aphoniques, apoplectiques, cardialgiques, céphalalgiques, cholériques, convulsives, délirantes, diaphorétiques, dyspnéiques, dyssentériques, épileptiques, exanthématiques, hydrophobiques, ictériques, néphrétiques, ménorrhagiques, paralytiques, péripneumoniques, soporeuses, syncopales, rhumatiques, etc., et qu'elles étaient favorisées autant par les eaux stagnantes et l'abandon de l'agriculture, que par les vents pourrissans de la saison.

Les premières descriptions un peu exactes que nous ayons de ces fièvres et des circonstances qui les accompagnaient, ne datent guères que du milieu du dix-septième siècle. *Villalba,* dans son Épidémiologie espagnole, nous parle d'une fièvre syncopale intermittente qui désola la ville de Madrid, en 1637, décrite par *Fernando Cardoso. Bartholin* nous a conservé l'histoire d'une fièvre pétéchiale rémittente qui désola la ville de Copenhague durant l'été de 1652, qui fut très-chaud et sans pluie : circonstance défavorable dans les pays froids et qui ont des marécages. Frisson intense, suivi de chaleur brûlante, de vomissemens bilieux, de violentes douleurs à la tête, au cou et aux lombes ; soif, inquiétudes, délire, pétéchies, qui disparaissaient dans la rémission. Plusieurs malades succombèrent au troisième paroxisme. Les crises avaient lieu par des sueurs, par des abcès au cou, par des bubons, des tumeurs aux pieds, la diarrhée ou la dyssenterie. La convalescence était longue.

Dans une épidémie de Londres, décrite par *Willis,* sous le nom de *fièvre léthargique* de 1657, on trouve les mêmes circonstances pathogéniques que dans le cas précédent, savoir, un été et un automne très-chauds, dans un pays qui n'a été assaini que dans le commencement du dix-huitième siècle. La fièvre commença en Juillet : elle s'annonçait sans froid ni frisson ; mais avec une chaleur très-intense, des sueurs copieuses des vomissemens et des déjections bilieuses, des urines rouges et briquetées, et des sueurs qui ne soulageaient pas. Les malades étaient emportés dans le fort du paroxisme par des convulsions ou un état entièrement léthargique; et durant la rémission, même l'intermission, ils restaient inquiets, faibles et altérés. S'ils devaient guérir, la fièvre se changeait en tierce ordinaire. L'émétique, administré dès le principe de la maladie, fut le remède qui fit le plus de bien. Cette constitution morbide fut d'une assez longue durée, et il est surprenant que *Sydenham* n'en ait pas fait mention.

La Hollande, par sa position, a été plusieurs fois le berceau de maladies de ce genre. *Silvius de le Boé* a décrit avec beaucoup de soin la trop fameuse fièvre qui a dévasté la ville de Leyde en 1667, 1668, 1669 et 1670, et qui commença durant l'été de 1667, lequel avait été extrêmement chaud. Anxiétés et douleurs précordiales, qui s'aggravent durant le paroxisme; tremblement général et froid récurrent, suivi d'une chaleur ardente et d'une soif dévorante, et pourtant en même temps de la répugnance pour la boisson; céphalalgie intense; langue sèche, aride; aphthes, nausées, vomituritions, etc. : le paroxisme se termine par une sueur générale; mais les forces ne se relèvent pas, le pouls reste faible et petit durant l'intermittence. La maladie paraissait tendre à sa fin, car le printemps et une partie de l'été de 1669 avaient été froids; mais tout à coup Juillet, Août, Septembre et une partie d'Octobre présentent une température très-élevée sans aucun souffle de vent : les eaux de la mer étaient venues, depuis quelque temps, se mêler aux eaux douces, stagnantes, qui environnent la ville de Leyde, et en avaient rendu le séjour mal-sain et dangereux. La maladie se présenta d'abord sous la forme de tierce simple, qui devenait bientôt double, puis triple; frisson plus ou moins fort, anxiétés précordiales, nausées, vomituritions, douleurs au ventre et aux lombes, sentiment de suffocation et comme de strangulation, grande prostration, érysipèles gangréneux, etc. : tels furent les symptômes les plus communs de cette maladie, à laquelle succombèrent les deux tiers des principaux habitans de Leyde; ce qui ne doit pas surprendre, quand on pense qu'on ne leur opposa que des délayans acides, des prétendus alexipharmaques, des opiats, composés d'absorbans et de très-peu de valeur. Les maisons opulentes en furent les premières atteintes, ce qui est digne de remarque; ensuite la maladie gagna la classe indigente et n'épargna plus ni sexe, ni âge, ni condition. *Silvius* observe que, quoique produite d'abord par la saison chaude, cependant la maladie persista en hiver, malgré le froid rigoureux qui survint, se mélangeant de symptômes en apparence inflammatoires, mais auxquels la saignée ne convenait pas : d'où il tire occasion de persister dans l'opinion qu'il a émise, que cette épidémie était due à une constitution permanente et particulière de l'air. Nous tâcherons, plus loin, en nous étayant d'une autre observation de *Lind*, d'expliquer la cause de cette singularité et de cette erreur. En 1691, la Hollande fut de nouveau affligée d'une grande épidémie analogue à ces premières, décrite par *Dekkers*, et qui commença à la fin d'Août, durant un été chaud et sec, pendant lequel les eaux devinrent fétides et corrompues. La fièvre fut aussi d'abord tierce, puis double et triple tierce, accompagnée des symptômes déjà décrits, en outre de choléra-morbus, spasmes, convulsions, aphthes, pustules malignes, desquamation de l'épiderme. Les malades succombaient au troisième ou quatrième accès, et on leur opposait des moyens tout aussi insignifians.

Schelhammer, médecin de Helmstadt, a publié, dans les Éphémérides des curieux de la nature, la description d'une épidémie de la même espèce, qui a désolé cette ville en 1684 : d'abord tierce, puis double et subintrante au troisième accès, avec cardialgie, délire et autres symptômes insidieux. Elle était promptement mortelle, si on ne parvenait pas à la couper. C'est ce qu'entreprit très-heureusement l'auteur que je viens de citer, avec le *quinquina*; et c'est la première fois que je vois mentionner ce remède (année 1684): exemple qui ne fut pourtant pas très-suivi en Allemagne, et dont il était réservé à l'Italie de montrer toute l'efficacité. Je lis dans les mêmes Éphémérides une épidémie terrible de Breslau, décrite par *Hann*, en 1737, année où il y eut de grandes inondations dans toute la Silésie. Il y eut aussi une grande disette, et le peuple se nourrit de glands et d'écorces d'arbres. En même temps on éprouva en été une chaleur accablante sans aucun vent. Les eaux croupirent et se recouvrirent d'une infinité d'insectes, dont la décomposition occasionait une fétidité insupportable. Ces eaux, appliquées sur la main, y produisaient des exulcérations. Les maisons étaient toutes humides; les animaux, mal nourris, ne fournissaient plus qu'une chair désagréable et insalubre. Or, il s'éleva en quantité, comme de raison, des fièvres subintrantes, pernicieuses, sous toutes les formes, algides surtout, qui occasionèrent une grande mortalité; et, loin de suivre l'exemple de *Schelhammer*, les médecins continuèrent à leur opposer des boissons acidulées, des sels neutres, des ablutions ou lavages d'oxycrat et d'autres moyens d'aussi peu de valeur. *Casimir Medicus* lui-même, dans deux épidémies de Mannheim, de 1759 et 1761, ne s'est pas d'abord montré digne de la célébrité que son Traité des maladies périodiques lui a acquise ensuite. La première était rémittente ou intermittente, soporeuse à un tel degré, que les malades ne sortaient d'une torpeur apoplectique que par les douleurs violentes de strangurie dont ils étaient en même temps assaillis. L'auteur connaissait déjà que la maladie pouvait être guérie, si l'on prévenait le troisième paroxisme au moyen du fébrifuge; cependant il agit tout autrement. Il commençait par saigner, et le sang, dit-il, était aqueux, de couleur tantôt claire, tantôt verte, sans aucune consistance, passant très-vîte à l'état de putréfaction; et cela ne le corrigea pas. Il faisait ensuite vomir; puis il donnait tardivement deux scrupules de quinquina et faisait appliquer des vésicatoires. Dans la seconde épidémie de ces fièvres, qui s'accompagnèrent cette fois d'une sueur profuse et très-visqueuse avec gangrène des viscères du bas-ventre, qui faisaient périr au deuxième jour, et qui étaient tellement malignes que, sur onze malades, on n'en sauvait que deux, *Medicus* suivit le même traitement, savoir : saigner, puis faire vomir ou purger, ensuite donner le quinquina ; seulement cette fois il l'employa à plus large dose, seul ou marié avec le sel ammoniac, la liqueur anodine ou le laudanum liquide.

Nous allons voir que déjà depuis quarante-quatre ans un grand médecin romain avait mis ses confrères sur la voie qu'ils avaient à suivre.

Lancisi, médecin de Clément XI, nous a donné, pour un espace de vingt années, de très-belles descriptions de diverses épidémies de ce genre, tant pour la ville de Rome, que pour diverses autres villes de l'État romain, observées soit par lui-même, soit par d'autres médecins qui avaient recours à ses sages conseils. Je me bornerai à une esquisse de celle de 1695. L'automne de 1694 avait été pluvieux et continuellement dominé par le souffle des vents du midi; le Tibre était sorti deux fois de son lit, et avait inondé les prairies environnantes et les rues basses du quartier du Vatican; les eaux de puits, corrompues, exhalaient, dès le commencement du printemps suivant, une odeur infecte; les eaux des fossés et des canaux étaient recouvertes d'insectes et de reptiles, la plu-

part sans vie; le souffle du sirocco fut en outre permanent depuis le mois de Mai jusqu'en
Septembre de cette année 1695. Ces causes réunies donnèrent lieu à une influence maligne,
qui commença à se faire remarquer par la couleur jaune et livide des habitans des lieux infectés, et par des nuages de moucherons qui
planaient sur les eaux putréfiées, dont les émanations causaient immédiatement à ceux qui y
passaient seulement un violent mal de tête. Or,
dès le mois de Juillet éclata l'épidémie dont
il s'agit, qui fit périr beaucoup de monde, et
qui s'étendit aux lieux qui étaient sous le vent,
*quoique élevés et éloignés d'un demi-mille de ceux
qui étaient infectés.* Ses prodromes étaient la
couleur jaune du visage, l'inappétence, la céphalalgie gravative; puis tout à coup éclatait
un frisson très-intense, accompagné de vomissement de matières glaireuses, bilieuses, mêlées
de vers, lesquels furent très-abondans dans
cette épidémie; successivement chaleur, soif,
sueurs copieuses, etc. : tel était le premier accès,
qui trompait par une apparence de bénignité.
Au second accès, froid plus vif et plus long,
anxiété précordiale, inquiétude extrême, langue
brune et aride, pouls petit et inégal, membres
froids et agités par des mouvemens convulsifs,
etc. : au troisième accès, danger imminent; face
cadavéreuse, lypothimies fréquentes, pétéchies,
délire, épigastre tendu et douloureux, urines
aqueuses, coma, parotides, déjections muqueuses, bilieuses, noirâtres, sueur glaciale, etc. La

fièvre s'annonçait d'abord comme tierce, mais elle se faisait bientôt quotidienne et continue subintrante chez quelques malades. Mort au septième, neuvième et plus rarement au onzième jour. On trouvait, à l'ouverture des cadavres, les viscères de l'abdomen livides, la vésicule du fiel remplie d'une bile noirâtre, les intestins frappés de taches de la même couleur et rongés; les poumons mollasses, pleins d'un sang noir, ainsi que le cœur et les vaisseaux du cerveau : quelquefois les veines de ce dernier viscère étaient variqueuses, et ses ventricules distendus par beaucoup de sérosité.

Quelques médecins, continuant l'ancienne méthode, obtinrent des succès par l'emploi de la thériaque délayée dans du vin, administrée au commencement du paroxisme : remède qui fut quelquefois utile dans les fièvres algides, avant que l'on connût le quinquina, et qui est encore conservé (du moins l'opium) dans certains cas. Mais *Lancisi*, *Cocchi*, *Traversari*, et autres médecins contemporains de l'archiâtre pontifical, mirent en évidence les vertus de l'écorce du Pérou et guérirent beaucoup de monde en l'administrant à la dose de trois onces entre les accès, après avoir donné un vomitif, s'il était nécessaire; les vésicatoires, appliqués de bonne heure, furent aussi très-efficaces entre leurs mains. *Richa*, médecin de Turin, triompha par le même moyen d'une épidémie de fièvres soporeuses qui régna en cette ville en 1722; et l'illustre *Torti*, médecin de Mantoue, a con-

firmé par tant de belles observations les avantages et la nécessité de cette thérapeutique, que
c'est se montrer aujourd'hui coupable de la plus
grossière ignorance, que d'en suivre une autre
tout opposée, lorsque les mêmes circonstances
se rencontrent.

Il est inutile de relater d'autres épidémies
pour démontrer la coïncidence des fièvres d'accès pernicieuses avec les affections catarrhales
graves, et l'analogie des causes pour produire les
unes et les autres. Ce fait, déja soutenu par
l'auteur du Mémoire sur cette question couronné par la Société médicale de Montpellier,
prouvé par l'utilité du même traitement dans
plusieurs cas de l'une et l'autre maladie, l'est
encore, s'il en est besoin, par la considération
de l'état des lieux où de nos jours ont régné des
épidémies catarrhales.

Dans diverses maladies de ce genre, observées
de 1765 a 1780, en Italie, en France et en Espagne, nous trouvons mélangées des fièvres
d'accès et les diverses causes d'insalubrité qui
donnent lieu a ces fièvres : à côté, par exemple,
de la célèbre *influence catarrhale* qui commença en 1775, et dont toute la Provence et le
Languedoc furent atteints, nous trouvons un
débordement des eaux du Rhône, qui laissa le
long de sa course jusqu'a la mer des lagunes
d'eaux croupissantes, et en même temps une épidémie de fièvres tierces, double-tierces, quotidiennes, quartes, continues, soporeuses, syncopales, cholériques, etc., qui désola Arles, Oran-

ges, Avignon, Tarascon, la Plage de Fos, etc., décrite, en 1777, par *Gastaldy*, médecin d'Avignon ; et lorsque je me remémore tout ce qui s'est présenté à cet égard dans ma pratique, je trouve partout entre ces maladies la même consanguinité.

§. 45. Au génie catarrhal et fébrile, combinés ensemble, appartenait vraisemblablement aussi cette épidémie de sueurs qu'on a nommée *suette*, laquelle a encore servi à démontrer que, de même que l'air chaud et humide, réuni à l'élément marécageux, exerce, dans certains temps et certains pays, une fonte, une colliquation dans le système intestinal ; il peut aussi, dans d'autres occasions, produire la même colliquation dans le système cutané. La suette, dite encore *éphémère maligne britannique*, sueur anglaise, *elodes* des anciens, à qui ce genre de maladie n'était pas moins connu, a éclaté dans la Grande-Bretagne en 1486, d'où l'on prétendit qu'elle s'était répandue en France et dans tout le reste de l'Europe. *Cajus Britannicus*, auteur qui nous a laissé une assez bonne description de cette épidémie, nous apprend que la maladie commençait par une horripilation, ou par la sensation d'un vent qui courait par les membres, suivie de chaleur, puis de sueurs profuses, continues, très-fétides, accompagnées d'une insigne prostration des forces, d'anxiété, d'inquiétudes, de crainte, de désespoir, de défaillances, de convulsions, d'assoupissement, de palpitation : ce dernier symptôme subsistait même très-longtemps après la guérison. Le pouls était fréquent, inégal, et la peau tellement inondée que plusieurs personnes en perdirent la vie dans les premières vingt-quatre heures; ce qui a fait donner à cette fièvre le nom d'éphémère, quoiqu'elle s'étendît quelquefois jusqu'au cinquième et septième jour. Les personnes grasses, oisives et bien nourries, en furent les premières atteintes (comme nous avons vu que la chose arriva aussi plus tard dans la fièvre de Leyde de 1669); puis la classe laborieuse et pauvre, qui pourtant en reçut beaucoup moins de mal. Quoique contiguë à l'Angleterre, l'Écosse n'en fut pas attaquée; mais la maladie passa bientôt le détroit.

Laforest et *Sennert* attribuent la cause de la suette à une grande corruption de l'air, qu'ils avouent pourtant ne pouvoir expliquer. *Mead* la fait dériver d'une contagion qui aurait été transportée par les soldats de Henri VII dans le pays de Galles, et de là dans toute l'Angleterre ; mais *Cajus*, son premier historien, est évidemment celui qui s'est approché le plus près de la vérité, en accusant de cette pandémie les effluves de quelque vaste marais qui commençait à se dessécher, et qui aurait sans cesse agi pendant quarante ans (temps qu'on dit qu'a duré la maladie), au moyen de nuages épais, portés au loin par les vents. On adoptera d'autant plus volontiers cette opinion que, 1.° il est connu que le sol de l'Angleterre et celui des provinces de France voisines de cette île, aujourd'hui cultivées en majeure partie, était à cette époque rempli de marais et de landes incultes; 2.° qu'il est très-clair, d'après la description de la maladie, que c'était une fièvre pernicieuse diaphorétique, qui ne pouvait être nouvelle, mais qui fut plus remarquée, parce qu'elle s'étendit davantage à cette époque et qu'elle eut un historien. En effet, les fièvres diaphorétiques étaient connues des anciens, et les exemples n'en sont pas rares dans les pays de fièvres d'accès : moi-même, j'en ai observé plusieurs dans le Mantouan, sur les bords du Var et dans les plaines de Martigues, lesquelles n'auraient pas tardé d'être funestes aux malades, si je ne leur eusse pas aussitôt opposé les moyens appropriés. La sueur profuse et d'une odeur ingrate est d'ailleurs commune dans les pays humides durant le règne des vents chauds; elle accompagne toutes les éruptions superficielles, et surtout la miliaire, maladie dont nous nous occuperons, et qui a de grands rapports avec les phénomènes de la suette, quoique les historiens de cette épidémie n'en aient pas parlé.

L'histoire mentionnée ci-devant des constitutions épidémiques de *Geoffroy*, nous montre la suette en Picardie, dans l'été de 1718, qui fut extrêmement chaud : on la voit très-répandue dans cette province et dans l'Artois, en 1723, en même temps qu'il y régnait beaucoup de fièvres intermittentes. En 1732 on la retrouve dans la Brie, puis à Bordeaux et dans les environs, accompagnant aussi les fièvres d'accès occasionées

par les marais de la Chartreuse. Elle désola en
1735 les environs de Paris, la Brie et la Normandie, et elle ne cessa qu'à la fin d'Août de
cette année. Enfin, je vois ce symptôme très-
souvent signalé parmi les maladies de la Basse-
Picardie, décrites par M. *Trannoy*, médecin
d'Amiens, dans son Traité sur les épidémies,
publié dans cette ville en 1819, et nous en dé-
crirons une épidémie de 1821 dans la sixième
section de cet ouvrage.

§. 46. On ne saurait guère contester que les
premières impressions d'un air chaud et humide,
froid et humide, seul ou combiné avec des effluves ou des miasmes, ne doivent se faire sur ces
enveloppes si vivantes de chacun de nos organes
et de tout notre être en général, auxquelles, à
cause de la sécrétion qui s'y opère, on a donné le
nom de *muqueuses*, et qui sont composées d'un
assez grand nombre d'élémens, que nous considérerons plus spécialement dans la sixième
section.

L'histoire des épidémies catarrhales, muqueuses, pituiteuses, ne nous prouve pas moins
que celle des précédentes, que les dangers qui
les ont fait signaler ne dépendaient réellement
que des circonstances qui les accompagnaient;
et, certes, j'ai eu plusieurs fois dans ma vie la
fièvre pituiteuse, qui me durait quarante à cinquante jours, et sans symptôme grave, sans
exiger d'autre remède que pour un catarrhe
simple : elle serait devenue lente, nerveuse; elle
aurait produit des abcès, des dépôts gangré-

neux, etc., s'il se fût rencontré quelques-unes des circonstances fâcheuses qui ont exaspéré les maladies dont je vais parler.

La fièvre muqueuse, *adéno-méningée* de M. *Pinel*; rhumatique, mésentérique, catarrhale froide, stomachale, etc., de quelques auteurs, a été décrite pour la première fois avec quelque soin par *Henri-Guillaume Arnold*, dans une Dissertation qui fait partie de la collection de *Haller*, sous le titre de *Febre stomachali-epidemica*, à l'occasion d'une épidémie de ce genre qui régna à Marbourg et dans les environs, de 1724 à 1727, accompagnée de symptômes gastriques, d'une grande prostration de forces, de fièvres à type intermittent, et qu'on attribua à la température humide et pluvieuse des années précédentes. Une description plus exacte et plus instructive en a été fournie par *Rœderer* et *Wagler*, à l'occasion de l'épidémie de Gœttingue de 1760 et 1761, années qui, ainsi que les précédentes, furent humides et pluvieuses, et, de plus, époque de disettes et d'une guerre cruelle, pendant laquelle cette ville fut assiégée. L'épidémie avait commencé en Novembre et succédé à la dyssenterie : la fièvre qui, chez plusieurs, était à peine sensible, excepté lors des exacerbations, s'accompagnait d'une toux abdominale, de vers ascarides et trichurides, de coliques, cours de ventre muqueux et bilieux, nausées, vomituritions, borborygmes, quelquefois ténesme sanguinolent, d'aphthes, douleur et gonflement aux gencives. Les femmes en couche coururent de grands dangers, et les nourrices eurent le bout des seins couvert d'aphthes très-douloureux. On vit régner à la fois et la fièvre muqueuse et le scorbut, et les fièvres d'accès et celle des camps, ce qui produisit de très-fatales complications. Pour décrire ce mélange de maladies, l'historien les divise en quatre classes : la première, de fièvre muqueuse simple, qui n'exigeait pas qu'on gardât le lit, qu'il appelle *chronique*, et où il y avait néanmoins beaucoup de vers; la seconde, de fièvre muqueuse aiguë; la troisième, de fièvre lente nerveuse, modérée; la quatrième, de fièvre muqueuse compliquée de la fièvre des camps, des fièvres d'accès, etc., ou compliquant les blessures, les suites de couches, etc. L'on observa, à l'ouverture des cadavres, les follicules muqueux de l'estomac et des intestins irrités, tuméfiés, et tout le tube intestinal présentant des traces d'inflammation , comme dans la dyssenterie.

Un caractère spécial de la fièvre muqueuse simple est d'être peu saillante, de produire une sensation de froid, de traîner en longueur, d'attaquer de préférence les tempéramens lymphatiques, d'offrir des déjections et des urines muqueuses, de donner origine à beaucoup de vers et de se guérir seule. Je trouve ce caractère dans une épidémie de Copenhague, qui commença dans l'été de 1789, décrite par le docteur *Baud,* et qui régna pendant près de six mois. Elle attaqua particulièrement les femmes. Elle se déclarait par un sentiment de lassitude extraordinaire et universelle; frissons soutenus, mais modérés; chaleur particulièrement sensible; la région frontale avec de légers vertiges; resserrement à la région précordiale, inappétence, symptômes de gastricité; urines pâles, avec sédiment terreux ou pituiteux. La maladie, abandonnée à elle-même, se traînait quelquefois pendant deux mois, sans devenir plus fâcheuse, et les malades guérissaient ainsi très-lentement.

Je ne trouve plus ce caractère dans une épidémie de Thionville, qu'on appela *fièvre mésentérique*, qui régna vers la fin de l'année 1788, et qui fit périr beaucoup de soldats du régiment de Salm-Salm, décrite par le docteur *Martin*. Cette maladie présentait tous les symptômes des fièvres pernicieuses, de la fièvre putride et du typhus : elle parcourait souvent ses périodes avec rapidité, et plusieurs malades moururent, dès les premiers jours, dans les convulsions ou un assoupissement léthargique. L'ouverture des cadavres présentait dans tous les viscères les mêmes phénomènes de destruction que dans les fièvres putrides. L'épidémie était donc plutôt le produit des miasmes marécageux ou d'une contagion, que d'une simple action atmosphérique.

Ce caractère de fièvre muqueuse simple ne se découvre pas non plus dans une épidémie de ce nom qui affligea le village de Bagnières-sur-mer pendant l'été et l'automne de 1810, où, sur neuf cents malades, il y eut quarante-cinq morts, surtout parmi les vieillards et les enfans, et décrite par le docteur *Raisin*, de Caen. On voit l'épidémie se composer d'affections catarrhales simples, de vers, de fièvres d'accès et de fièvres putrides, dont la durée ordinaire est de quatorze jours. On l'attribua avec raison aux exhalaisons des marais dont le village est entouré, et aux vents d'ouest et de sud-ouest, qui furent dominans pendant cinq mois. Mais ce n'est pas là la véritable fièvre muqueuse. Les remèdes, d'ailleurs, auxquels cédèrent ces maladies, tant dans cette épidémie que dans la précédente, et qui consistèrent en vomitifs, en amers, quinquina, vermifuges, vésicatoires, indiquent assez quels étaient les élémens que l'on avait à combattre. Cette fièvre est commune dans la Basse-Alsace, et je la rencontre presque dans tout le livre du docteur *Trannoy* sur les maladies du département de la Somme, mais pareillement presque toujours compliquée avec des effets de l'élément marécageux ou de celui de la contagion.

§. 47. Puisque le système exhalant du tissu muqueux est si souvent frappé dans cette constitution de l'air dite catarrhale, il n'est pas surprenant qu'on voie régner durant cette constitution diverses maladies éruptives; il est même d'observation que les fièvres, soit catarrhales, soit muqueuses, se terminent fréquemment par des maladies cutanées, par exemple, par une éruption dartreuse, etc., ce qui a même fourni une indication thérapeutique qui n'est pas à dédaigner. C'est en effet durant le règne des

vents chauds et humides, pendant qu'on se plaint
en général d'une torpeur inusitée, que les uns
toussent, et que les autres éprouvent divers
symptômes de gastricité; que la peau se couvre
d'efflorescences diverses, et que se montrent ordinairement la variole, la rougeole et la scarlatine, quoiqu'il n'y en eût pas auparavant de
germe connu; et c'est par conséquent aussi la
circonstance où l'on peut le plus facilement
recevoir ces maladies par contagion. C'est ce
qui résulte, soit de notre propre expérience, soit
de l'étude des diverses épidémies de fièvres catarrhales et de fièvres d'accès, depuis le commencement du dernier siècle jusqu'à nos jours.
Cette règle est générale, et il n'est aucun climat
qui en soit exempt : nous la trouvons dans les
épidémies de Rome, dans celles de Saxe, dans
celles de France, etc. Parmi les fièvres soporeuses, rémittentes et intermittentes, qui affli-
gèrent Leipsig durant l'été et l'automne de l'an
1720, qui furent chauds et humides, régnèrent
en même temps, au rapport de *Nicolas Adolphe,*
historien de cette épidémie, la petite vérole,
la rougeole et diverses autres éruptions; des
rhumatismes, des affections scorbutiques, des
gales sèches, etc. Celle du bourg d'Oisans et
de la Grave, de 1768, décrite par *Clappier,*
médecin de Grenoble, consista d'abord simplement en fièvres intermittentes tierces, affections catarrhales légères; puis elle dégénéra
en subintrantes apoplectiques : il s'y mêla en
même temps divers exanthèmes, le pourpre,

entre autres, et la petite vérole cristalline, confluente et de mauvais caractère, etc.

De même que nous l'avons déjà plusieurs fois
insinué pour toutes les autres affections épidémiques, il faut aussi distinguer avec soin, dans
ces épidémies exanthématiques, ce qui appartient à l'air seul et à la température, d'avec ce
qui y est ajouté, ce qui est l'effet des miasmes
marécageux, d'une contagion ou d'une infection de nature animale. En effet, nous avons
aussi appris que les exanthèmes qui n'ont été
occasionés que par la première cause, suivent
leur cours naturel sans aucun danger, et qu'il
en est tout autrement des complications.
Ainsi, nous lisons déjà dans une histoire de
petite vérole qui régna à Saint-Gall en 1697,
écrite par *Anhorn*, médecin de cette ville,
qu'elle fut particulièrement confluente parmi
les enfans des bouchers; qu'ils avaient des douleurs de ventre considérables, avec météorisme
et complication de pétéchies livides très-larges,
auxquelles les malades succombaient bientôt.
L'auteur attribue avec raison ces effets, uniques
chez cette classe de gens, aux exhalaisons qui
s'élèvent des corps des animaux tués dans les boucheries, et de leurs peaux qu'on y faisait sécher.

Ainsi, nous le répèterons, il faut être sans
cesse sur ses gardes, dans l'intérêt de l'hygiène
publique, pour ne pas attribuer uniquement
à l'air, à une cause générale, ce qui dépend
uniquement d'une cause locale.

Camerarius, célèbre professeur à Tubingue, a

obéi à cette erreur de son siècle, en donnant l'histoire d'une fièvre maligne qui attaqua successivement les divers membres de la famille d'un relieur et de celle d'un tailleur de cette ville, en 1699 et 1700, sans se communiquer au dehors. Il est évident que des maladies ainsi restreintes dépendent de quelques vices des localités, de l'air de la maison, des alimens ou de la profession même des individus. Dans la description que nous a laissée *Dallarme*, d'une épidémie de Fano (État romain), de 1765, caractérisée par des fièvres avec délire et pétéchies, où les malades périssaient au troisième accès, et occasionée par le débordement des rivières, nous lisons que les religieuses, qui ne s'exposaient pas à l'air, en étaient exemptes : ce qui n'aurait pas eu lieu si la maladie avait été occasionée par un vice inhérent à ce fluide, lequel pénètre partout, mais laisse sur les obstacles qu'on lui oppose les miasmes dont il est chargé (§. 20).

§. 48. Nous pouvons tirer de toutes ces considérations les corollaires suivans :

1.º Qu'en très-grande partie ce n'est pas aux saisons qu'on doit attribuer les maladies, mais à d'autres causes indépendantes, quoique pourtant le médecin ne doive pas ignorer quel genre d'affections a coutume de dominer dans telle ou telle saison.

2.º Que les irrégularités des saisons sont plus dangereuses dans les pays humides ou marécageux que dans les pays secs : c'est ce qu'on remarque, par exemple, en lisant les constitutions médicales de la Hongrie pour un grand nombre d'années. Les fièvres continues, malignes, sont tout de suite là avec les pétéchies, le pourpre et les miliaires, qui ont coutume de les accompagner dans cette contrée. Mais aussi on voit d'abord que la saison n'agit qu'accessoirement à d'autres causes occasionelles locales; car ces fièvres ne tardent pas à prendre le type favori des pays marécageux, l'intermittence et la rémittence, et toujours avec les exanthèmes ci-dessus, qui vont et viennent avec la fièvre : ce qu'on observera constamment dans tous les pays analogues, sans qu'on doive être effrayé de ces exanthèmes.

3.° Que les variations brusques de l'atmosphère peuvent bien déterminer l'apparition de plusieurs symptômes qui appartiennent aux affections dites catarrhales, tels que toux, maux de gorge, ophthalmies légères, etc.; la permanence des vents chauds donner des difficultés de respirer et occasioner des hémorrhagies; celle des vents tièdes et humides, des éruptions cutanées. Mais, par cette unique cause, des maladies intercurrentes ne peuvent prendre le nom d'épidémies; planer sur tout un village, une ville, une province; parcourir successivement diverses régions, nonobstant les changemens de climat et de température : il faut pour cela le concours de plusieurs autres causes accessoires, dont nous avons déjà assigné quelques-unes, et dont nous assignerons les autres au chapitre qui suit.

4.º Que néanmoins la constitution de l'air, proprement dite catarrhale (§§. 42 et 43), quoique peu redoutable pour les sujets qui se portent bien, mérite toute notre attention: 1.º parce qu'elle a pour compagnes presque inséparables les diverses maladies exanthématiques, plus ou moins contagieuses; 2.º parce qu'elle fait souvent courir des risques aux personnes placées entre la santé et la maladie, aux vieillards, aux femmes enceintes et en couche, aux valétudinaires, aux sujets attaqués de maladies chroniques; qu'elle provoque les attaques d'apoplexie, de goutte, de maux de nerfs, etc.; qu'elle laisse après elle, durant quelque temps, une débilité plus grande et de l'inappétence, effets majeurs que nous exposerons plus en détail, chacun en son lieu et place : enfin, puisque cette constitution est une occasion d'activité pour plusieurs causes de maladies graves, elle commande encore notre sollicitude dans l'application des diverses mesures d'hygiène publique et particulière.

CHAPITRE V.

De l'infection et de la contagion.

§. 49. Que l'auguste vérité est difficile à trouver! Je la cherche dans les palais des rois, aux tribunes nationales, dans l'enceinte des tribunaux, dans les assemblées académiques, dans les livres des philosophes, dans les écrits des médecins.... On aurait espéré du moins la rencontrer chez ces derniers, dont les études sont censées reposer sur des faits, et qui, voyant la nature humaine dans toute sa nudité, ne devraient point s'occuper de rivalités de places, d'honneurs, de vaines distinctions! Hélas non, il semble qu'elle n'est pas non plus faite pour eux, et il y a, parmi cette classe d'hommes, des Guelphes et des Gibelins, des Wigs et des Toris, comme parmi ceux qui ne s'occupent que de politique et d'intérêts de famille!

Le monde médical est composé aujourd'hui de *contagionistes* et de *non-contagionistes*. Il faut être rangé sous l'une ou l'autre de ces bannières, sous peine de radotage, et d'avoir les deux partis pour ses ennemis. Pour l'un, la contagion est partout; pour l'autre elle n'est nulle part. Ce siècle, fécond en mots, a vu grandir celui d'*infection*, et l'un de ses inventeurs en a fait retentir les voûtes des palais législatifs de la Gaule et de l'Ibérie. Des pays secs, arides, de la Catalogne, éloignés de la mer, et sans aucune cause notable d'insalubrité, ont dû, bon gré mal gré, à l'*insalubrité* de leur sol, d'être ravagés par l'épidémie de 1821; et cette rade de Marseille, ses rochers et ses sables, auxquels le simple bon sens ne trouve rien à redire, sont devenus, par un tour d'esprit, foyers d'*infection*, créateurs de la maladie qu'on a traitée au lazaret. Cet ouvrage serait donc défectueux, s'il n'y était pas question d'infection.

Les mots *infecter*, *infect*, *infection*, avaient été pris, jusqu'ici, pour exprimer l'effet d'une odeur très-désagréable, ou l'état d'une personne attaquée d'une maladie repoussante, qui peut se communiquer et par conséquent infecter d'autres personnes. La revue que l'on a cru devoir faire des idées reçues sur les épidémies et les contagions, et le sens extrême auquel l'esprit humain est naturellement porté quand il commence à douter, ont donné au mot *infection* une extension plus grande, et en ont presque fait changer l'acception commune; puisque plusieurs de nos contemporains l'étendent à toutes les conditions, même imperceptibles à nos sens et à nos instrumens, dans lesquelles il peut naître des épidémies. En échange, auprès de ces mêmes hommes, le domaine des maladies contagieuses a été singulièrement rétréci, et plusieurs d'entre elles en ont été tirées pour être placées dans le cadre de celles par simple infection. La peste, la fièvre jaune, le typhus même, n'ont pas obtenu grâce auprès des novateurs. Un docteur d'Orient, nommé *Sola*, n'a pas craint de proposer à la Faculté de médecine de Paris, en 1818, dans sa conviction que c'est à l'erreur qu'on doit l'idée que la peste est contagieuse, *de lui envoyer du virus pestilentiel, pour être analysé* (Bulletin, n.° I.er, de cette Faculté, pour 1819), et MM. *Hallé* et *Pinel*, commissaires, sans rien préjuger sur la question, ont jugé convenable de refuser cette offre, à cause des *inconvéniens* (ils ont craint de dire *dangers*) qui pourraient en résulter pour la santé publique. Suivant MM. *Deveze*, *Valentin*, etc., qui persistent à nier la contagion de la fièvre

jaune, opinion qui a été admise par les médecins de la Nouvelle-Orléans, cette fièvre n'est
que le produit de l'infection des lieux où elle
se manifeste, dont le principe est le résultat de
la décomposition des corps organisés, *et qui ne
peut être reproduit par le fait de la maladie à
laquelle il a donné lieu.* Un de ces auteurs, M.
Deveze, faisant l'énumération des maladies par
simple infection, nous apprend que ce sont les
fièvres intermittentes, les rémittentes bilieuses,
les dyssenteries, le typhus, la fièvre jaune et
même la peste. (Traité de la fièvre jaune; Paris
1820, pag. 196 et suiv.) L'historien de l'épidémie
de Mayence, pendant les mois de Novembre et
Décembre 1813 et les deux premiers mois de
1814, abondant dans le même sens et contra-
dictoirement à ce que nous avons observé nous-
mêmes tant de fois, doute pareillement que ce
terrible typhus nosocomial, qui a fait périr tant
d'hommes, ait été contagieux, et il l'attribue *à
des causes énervantes et malignes répandues dans
l'atmosphère.* (Voyez cette histoire dans le Journ.
général de médecine, tom. 70, pag. 289 et suiv.;
tom. 71, pag. 127 et suiv.)

En reconnaissant qu'il y a une vérité dans
cette distinction, sur laquelle on appuie aujour-
d'hui, entre l'infection et la contagion, il est
bien évident aussi qu'on a été trop loin; qu'on
a violenté ou déguisé les faits; qu'on a méconnu
en faveur d'un parti (et les partis sont toujours
injustes), ce qui est d'observation constante, et
qu'on a par là mis en péril la santé publique;

qu'il est par conséquent de notre devoir de rétablir les choses dans leur véritable nature, en donnant une définition de l'infection et de la contagion, deux causes puissantes d'épidémies, et en les faisant connaître l'une et l'autre dans leurs principaux effets.

§. 50. Nous appelons *infection*, le mode par lequel *un centre de corruption, aperçue ou non par nos sens, donne aux individus soumis à son influence l'occasion de contracter une maladie d'une nature particulière, quand les sujets y sont prédisposés.* Ces maladies peuvent être originairement celles que nous avons spécifiées à l'article précédent, auxquelles il faut ajouter la fièvre putride, l'érysipèle, l'ophthalmie, la pustule maligne et plusieurs autres. Cette cause a pour caractères, 1.º de pouvoir attaquer un grand nombre de personnes en même temps, et sans qu'elles aient eu aucune communication entre elles, ni avec d'autres déjà atteintes de la maladie qu'elles contractent; ce qui constitue proprement l'épidémie, distincte de la contagion : 2.º de permettre aux maladies diverses qui en ont résulté, suivant la constitution de chaque individu qui a été atteint, de se changer facilement les unes dans les autres; les fièvres rémittentes, par exemple, en continues, les continues en intermittentes, etc. : 3.º d'être soumise à l'action immédiate de la chaleur, et à l'action relative de l'air, des eaux et des vents, de manière à devenir très-active par une température très-élevée et humide, de se répandre alors de proche en proche par la voie de l'atmosphère, et à perdre sa puissance et même à s'éteindre entièrement lorsque la température baisse, à l'approche de l'hiver; ce qui n'arrive pas dans les maladies où la contagion s'est ajoutée à l'épidémie simple. L'infection, enfin, considérée à elle seule, a pour caractère de cesser ses ravages au fur et à mesure qu'on parvient à assainir les lieux et leur atmosphère, sans qu'il soit besoin de séparer les malades d'avec les sains, ce qui ne suffit pas lorsque la contagion s'y est ajoutée.

Me voilà d'accord jusqu'ici avec ceux qui ne connaissent que des infections; mais je cesse de l'être, lorsqu'ils ajoutent, pour établir un système, que les maladies nées par cette cause ne se communiquent jamais par le contact, soit médiat, soit immédiat, des choses et des personnes, et qu'elles ne paraissent jamais hors des lieux où se trouve la sphère d'activité des causes qui les ont produites. Nous conviendrons que la propagation par contagion n'a pas toujours lieu; mais le mot *jamais* est en opposition directe avec l'histoire et l'évidence des faits. J'ajouterai donc, pour compléter la définition de l'infection, suivant l'ordre naturel : *Et ces maladies, après être nées sporadiquement et s'être étendues d'une manière épidémique, deviennent assez souvent contagieuses, les unes plus, les autres moins, lorsqu'elles sont parvenues à un très-haut degré d'intensité, à cause des grands changemens produits dans le corps des malades, d'un travail pathologique duquel émanent des élémens moins simples que les miasmes qui ont servi à la génération de la maladie primitive ; qui ne sont plus la même chose que ceux-ci, et qui ont par conséquent des qualités spéciales, d'après lesquelles ils produisent partout une maladie identique dont la propagation n'est plus autant subordonnée, que celle de la primitive, aux lieux, à la température et aux saisons.* La matière qui forme l'infection, a été suffisamment signalée dans les chapitres précédens : c'est pourquoi nous n'y reviendrons plus qu'accidentellement.

§. 51. Pour démontrer l'exactitude du second membre de ma définition, je n'ai qu'à faire voir des maladies nées dans le foyer de l'infection, propagées ensuite dans des lieux d'une salubrité reconnue, revêtues de la même forme qu'elles avaient à leur origine ; ces mêmes maladies se continuant au milieu de l'hiver, loin de toute influence miasmatique, ou commençant à des époques où l'élévation de température n'avait rien d'extraordinaire ; se montrant tout à coup au milieu d'une population saine, par suite de la communication de personnes ou de choses dont l'arrivée et les fréquentations ont été bien connues ; suspendues et éteintes, parce qu'on les a isolées et qu'on leur a ôté tout aliment, ce qui ne pourrait se faire avec une cause commune et générale : nous n'avons, enfin, qu'à voir (comme nous l'avons vu) naître spontanément une maladie qui se répand bientôt de proche en proche chez tous ceux qui approchent du sujet qui en est affecté, pour être convaincus que les maladies sporadiques nées de l'infection peuvent devenir, après avoir été simplement épidémiques, *épidémi-contagieuses.*

En effet, il est bien connu maintenant, d'après le témoignage des savans et des voyageurs les plus dignes de foi, que la peste originaire de la Basse-Égypte, qui n'y est d'abord produite que par *infection*, ne se développe jamais dans le Saïd et dans la Nubie, à moins qu'elle n'y soit apportée par contagion. Elle est là d'abord une maladie de simple infection, mais qui ne tarde pas à devenir contagieuse, à se répandre dans la Haute-Égypte, en Syrie, dans les parties les plus sèches du Levant et de notre Europe, si elle y est apportée, continuant à régner l'hiver aussi bien que dans toute autre saison. La fièvre jaune, après avoir été produite par les causes nombreuses d'infection qui se développent dans les régions équinoxiales, franchit pareillement ses limites, et, devenue contagieuse, dépose ses élémens dans les hardes des malades et dans les corps poreux qu'ils ont touchés, pour aller se reproduire dans des régions lointaines, où il n'en était pas question auparavant. Dans l'épidémie d'Andalousie, de 1819, on jouissait, avant qu'elle se manifestât, d'un état de santé satisfaisant; on a pu suivre son origine et ses progrès à l'île de Léon, à Xerès, à Cadix, à Séville, ne paraissant pas dans les lieux où on lui avait fermé les portes : on a pu la circonscrire, ce qui ne serait certainement pas arrivé si l'air et les lieux eussent été causes de l'épidémie. Ce que nous en ont appris MM. *Pariset* et *Mazet*, ajouté aux relations des docteurs espagnols, *Aréjula*, *Mica*, *Lafuente*, *Ignace Peres*, *Luzuriaga*, etc., et à ce qu'ont vu les médecins de l'armée française durant l'occupation de l'Espagne, et ce que nous savons de positif aujourd'hui sur la maladie de Barcelonne, de 1821, met le comble à toutes les preuves obtenues antérieurement sur la propriété qu'a cette fièvre de produire la contagion. Peut-on n'en être pas convaincu, et peut-on l'attribuer en Europe à la simple infection, quand un régiment entré dans une bourgade ravagée par l'épidémie ne la gagne pas en restant campé au milieu de la place, et qu'il n'y a que quelques soldats qui, manquant à l'ordre de ne pas communiquer avec les habitans, paient le prix de leur désobéissance? (Mémoire du docteur *Peyson*, dans le Journal général de médecine, tom. 71, pag. 327 et suiv.)

Dans les lieux même où cet horrible mal prend naissance, toutes les conditions de l'infection ne se rencontrent pas toujours, quoiqu'il s'y soit développé. Dans une monographie de ce fléau publiée, en 1820, par M. *Moreau de Jonnès*, cet auteur, témoin oculaire, rapporte qu'à la Martinique, au mois de Décembre 1807, lorsque la température n'était pas au-dessus du terme moyen de la chaleur sur les côtes de France pendant le printemps et l'automne, la fièvre jaune éclata cependant avec

fureur parmi les troupes, et développa le caractère éminemment contagieux que ce savant lui
reconnaît. Dans le rapport sur cette fièvre de
la Nouvelle-Orléans, de 1819, on lit (page 7)
que, d'après les recherches faites à cet égard,
il résulte que sa première apparition remonte
au 7 Mai. Or, nous voyons dans les observations météorologiques annexées au rapport,
que le terme moyen de la température fut de
80° *Farenheit*, qui équivalent à 20 degrés *Réaumur*, température très-inférieure à celle que j'ai
notée plusieurs fois dans les terres marécageuses
du Mantouan, du voisinage du Var et de Martigues. La maladie gagna progressivement, sans
être encore épidémique, jusqu'au commencement d'Août, où elle le fut tout-à-fait, et jusqu'à
la mi-Décembre, où elle cessa, quoique depuis
un mois la température ne fût déjà plus que
de 12 à 15 degrés *Réaumur*. Or, cette marche
ne donne-t-elle pas autant à déduire en faveur
de la contagion que de l'infection, quoique
les auteurs de la relation n'aient parlé que de
cette dernière? Quant aux fièvres typhodes,
nous les voyons presque toujours se prolonger
pendant l'hiver, et, loin de les faire disparaître,
il est connu, sans que je sois obligé d'en donner
des exemples, que le froid de cette saison les
rend ordinairement plus intenses; même les
fièvres intermittentes et rémittentes, après avoir
eu une origine très-évidemment miasmatique,
continuent souvent, lorsque cette cause ne peut
plus être accusée, à se prolonger et à se gagner

pendant le froid de l'hiver : de sorte que, si c'est un des caractères des maladies par infection, de ne plus se montrer avec l'abaissement de la température, et un de ceux des maladies par contagion de continuer à se répandre malgré le froid, on doit aussi bien ranger dans cette seconde classe que dans la première, la peste, la fièvre jaune, le typhus, etc., et même certaines fièvres à type périodique et d'un mode pernicieux.

On a beaucoup fait valoir le grand nombre de personnes qui fréquentent les malades atteints de fièvres réputées contagieuses, sans la contracter : on a même cité des expériences infructueuses d'inoculation : on a vu, et cela se voit tous les jours, même avec la peste, des mères soigner leurs enfans ou en être soignées; des médecins et des infirmiers servir dans toute une épidémie, sans courir aucun danger; des malades fuir la ville et se transporter dans les campagnes, sans donner la maladie. Mais ceux qui s'étayent de ces exemples pour défendre un système, feignent d'oublier en ce moment que l'idée de contagion n'emporte pas nécessairement l'infection de tous les individus; que la petite vérole, la gâle, la syphilis, n'en sont pas moins contagieuses, quoique plusieurs de ceux qui s'y sont exposés leur échappent par un singulier privilége de non-susceptibilité actuelle, et peut-être par l'effet de circonstances qui ont été différentes.

Nous ne pouvons nous citer nous-mêmes que

pour les typhus dont nous avons traité plusieurs mille, et dont nous avons manqué aussi d'être la victime; mais aussi pouvons-nous en tirer occasion de refuser notre confiance à ceux qui nient la propriété contagieuse de cette maladie, dans ce qu'ils disent sur celles que nous n'avons pas vues. Nous leur répondrons, comme l'a fait le rapporteur du Mémoire de l'historien de l'épidémie de Mayence, puisque ce que ce rapporteur a dit s'applique exactement à ce que nous avons vu dans d'autres contrées, que, sur toutes les lignes d'évacuation des différentes armées, nos malades ont constamment communiqué l'affection dont ils étaient atteints, aux habitans des lieux de leur passage; que nulle maladie grave et surtout générale n'existait dans ces lieux lors de l'arrivée de ces malades, ou par terre ou par eau; que la maladie se montrait d'abord chez ceux qui les avaient transportés ou qui leur avaient donné asile, puis dans chaque maison dont quelque membre avait communiqué avec les premiers infectés, des parens aux enfans, des maîtres aux domestiques, et réciproquement; et que toujours la maladie conserva le même aspect, et se montra parfaitement semblable à celle de nos soldats malades. Si ce n'est pas là de la contagion, je ne sais où on la trouvera; et c'est de la même manière que se sont propagés tant d'autres maux devenus épidémiques, et dont on conteste, sans de meilleures raisons, ce mode de propagation.

Pour ce qui regarde ces fameuses expériences

d'inoculation de pus, de sang, de matières vo-
mies, etc., dont on s'appuie, elles ne prouvent que
le courage ou la folie de ceux qui les tentent,
mais nullement ce qu'on veut prouver. Quoique,
dans la peste de Marseille de 1721, des médecins eussent déjà voulu démontrer sa non-contagion par les mêmes expériences, ce fléau en
a-t-il été moins contagieux? Quoique, de six
hommes qui ont été chez une fille publique,
deux n'aient contracté aucune maladie, tandis
que les quatre autres ont gagné des chancres,
le mal de cette prostituée en était-il moins contagieux? Dans de nouvelles recherches et observations sur la gale, faites à l'hôpital Saint-Louis
de Paris pendant les années 1819, 1820 et 1821,
publiées récemment par M. le docteur *Mouronval,* on lit une série d'expériences dans lesquelles, pour savoir, au dix-neuvième siècle,
ce qui avait été regardé comme un fait dans
tous les siècles précédens, l'auteur, M. *Lugol,*
médecin de l'hôpital, la religieuse de la salle
et plusieurs autres, se sont plusieurs fois ino-
culé le pus galeux à diverses périodes, et sans
succès : d'où M. *Mouronval* conclut *que la gale
n'est pas contagieuse !* conclusion dont je n'ose
pas même relever la légèreté, que les personnes
étrangères à l'art trouveront en opposition avec
tout ce que l'expérience leur a appris, et que
le rédacteur de l'article du Journal où je l'ai
puisée (Revue médicale, tom. 8, pag. 231), tout
en louant l'ouvrage, n'a pu s'empêcher de con-
damner; d'où il résulte que toutes ces subtilités,

toutes ces expériences, ne sont que des niaiseries, en comparaison du grand livre de la nature, dans lequel doit lire le médecin s'il veut être utile aux nations et aux particuliers.

§. 52. Si le changement en maladie contagieuse peut s'opérer dans une affection qui n'avait d'abord été produite que par des causes générales et locales, il peut néanmoins arriver aussi que ce changement ne s'opère pas, et que le mal se borne à ses premières victimes, sans qu'on puisse rien en induire d'absolu pour la non-contagion. Cela arrivera, 1.° par un changement brusque de température, qui, abrégeant la durée de l'intensité des causes d'infection, aura interrompu le cours total de l'épidémie, souvent nécessaire pour produire la contagion ; 2.° par une nature plus bénigne de la maladie développée ; 3.° par l'effet de circonstances environnantes, plus favorables dans un cas que dans un autre.

1.° Parmi les faits qui servent de développement à notre première loi d'exception, en voici un des plus récens, fourni par le docteur *Assalin*, dans un ouvrage intitulé : *Examen analytique de la topographie et de la constitution médicale de l'arrondissement de Vire* (Calvados), publié en 1819. Le canton de Vire, dans lequel régna la maladie dont je vais parler, est comme une vaste prairie, entourée de coteaux, traversée par des rivières, et couverte en grande partie d'arbres et d'arbustes, d'où lui a été donné le nom de *Bocage* : ce qui donne au tempérament de ses habitans une prédominance

lymphatique, et les dispose aux maladies asthéniques. Il y a beaucoup d'usines et de manufactures, ce qui en rend la population entièrement ouvrière. Elle avait été généralement mal
nourrie pendant les années 1816 et 1817, qui ont
été des années de disette : la température de la
saison avait été très-chaude et très-humide en
Février, Mars et Avril. Or, au printemps de
1817, s'éleva un typhus grave, auquel l'auteur
donne le nom de *pétéchial éphémère*, parce qu'il
faisait périr promptement ; il attaqua principalement les enfans, et présentait les caractères suivans : Invasion brusque et subite ; au
sortir du travail ou du jeu, l'enfant était saisi
de froid ; il éprouvait une douleur violente dans
une partie du corps, le plus souvent aux bras,
mais qui était fugace ; vomissement, soit des
alimens, soit de mucosité et de bile porracée;
tête douloureuse; délire, souvent subit; coliques, quelquefois suivies d'évacuations colliquatives, d'autres fois de constipation et de météorisme : point de fièvre, ou bien elle ne paraissait qu'à la fin : la peau se couvrait presque
toujours de pétéchies, vers les derniers instans
de la vie, et la mort arrivait au bout de neuf,
de douze ou de vingt heures, chez quelques-uns
un peu plus tard. Après la mort, les corps noir-
cissaient en grande partie, et surtout la partie
douloureuse. Le temps s'étant mis au froid, *les
progrès de la maladie furent arrêtés*. L'auteur
ne l'a pas regardée comme contagieuse, parce
que souvent, dit-il, elle n'attaquait qu'un enfant

parmi plusieurs. Il est, en effet, possible qu'elle se soit maintenue dans la classe des simples épidémies; mais des effets aussi terribles, qui se rapprochaient de ceux de la peste et de la fièvre jaune, n'eussent pas tardé à engendrer la contagion, si le même degré d'infection, eût duré plus long-temps, et si le cours de la maladie ne s'était pas arrêté, pour ainsi dire, à sa première période. L'on voit de même quelquefois la petite vérole, la rougeole et la scarlatine se montrer sporadiquement, même avec des symptômes graves, sans devenir épidémiques ni contagieuses : ce qui dépend, en grande partie, de l'état salubre des lieux, et de la saison qui succède à leur développement. Nous pouvons admettre, en général, avec plusieurs médecins de nos jours, sans pourtant que ce soit une règle invariable, que probablement la contagion n'existe pas indifféremment chez le même individu aux diverses époques de la maladie, et qu'elle a particulièrement toute sa force dans l'accroissement et dans l'état. De même aussi, en considérant le cours d'une épidémie comme une maladie individuelle qui parcourt régulièrement toutes ses périodes, pourrait-on présumer que sa qualité contagieuse date principalement de l'époque de sa plus grande fureur, et qu'elle est moins marquée au commencement et dans son déclin; de sorte qu'en prévenant cette époque d'accroissement, peut-être la maladie épidémique la plus contagieuse cesserait de l'être.

2.º L'on peut remarquer, comme l'a fait M. *Audouard* dans une lettre à M. *Sédillot*, relativement aux maladies dont la contagion est niée par plusieurs médecins, parce qu'elles n'ont pas toujours eu ce caractère, qu'elles peuvent avoir parfois si peu d'intensité qu'elles ne produisent pas dans les humeurs des malades ce changement qui donne naissance à la contagion. Ainsi, la peste même, dans son premier degré, dans le degré le plus faible, en manque quelquefois : telle fut celle, sans doute, de ce convalescent dont le bubon ne communiqua pas la maladie à M. *Desgenettes*. Le docteur *Pugnet* dit aussi que le pus des bubons atoniques que l'on trouvait sur les hommes convalescens, ne communiquait pas la peste.

3.º Il est presque inutile de rappeler qu'il est très-différent de traiter des malades amoncelés dans un hôpital où règne le typhus, ou bien des individus de la classe aisée, atteints de la même maladie, mais logés au large et jouissant de toutes les ressources d'une hygiène bien entendue. Certes, nous voyons tous les jours des fièvres typhodes isolées qui ne se communiquent pas, et moi-même, après avoir reçu la contagion dans un hôpital, je ne l'ai pas propagée chez les personnes qui me servaient. Il n'est aucun doute que la propriété contagieuse ne s'accroisse quand tout l'air d'une maison, d'une rue, d'une ville, est chargé d'infection, et qu'au contraire elle diminue par l'exposition des malades au grand air, à un air salubre : depuis long-temps l'on connaît à cet égard les avantages des évacuations d'un hôpital à l'autre. *Lind* avait déjà remarqué ceux de l'air de mer pour les individus des équipages qui avaient contracté la fièvre des pays chauds, en allant à terre. L'épidémie de Naples, et celle de Livourne, de la première année de ce siècle, commencèrent à faire moins de victimes dès qu'on eut établi des lazarets sur les bords de la mer. On a de nombreux exemples de personnes atteintes de maladies fébriles contagieuses, qui se sont réfugiées à la campagne, y ont guéri par les seules forces de la nature et sans communiquer leur mal; d'autres fois pourtant elles l'ont propagé, et les sites les plus salubres et les plus exposés au vent ont été plus maltraités que les lieux insalubres, précisément parce que là on était sans précaution, et qu'ici on en prenait beaucoup. On doit aussi accorder une grande part, dans ces exceptions, au nombre d'individus prédisposés, ainsi qu'à la sagacité du médecin, qui saura écarter ce qui peut faire empirer le mal, et qui sera parvenu à faire suivre les règles d'une bonne hygiène, comparativement à des pays qui n'ont que de mauvais médecins et une mauvaise police sanitaire.

Que conclure de ces faits? Qu'il y a parfois des exceptions aux règles générales, mais qu'elles ne doivent pas être une occasion de dédain et de transgression de celles-ci; que tantôt des épidémies qui devaient leur origine à des causes locales, sont ensuite propagées par contagion, et que tantôt cet effet n'a pas eu lieu; mais que dans le doute on doit toujours se conduire comme si l'on avait à craindre ce dernier résultat.

§. 53. Nous donnons le nom de *contagion* au mode par lequel *un individu attaqué d'une maladie transmet cette maladie à un autre ou à plusieurs individus, au moyen d'un principe spécifique que nous nommerons* élément contagieux, *passé d'un corps à un autre corps, par contact immédiat ou médiat :* source féconde de maladies particulières et populaires, dont il n'est pas question dans les écrits d'*Hippocrate* et de *Galien*, qui paraissent par conséquent n'avoir connu que l'infection.

Pour qu'une maladie puisse être déclarée un produit essentiel de la contagion, il faut

1.° Qu'elle ressemble sous plusieurs traits principaux à celle dont elle a pris naissance (sans pourtant exiger une ressemblance parfaite, pleine et entière, comme le voudraient quelques-uns, puisqu'il y aura nécessairement dans plusieurs symptômes une différence produite par la constitution individuelle, et qu'il est impossible qu'on observe dans la même épidémie deux cas parfaitement semblables). Mais une maladie contagieuse, qui s'est répandue, offre chez tous les malades des traits assez ressemblans pour faire reconnaître la famille, et pour pouvoir dire que, puisque les affections produites par cette cause ont toujours le type et point d'autre type que celui de la maladie qui les a procréées, il y a par conséquent des germes indépendans de toute autre cause gén'rale, laquelle aurait pu produire indifféremment telle ou telle autre maladie. (§§. 49 et 50.)

2.° Les maladies simplement épidémiques sont ordinairement générales et subites pour toute une localité ; elles attaquent en même temps un grand nombre de personnes à la fois ; elles sont circonscrites, ou bien elles cessent dans un endroit pour se porter brusquement, dans quelques circonstances (§§. 15, etc.) sur un autre point, où plusieurs personnes tombent pareillement malades en même temps, comme dans le premier endroit. Ces maladies paraissent plus particulièrement dans certains temps de l'année, comme les catarrhes en hiver et au printemps, les flux en été, et les fièvres intermittentes en automne : les variations atmosphériques influent généralement sur leur marche, les arrêtent ou les exaspèrent. Les maladies nées de la contagion ont au contraire une invasion moins brusque, plus limitée ; elles ne font des progrès qu'à mesure que les points de contact se multiplient ou que plusieurs individus se trouvent tous ensemble exposés à leur influence immédiate : elles n'affectent aucune saison de préférence, et elles ne sont point pour la plupart influencées par les variations atmosphériques.

3.° Plusieurs épidémies attaquent souvent les hommes et les animaux en même temps, et l'on en conçoit facilement la raison, puisque plu-

sieurs choses nous sont communes avec eux ;
ainsi , aux exemples déjà fournis au chapitre
précédent, on peut ajouter que dans l'épidémie
catarrhale de 1775, qui régna en Angleterre
comme ailleurs, on vit les chiens et les chevaux
attaqués en même temps que les hommes. A part
quelques maladies , telles que la pustule maligne, la vaccine, la rage, et peut-être la petite
vérole, il est rare que les maladies fébriles contagieuses passent d'une espèce à une autre; et
quoique l'espèce bovine soit sujette au typhus,
les chevaux aux maladies de poitrine, les cochons à l'esquinancie, etc., cependant chaque
espèce produit son germe contagieux particulier, qui ne communique pas la même maladie
à une espèce différente.

4.° Le contact et la fréquentation des malades
frappés d'une maladie encore purement épidémique, ne sont point des conditions suffisantes
pour contracter la maladie ; celle-ci attaque
indifféremment ceux qui s'abstiennent d'approcher les malades et ceux qui les servent : dans
une maladie contagieuse, au contraire, le contact ou la communication immédiate, ou l'exposition à l'ambiant de l'effluve contagieux,
est une condition nécessaire pour contracter
la maladie. Enfin, dans le début des épidémies
simples, où il n'y a point encore de contagion,
on n'observe presque jamais des phénomènes
sinistres, à moins qu'il ne s'agisse de fièvres pernicieuses. Mais quand l'épidémie a duré quelque temps, et que la contagion s'est associée à

l'infection, alors paraissent chez tous les malades des symptômes plus graves et de suite alarmans : les traits de leur physionomie sont promptement altérés, leur regard est affreux ; ils ont l'haleine fétide ; ils présentent tous, plus ou moins, des flux de ventre colliquatifs, une altération dans la chaleur de la peau, des syncopes, des affections comateuses, du délire, des parotides, de l'inégalité dans le pouls et dans la respiration, des vomituritions opiniâtres, des pétéchies noires ou livides, etc. : symptômes qui, dès qu'ils apparaissent, sont des indices trop manifestes que la maladie est à la fois épidémique et contagieuse.

Nous aurons encore occasion de signaler plusieurs autres traits de distinction, car ce sujet est de la plus haute importance ; mais, pour le traiter avec fruit, nous devons le diviser : examiner d'abord les conditions sous lesquelles se forme l'élément qui multiplie la même maladie ; voir cet élément sorti de sa source, avec les propriétés dont il est doué, et en sonder la nature ; exposer ensuite les divers moyens par lesquels il passe d'un corps à un autre corps, les circonstances propres à le conserver, et à favoriser son passage et sa transmission.

§. 54. Le travail de la vie produit chez tous les animaux, particulièrement chez ceux à sang chaud, une continuelle exhalation d'effluves particuliers, ayant une odeur propre à chaque espèce, lesquels, dans l'état de santé, loin d'être nuisibles à d'autres êtres sur lesquels ils s'attachent, leur donnent souvent, au contraire, une nouvelle vigueur. L'on connaît depuis long - temps l'avantage que retirent les vieillards de coucher avec de jeunes personnes pleines de vie et de santé, et il est plus que probable que la constitution heureuse dont jouissent la plupart des bouchers, est plutôt due aux émanations des animaux qu'ils égorgent et des viandes qu'ils manient sans cesse, qu'à leur régime : ce même travail, dans l'état de maladie, donne lieu à des émanations d'une nature différente, et par conséquent nuisibles à ceux qui les reçoivent. Il s'est opéré ici un changement dans les fonctions naturelles, et surtout dans les sécrétions et les excrétions, lesquelles ne se font plus ou s'exécutent d'une manière pénible et irrégulière. Les humeurs excrétées et les effluves ont perdu leur odeur ordinaire, remplacée par une odeur particulière : douceâtre et nauséabonde, dans la peste, la petite vérole, etc.; analogue à celle de la paille pourrie, dans les miliaires et quelques autres exanthèmes ; d'une fétidité spéciale dans la dyssenterie, la dyscrasie scorbutique, le typhus, les ulcères phagédéniques, dans les affections cancéreuses et gangréneuses, etc.; qui est remplacée, lorsque la vie s'est éteinte, par l'odeur cadavéreuse, laquelle est encore d'une nature bien différente. Ce changement n'est pas seulement sensible quant à l'odeur, mais encore quant à la couleur et à la consistance, quant à la manière de sentir des organes qui sont touchés par ces humeurs malades, et qui

attestent le nouvel état physiologique du sujet.
Cet état, que nous considérerons de nouveau à
la section suivante , a très-évidemment la propriété de produire, pendant sa durée, des organes
nouveaux, de changer l'*état naissant* des fluides,
et de mettre au jour des êtres différens, doués
par conséquent de propriétés nouvelles. Nous
pourrions peut-être, entraînés par le charme de
la chimie nouvelle, dont nous avons suivi les
progrès, nous livrer ici à de belles explications
fondées sur la force des affinités chimiques et
électriques : mais nous reconnaissons que ce
qu'on a appelé jusqu'ici *chimie animale*, n'est
que l'analyse très-insignifiante du produit mort
des animaux ; que jusqu'ici la nature nous a voilé
ses secrets, et ne nous laisse voir que des produits tout formés ; enfin, que nous ne connaissons, et souvent même imparfaitement, que quelques-unes des circonstances dans lesquelles
s'opèrent ces changemens. La liste des maladies
contagieuses, fébriles et non fébriles, est assez
étendue, et nous ne prétendons parler ici que
des premières ; or, voici quelques-unes des circonstances incontestables dans lesquelles on les a
vues se développer. Que plusieurs hommes, même
en santé, se trouvent renfermés dans un lieu
étroit, non aéré, et pendant un certain temps :
la plupart périront d'abord asphyxiés, comme
on en a eu un exemple mémorable, au mois de
Juin 1756, au fort Guillaume, dans la province
de Calicut, par l'emprisonnement de quarante-
cinq hommes et une femme dans un noir ca-

chot de dix-huit pieds carrés, desquels il ne resta plus, au bout de vingt-quatre heures, que vingt-trois personnes vivantes ; et semblables exemples ont encore eu lieu, dans les premières années de ce siècle, dans les cavernes de la Moravie et à Mœlk, après la bataille d'Austerlitz, en 1805, ce qui occasiona la perte de plusieurs centaines de prisonniers de guerre dans ces cavernes ou dans des cachots. Il résulte, indépendamment de l'asphyxie de cette accumulation d'hommes, une masse d'exhalaisons qui, dans leur stagnation, subissent, entre leurs principes constituans, des combinaisons d'où naissent des germes typhogènes. *Bacon de Verulam, Zimmermann* et plusieurs autres écrivains respectables ont consigné dans leurs écrits les terribles effets de l'entassement des criminels dans des cachots obscurs, sales, privés d'un air libre et courant. Les Anglais se rappelleront toujours des assises de Old Bayley, le 11 Mai 1750, où presque tous les assistans périrent, excepté ceux qui étaient à la droite du président, près duquel une fenêtre était ouverte, et ils appellent encore *le jour noir de la justice,* le jour mémorable des assises d'Oxford, de 1577, où furent jugés le libraire *Roland Jankins* et quelques autres détenus, accusés d'avoir outragé le roi par des paroles et des écrits injurieux. Les exhalaisons que répandirent les accusés dans la salle d'audience, après avoir été renfermés pendant long-temps dans des cachots, jointes aux émanations d'une as-

semblée extrêmement nombreuse, occasionèrent une maladie si terrible parmi les juges et
les assistans, que dans l'espace de quarante jours
plus de trois cents personnes en moururent.

L'histoire des diverses entreprises navales
nous montre également des pertes immenses
d'hommes, occasionées par le typhus né de
l'entassement dans les vaisseaux. Il en arrive de
même, et peut-être avec encore plus de facilité,
aux animaux domestiques, qui se trouvent réduits aux mêmes conditions; et c'est ce que les
dernières guerres nous ont appris, lorsque nous
avons voulu remonter à la source de tant d'épizooties, surtout parmi les bœufs tirés du fond
de la Hongrie; à plus forte raison s'il s'agit de
malades pareillement accumulés dans des espaces resserrés et en même temps mal-propres.
Les fièvres nosocomiales, si fréquentes, si connues de tout le monde, attestent suffisamment
cette vérité. Qu'un grand nombre d'hommes en
campagne soient exposés à des fatigues excessives, à des marches longues et forcées; qu'ils
séjournent dans un campement mal-sain, surtout quand l'atmosphère est froide et humide;
qu'ils soient agglomérés, même en plein air, au
bivouac; qu'ils aient de la mal-propreté sur eux,
et qu'ils soient mal nourris : cette masse mou-
vante ne tardera pas à être entourée d'une atmosphère toute composée d'élémens pathogéniques. Mais si des succès l'encouragent, si la
victoire a été le prix de ses souffrances, il n'arrivera point de maladies; l'enthousiasme et le

contentement sont deux puissans leviers pour repousser les maux : c'est ce dont nous avons été témoins quand l'armée française rentra une seconde fois triomphante en Italie, après avoir bivouaqué long-temps au milieu de toutes les privations, sur les hauteurs des Alpes de la Ligurie, et après nous avoir fait craindre une fièvre des camps. Au contraire, si la peur s'empare d'une armée, et surtout si elle est frappée de cette terreur panique qui brise toutes les forces physiques et morales, bientôt naîtra le principe *sui generis* qui donne lieu à la contagion : c'est encore ce que les dernières guerres nous ont appris avec trop de certitude ; ce qui est arrivé à la retraite de l'armée d'Italie, en 1795 et en 1799 ; en 1809, à la suite de la bataille de Wagram ; après celle de Leipsic, en 1813, et lors de la retraite de Moscou, à Dresde, à Torgau, à Mayence, etc. L'effet immédiat de la révolution qui se passe dans le corps humain lors de l'action des passions tristes, et durant l'ébranlement très-probable qu'elles font naître dans le système sensitif, est l'altération de l'humeur, de l'exhalation cutanée et de la perspiration pulmonaire, altération manifestée par une odeur forte et désagréable. J'ai fait observer ce phénomène, qui m'avait frappé cent et cent fois, dans mon Histoire de l'épidémie de Nice, de l'an VIII, et l'on n'y a presque pas fait attention. J'avais vu les officiers municipaux commis à la distribution des billets de logement, attaqués, l'un après l'autre, de la fièvre des camps, dont ils moururent après l'avoir communiquée à leurs familles, quoiqu'il y eût dans la salle de la distribution une barrière qui mettait un intervalle entre eux et les soldats; mais l'appartement était rempli de la vapeur infecte qui sortait de leur corps épuisé, et dont ils ne s'apercevaient pas eux-mêmes!... Une autre remarque, c'est que, chez les maniaques, chez les femmes hystériques et chez les hypocondriaques, et en général dans toutes les maladies nerveuses, cette altération subite des humeurs exhalées précède le paroxisme, se soutient pendant sa durée et disparaît avec lui.

Il n'est même pas besoin d'un rassemblement très-nombreux d'hommes malades (ce qui doit s'appliquer aussi aux animaux domestiques) pour produire le principe contagieux; mais dans des circonstances favorables il se développera spontanément dans un seul sujet, qui le communiquera d'une manière indéfinie; et comme si cet effort avait été épuisant, ce premier malade succombe ordinairement, et son corps tombe bientôt en décomposition. Ainsi, *M. Ozanam* rapporte, d'après le professeur *Carminati*, de Pavie, qu'une femme en couche, saine d'ailleurs, qu'on tint renfermée dans une chambre chaude dont l'air n'était point renouvelé, et qu'on traitait par un régime échauffant, ne tarda pas à contracter une fièvre aiguë et maligne, qui devint contagieuse. Dans un autre cas, une péripneumonie, traitée de la même manière, donna lieu tout à coup à l'apparition d'une miliaire, et la maladie se communiqua à plusieurs personnes de la maison. *Grant* rapporte plusieurs exemples analogues. Ainsi j'ai vu, en 1806, aux Martigues, une pauvre femme qui couchait dans une chambre étroite, obscure et sale, succomber à une fièvre pétéchiale qui avait succédé à une péripneumonie franche, gagnée en revenant du bois, et traitée par un empirique par le régime chaud ; cette fièvre s'attacher à sa fille, âgée de vingt-deux ans, qui couchait dans le même réduit, et devenir l'origine d'une fièvre de la même nature, dont furent attaquées environ quinze personnes. Deux voisins, un chapelier et sa femme, nouvellement établis, qui non-seulement avaient donné des soins charitables à cette malheureuse, mais qui avaient encore aidé à l'ensevelir, en furent les premières victimes et moururent : sa fille, dont je dirigeai le traitement, et qui guérit, eut une fièvre maligne, avec délire, pétéchies et parotides, dont elle ne se releva que très-lentement. Une épidémie s'était manifestée au village de la Valentine, à une lieue de Marseille, et je fus chargé, avec plusieurs de mes confrères, d'en aller prendre connaissance : nous reconnûmes qu'elle était l'effet de la contagion, qui avait commencé par un déserteur échappé des prisons de Tarascon, qui était venu se cacher au fond d'une masure isolée ; il y tomba malade d'une fièvre pétéchiale, et dix à douze personnes charitables, à commencer par le curé, qui étaient venues l'assister, gagnèrent sa maladie et la communiquèrent à d'autres,

Ce déserteur mourut; ceux qui l'ensevelirent, prirent aussi son mal, et il y eut sur environ trente malades une dixaine de morts. Dans la même ville de Martigues, en 1807, je fus témoin du commencement d'une épidémie de fièvre scarlatine, laquelle n'avait pas paru depuis quelques années, et qui se répandit chez plus de trois à quatre cents personnes. Son berceau fut à l'hôpital des Orphelins, chez une fille de douze à treize ans, cacochime, où elle se montra sous l'apparence d'une fièvre maligne, avec mal de gorge, et quelques taches à la peau, qui paraissaient et disparaissaient. Elle fut fatale pour cette première malade, et elle ne tarda pas à se répandre successivement dans toute la salle des filles, puis dans celle des garçons, au nombre en tout de quarante-quatre, et elle passa ensuite dans toute la ville, parcourant ses périodes d'une manière très-bénigne. L'on dira que je n'ai cité que des maladies graves; mais je ne sais trop quelle maladie interne peut ne pas produire le principe contagieux dans quelques circonstances.

C'était une opinion généralement reçue, lors du commencement de ma pratique, aux Martigues, que les fièvres d'accès, maladies communes dans ce pays, étaient parfois contagieuses, ce que pourtant je n'y ai pas observé (sans doute, parce que ma méthode a été de couper immédiatement la fièvre, tandis que mes prédécesseurs lui laissaient prendre racine); mais nous avons vu dans le chapitre précédent

des exemples de cette contagion fournis par *Lancisi.* Les médecins anglais l'ont reconnue sur les soldats de cette nation, après l'évacuation de l'île de Walcheren, où ces fièvres avaient exercé parmi eux de grands ravages. *M. Audouart* en a rapporté divers faits dans un' ouvrage *ex professo* sur cette matière, et je ne saurais attribuer qu'à cette cause ce que dit *Lind* à cette occasion, savoir, « que, pendant les
« années 1765 et 1766, les fièvres rémittentes et
« intermittentes furent plus communes dans
« plusieurs parties de la province d'Hampshire,
« qu'elles ne l'avaient été depuis long-temps, et
« qu'elles continuèrent à sévir jusqu'en Dé-
« cembre, le froid de ce mois n'en mettant pas
« à l'abri ceux qui les avaient évitées jusqu'a-
« lors, de sorte qu'à Noël de cette année 1766
« il n'eut pas moins de cent malades atteints de
« fièvres intermittentes et autres du type pério-
« dique. »

D'une autre part, combien les praticiens n'ont-ils pas d'occasions de voir des maladies extrêmement graves qui donnent tout à craindre pour la contagion, même des petites véroles, des rougeoles, des scarlatines, et qui s'arrêtent à un ou deux malades, contre toute espérance? Dans ce que j'ai rapporté plus haut des assises d'Oxford, en 1577, l'historien anglais *Camden* ne dit pas si ces trois cents malades qui y reçurent le germe de leur maladie et qui habitaient divers quartiers de la ville, la communiquè-rent à d'autres personnes, et pourtant il n'en a pas fallu autant, dans d'autres circonstances, pour produire une épidémie. Il n'y a donc rien de constamment absolu à cet égard; mais, comme dans le doute il faut choisir le parti le plus sûr, les exemples que nous avons rapportés, et dont les analogues rempliraient des volumes, doivent sans cesse nous faire tenir en garde sur la possibilité de la contagion, surtout dans les maladies où elle se montre le plus ordinairement.

§. 55. Les élémens de la contagion ont échappé jusqu'ici, comme tant d'autres choses, à l'investigation de nos sens; mais on a été forcé généralement de les admettre, à cause des phénomènes constans qu'ils produisent, et d'après l'axiome incontestable qu'il n'y a point d'effet sans cause. Voici leurs principales propriétés:

1.° De pouvoir engendrer une maladie parfaitement semblable à celle qui les a engendrés eux-mêmes, et jamais une autre maladie. Ainsi, le germe variolique produit toujours la petite vérole; celui de la rage, la rage; de la peste, la peste; de la gale, la gale, etc. : c'est-à-dire que toujours ces élémens, introduits dans les corps vivans prédisposés, y changent l'état de la vitalité et des fonctions animales, de manière à être reproduits à l'infini; et c'est en quoi les germes des maladies diffèrent des venins des reptiles et des autres animaux qui en sont pourvus pour leur défense. Ces venins ne produisent pas d'autres venins; ils ne s'identifient pas dans les individus qui les ont reçus, comme le font les matières contagieuses : aussi l'animal qui les porte les sécrète-t-il naturellement, et jouit-il avec eux d'une parfaite santé ; circonstance par laquelle les venins doivent même être distingués du virus rabien, dont la naissance spontanée est pareillement l'effet d'un état pathologique auquel succombe tout aussi bien l'animal où il s'est engendré que celui auquel il l'a communiqué.

2.° Que chaque élément contagieux, produit par une maladie, peut exister sur le même sujet à côté d'un élément né d'une maladie différente, et exercer sa puissance comme s'il était isolé : ainsi, quoi qu'en ait dit le docteur *Valli*, dont je ne loue pas moins le courage pour lui avoir été funeste, la petite vérole peut marcher avec la peste. J'ai vu plusieurs fois cette première marcher avec la scarlatine, celle-ci avec la rougeole, avec les miliaires, etc. La syphilis marche avec la gale, avec le pian, etc., sans que le cours particulier de chaque maladie soit dérangé. Les maladies produites par la simple contagion ne s'associent pas moins avec celles qui sont le résultat immédiat de l'infection locale ou atmosphérique, produisant ainsi une maladie plus grave, épidémico - contagieuse, où règne une grande confusion pour ceux qui ne savent ou ne veulent pas distinguer les effets appartenant aux deux origines.

3.° De pouvoir s'attacher indifféremment aux corps vivans, qu'ils les infectent ou non, et aux corps poreux, particulièrement aux poils, à la

laine, au coton, à la soie, au linge, aux vêtemens, aux fleurs, aux plantes, par lesquels ils
peuvent se transmettre indéfiniment. Il en est
qui ont la propriété de se suspendre dans l'atmosphère, qui devient ainsi un moyen de contact; et, à cet égard, les germes pathogéniques
éprouvent une distinction réelle, en ceux qui
peuvent se soutenir dans l'air, et en ceux qui
restent attachés à un corps fixe et ne se communiquent que par contact entre des corps de
cette espèce. Les premiers donnent lieu à des
maladies fébriles; les seconds, le plus ordinairement, à des affections chroniques où la fièvre
n'est que secondaire. Les premiers, qui sont
ceux auxquels nous nous attachons ici spécialement, ont donc cela de commun avec les émanations miasmatiques, de pouvoir se suspendre
dans l'atmosphère : mais les miasmes produits
par l'infection, quoique pouvant s'attacher aux
corps poreux et être transportés au loin par
cette voie, ne paraissent pas communiquer de
maladie loin du foyer où ils ont pris naissance.
On peut en avoir ses habits imprégnés, en traversant une contrée insalubre, et on n'occasionnera aucune épidémie en arrivant dans une
contrée salubre, si l'on n'est pas déjà soi-même
malade; du moins n'en connaissons-nous encore
aucun fait bien précisé. Il faut, d'après la comparaison de tous les faits que j'ai lus, le passage
par le travail vital pour la production de ce
qui est proprement *la contagion.*

4.º Les élémens de la contagion peuvent se

conserver très-longtemps, avec leur activité, dans des pièces d'étoffes, des couvertures, des matelas, etc., pliés et non exposés à l'air libre, sans donner aucun signe de leur persistance : les fastes de l'art sont remplis de faits semblables, et l'on ne sait même encore à quel terme une chemise qui aurait servi à un variolé ou à un pestiféré, et qui serait restée empaquetée dans un coin, cesserait de communiquer la maladie. Il n'en est pas de même des simples produits de l'infection ; ils se dessèchent bientôt, ou ils se décomposent, et à l'arrivée de la saison salubre, ni vêtemens, ni couvertures, ni matelas, etc., ne communiquent plus de maladie.

5.° L'effet de l'infection sur le corps humain est très-souvent instantané, et analogue à celui des venins et des poisons ; les germes contagieux, après leur introduction, y demeurent assoupis, c'est-à-dire, à part quelques cas particuliers, ne donnent des signes de leur présence qu'après un espace de temps plus ou moins long : ainsi, nous avons au Levant des exemples de personnes qui, ayant fréquenté des pestiférés et s'étant ensuite renfermées, ont eu, au bout de quelques jours, de véritables symptômes de peste, qu'ils ne se doutaient nullement d'avoir reçue. Trois à quatre jours sont nécessaires pour que les maladies exanthématiques se déclarent ; la vaccine en prend cinq à six ; la gale ne se montre que de huit à quarante jours depuis qu'on l'a reçue ; la syphilis, du huitième au quinzième jour ; la rage du trentième au cinquantième jour, etc.

6.° Quelques-unes des maladies contagieuses mettent le sujet à l'abri d'une récidive, du moins dans la plupart des cas; telles sont la petite vérole, la rougeole, la scarlatine et la coqueluche : les autres peuvent récidiver plusieurs fois; mais toutes les autres causes d'épidémie peuvent redonner la même maladie, chaque fois qu'on s'y expose, et qu'on y est prédisposé.

7.° Enfin, l'eau, et probablement les différens liquides, absorbent, détruisent les élémens de la contagion. Les médecins de Barcelonne en sont restés tellement convaincus, pour la fièvre jaune, dans la dernière épidémie, qu'on lit dans le Rapport officiel de l'Académie médicale de cette ville, que ce n'est que par ses exhalaisons qu'un malade communique son mal, et que ses urines, ses excrémens, ses humeurs, enfin, ne le communiquent pas; assertion pourtant très-exagérée et bien imprudente. Ces élémens ne sont nullement détruits par l'élévation ou par l'abaissement de la température, qui ont une si grande influence sur les maladies de nature miasmatique.

J'ai dit que nous ne connaissons pas la nature propre de l'élément contagieux, et vraiment tout ce que la chimie a fait jusqu'ici ne nous a rien révélé à cet égard, et le témoignage de nos sens ne nous a pas procuré plus de lumières : l'odeur de putridité de la gangrène et de plusieurs autres dégénérescences, quoique repoussante, et dangereuse sous le rapport de l'infection, n'est certainement pas un indice de contagion; et quoique *Zimmermann* ait reconnu que la dyssenterie se gagne souvent en respirant l'odeur infecte des matières excrémentitielles des malades, et que j'aie été à même de faire la même observation, le fait est pourtant qu'au milieu de cette vapeur on ne contracte pas toujours la maladie. On a analysé le pus sorti d'un bubon pestilentiel et celui d'un bubon syphilitique, et ils ont présenté l'un et l'autre les mêmes apparences que celui sorti d'un abcès ordinaire. La matière de la pustule vaccine et celle du pemphygus sont, l'une et l'autre, sans odeur et insipides au goût; elles n'offrent l'une et l'autre, par les réactifs et le secours du feu, qu'une espèce de mucus et d'albumine unis ensemble : cependant quelle différence dans les résultats de leur insertion ? La chimie ne nous donne partout que du mucus, de la gélatine, de l'albumine, de la fibrine, de l'eau et des sels : la liqueur séminale nous offre ces principes secondaires, comme la matière de l'abcès qui donne la mort. Il en est donc de ces humeurs comme des glaires que rendent les enfans qu'on croit attaqués de vers : ce sont les nids que nous voyons, et l'élément actif nous a échappé.

L'esprit de curiosité, naturel à l'homme, et d'ailleurs l'ame de toutes les découvertes, piqué d'autant plus par ces difficultés, a porté plusieurs auteurs anciens et modernes à regarder les germes des diverses contagions comme organisés et animés. *Varron, Columelle, Lucrèce, le père Kircher, Lancisi, Vallisnieri,*

Réaumur, *Christ*, *Lang*, *Plenck*, *Menuret*, *Fremont*, *Rosa*, le professeur *Razori*, etc., ont embrassé cette opinion, laquelle, à mon avis, est tout aussi bonne qu'une autre; avec elle, en effet, on rend raison de plusieurs phénomènes qui seraient inexplicables autrement : 1.º de la propriété, qu'a chaque espèce de contagion, de ne produire jamais que la même maladie, et de ne pas se mêler quand deux germes différens ont été appliqués sur le même sujet : 2.º de ces deux espèces singulières de dispositions à contracter les maladies contagieuses, savoir, la *positive*, ou propre à les contracter avec facilité, et la *négative*, ou propre à leur résister ou à en être moins affecté; ainsi, voyons-nous tous les jours que, de plusieurs personnes qui sont également plongées au milieu d'un tourbillon de cousins, etc., les unes en sont gravement offensées, tandis que les autres sont épargnées: 3.º de la puissance, incroyable, si la chose n'était que trop avérée, qu'a une étoffe recélant depuis long-temps des élémens contagieux imperceptibles à nos sens, de rallumer la même maladie; ces animalcules seraient les analogues de tant d'êtres qui jouissent de la singulière propriété de reprendre la vie, après avoir offert toutes les apparences extérieures de la mort la plus décidée, du *rotifère*, du *tardigrade*, de *l'anguille des gouttières*, de celle du *blé rachitique*, etc., et du *gordius filiformis*, en qui cette propriété vient en dernier lieu d'être aussi reconnue par le docteur *Mathey*, de Genève

(*Biblioth. univers.*, tom. *XV*); animaux qui reparaissent avec tous les caractères de vie, quand
ils retrouvent leur élément propre : 4.° enfin,
de ce que bien des maladies exanthématiques
naissent précisément aussi aux époques où se
développent les insectes, sans contagion connue
préalable.

Au bout du compte, nous savons très-peu
de chose du monde vivant microscopique, bien
plus peuplé que le monde visible, et ce qui se
découvre chaque jour nous montre combien
nous devons être réservés à vouloir mettre des
bornes à l'activité de la nature. Que s'il répugnait
d'admettre des animalcules parce qu'on ne voit
pas trop ni d'où ils viennent ni d'où ils sortent,
je répondrais que les vers des viscères, dont
l'existence est chaque jour constatée, et la maladie pédiculaire, dont j'ai eu des exemples bien
précis sous les yeux, dont on suppose que les
germes circulent avec le sang et se déposent dans
nos organes, après être nés en nous ou y être
arrivés du dehors, sont des choses dont l'admission serait tout aussi difficile que celle des contagions animées. Du reste, notre intention n'est
pas d'occuper trop long-temps nos lecteurs
d'hypothèses plus ou moins plausibles et qui
ne font ni plus ni moins à la raison pratique ;
le traitement curatif et préservatif est le même,
que la cause de la contagion soit animée ou
non, et nous nous hâtons de revenir aux faits.

§. 56. Le sujet attaqué d'une maladie qui
peut être contagieuse, la communique par toute

la surface de son corps, par son haleine, par sa transpiration, par toutes ses excrétions; il imprègne des élémens sortis de son corps tout ce qui est autour de lui, tout ce qui sert à son usage. A son tour, l'individu sain, trop rapproché du malade ou des choses qui ont servi à son usage, reçoit la contagion, s'il s'agit d'une maladie fébrile, par l'olfaction, par la respiration, par la déglutition, par tout le système d'absorption dont il est enveloppé, par inoculation; s'il garantit son corps par des frictions d'huile ou une toile cirée, il ne peut garantir ni sa bouche ni son nez, car il faut respirer.

Nous avons déjà dit que les affections contagieuses se propagent de plusieurs manières: par le contact immédiat des personnes malades, ou des matières excrémentitielles sorties de leur corps; par l'intermède des personnes ou des choses propres à fixer les élémens de la contagion; enfin, par l'intermède de l'air. Nous ajouterons, relativement aux personnes, comme moyen de contact médiat, qu'il est possible d'être chargé de ces élémens et de les communiquer sans être soi-même malade : ainsi, nous avons des exemples bien positifs de mères qui avaient été mises à l'abri de la petite vérole par la vaccine, et qui ont servi de conducteur aux germes de cette maladie pour l'enfant qu'elles portaient dans leur sein. Nous ne pouvons pas douter que ceux qui fréquentent les malades, ne soient souvent les porteurs de contagions desquelles ils sont à l'abri par habitude ou autrement.

Nous avons dit aussi qu'il n'y a que quelques élémens contagieux qui se propagent par l'air, et que ce sont ceux qui sont capables de donner une maladie active, d'exciter la fièvre, et d'opérer avec promptitude une terminaison critique : tels sont ceux de la peste, de la fièvre jaune, du typhus, de la variole, de la rougeole, de la scarlatine, de la dyssenterie et de quelques autres maladies fébriles. Cette voie cachée est même chez plusieurs d'entre elles la plus efficace, et l'on n'a pas encore des expériences assez concluantes pour faire admettre que la rougeole, la scarlatine, le typhus et la dyssenterie puissent se communiquer par inoculation : il arrive même assez souvent qu'après avoir tenté inutilement ce moyen pour celles dans lesquelles il réussit ordinairement, les sujets qui se croyaient à l'abri, prennent ensuite la maladie ; ce dont on peut rendre quelque raison par ce que nous avons dit ci-dessus de l'inutilité de l'analyse chimique de la matière purulente des abcès. Il n'est pas impossible, au surplus, dans plusieurs maladies éruptives, que les écailles légères qui résultent de la desquamation, soient transportées par l'air, quoiqu'il faille convenir, d'autre part, que même les croûtes de la variole tantôt donnent cette maladie, et tantôt ne la donnent pas. Il est, au contraire, d'autres élémens de contagion, et en assez grand nombre, qui veulent le contact immédiat et très-immédiat : tels sont le virus rabien, la syphilis, la gale, la teigne, le cancer, les scrophules, le

virus résultant de la fonte des tubercules pulmonaires, et plusieurs autres moins déterminés.

Au surplus, de même que les élémens volatils, les élémens fixes dont je viens de parler
ne se propagent pas toujours de la même manière, et résistent même à l'inoculation dans
quelques circonstances, pour agir par d'autres
voies qu'il aurait fallu avoir explorées en détail
avant de se prononcer pour ou contre la contagion. Chaque virus, en effet, chaque venin ,
chaque germe de maladie contagieuse, a un
mode particulier d'impression et de propagation, par frottement, par inoculation, par aspi-
ration, olfaction, ingestion, absorption; et, en
outre, il faut des dispositions spéciales pour
favoriser ces impressions, des causes ambiantes
qui accroissent l'influence des choses morbifiques. Ainsi, plusieurs maladies, telles, par
exemple, que la gale et autres semblables ,
qui n'auront pas été gagnées par contact,
par frottement, par inoculation, seront prises
souvent lorsque la peau sera autrement disposée, comme dans l'état de sommeil, en par-
tageant le lit d'un galeux, ou en dormant couvert de sa chemise, etc. La phthisie pulmonaire, que j'ai placée dans la dernière catégorie, parce qu'elle m'a paru contagieuse à sa
dernière période, ne l'est souvent alors que
pour ceux qui s'imprègnent immédiatement du
pus, de la sueur et de l'haleine des malades.
Quelques personnes aussi ont admis que quelques-unes des espèces de cette classe se trans-

mettaient par l'air; mais l'on doit faire attention que les insectes ailés, si multipliés dans certains pays, se reposant sur des plaies, des ulcères, des abcès, ou sur des matières excrémentitielles, ont pu quelquefois, en se portant ensuite sur des personnes saines, être une occasion de contagion.

§. 57. Il est deux remarques importantes à faire, relativement à l'air comme véhicule de la contagion, et qui appartiennent autant à la différence des maladies propagées par ce fluide, qu'à l'état de ce fluide en lui-même, l'une et l'autre déduites d'un grand nombre d'observations et de faits.

La première est cette distinction, établie d'abord par le professeur *David Hosack*, de New-York, de maladies qui se communiquent par contact et par l'air *pur* aussi bien que par l'air *impur*, et de maladies qui se communiquent par contact et par l'intervention de l'air, mais *impur*. La petite vérole, la rougeole, la variolette, la coqueluche, la scarlatine, et le mal de gorge malin (qui le plus souvent n'est pas séparé de la scarlatine), se trouvent dans la première catégorie; car, quelles que soient les qualités de l'air, il est certain qu'il n'en transmet pas moins la contagion, lorsque ses germes ont été engendrés et qu'ils existent. Dans la seconde catégorie sont placés (pourtant à quelques exceptions près) la peste, la fièvre jaune, le typhus, la dyssenterie. On ne peut plus douter aujourd'hui que le mauvais air ne reçoive les

élémens contagieux, qu'il ne leur serve de conducteur, qu'il n'en multiplie les foyers, et qu'ainsi
il ne rende épidémiques les maladies qui étaient
simplement contagieuses. Toutes les histoires que
nous connaissons de peste, de fièvre jaune et
d'autres graves maladies, nous les montrent parvenues à leur plus grande vigueur et n'épar-
gnant presque plus personne, quand l'atmosphère de la ville est obscurcie par une vapeur
infecte, qui est même souvent funeste aux animaux. Les brouillards, l'humidité, les vents qui
donnent à l'air une couleur sombre, le rendent
aussi dans cette circonstance un meilleur conducteur; et l'expérience a prouvé que la fumée
qui s'élève de la combustion des plantes aromatiques, employées pour un effet contraire,
donne les mêmes résultats. Cette distinction,
que j'admets avec conviction, sert à aplanir
plusieurs contradictions : elle nous explique
pourquoi certaines maladies d'une même nature ont été contagieuses dans un temps et ne
l'ont pas été dans un autre; pourquoi la simple
distance de huit à dix pieds d'un pestiféré nous
met aujourd'hui à l'abri de sa maladie, et ne
nous garantira plus dans un mois d'ici : car il
faut regarder les colonnes d'un air impur
comme se prolongeant dans une circonscription
plus ou moins étendue.

En second lieu, il faut nécessairement mettre
une grande différence entre l'air libre et l'air
renfermé. Quoique par les deux propriétés dont
il est éminemment doué, d'élasticité et de mobi-

lité, ce fluide puisse se renouveler à chaque instant, il n'en est pas moins susceptible de stagnation, comme tous les liquides, et d'éprouver
dans cet état une certaine altération. L'air
des puits, des souterrains, même garnis de
pierres, et quoiqu'il n'ait aucune communication avec la terre et des matériaux du règne
organique, s'altère visiblement par le repos : il
devient dans cet état capable de se charger
d'une plus grande quantité de corps étrangers,
et par conséquent d'émanations morbifiques de
tout genre, lesquelles s'accumulent et séjournent
dans une masse donnée, s'attachant aux murs,
aux meubles, aux planchers, aux rideaux des
lits, et surtout aux espaces anguleux. Une salle,
puis une maison entière, peuvent être remplies
de cet air contagié. Combien de fois n'est-il pas
arrivé qu'on a gagné le typhus en entrant dans
une salle de malades ? La porte s'ouvre : il y
pénètre de l'air froid du dehors, qui va remplacer un courant d'air chaud et infect du dedans; celui-ci vient précisément frapper au visage
de la personne qui entre, et il s'arrête dans
le vestibule si la salle n'a pas son entrée hors
de l'édifice. L'air libre, au contraire, entraîne
dans ses courans rapides les effluves et les émanations que chacune de ses masses reçoit dans
son sein : c'est un fleuve rapide dont l'eau rede-
vient potable à l'endroit même qui, un instant
auparavant, avait été troublé par des immondices. Il n'est donc aucune comparaison à faire
entre une maladie, la dyssenterie, par exemple,

qui se passerait en plein air, et celle qui serait traitée dans un lieu clos, dans une enceinte, en ce qui concerne la puissance contagieuse. Celui qui douterait de la différence d'une atmosphère renfermée seulement entre des murailles sans toiture et celle qui ne l'est pas, n'a qu'à se rappeler la sensation qu'il éprouve en sortant de la porte d'une ville et en respirant l'air du dehors, et du changement qu'il remarque aussitôt en quittant la campagne et en rentrant en ville. On doit même admettre que l'air s'attache aux hommes, et qu'avec leurs émanations il leur forme une atmosphère. Qu'on s'achemine, en effet, vers un bivouac : on le reconnaîtra, avant d'y arriver, aux vapeurs qui l'entourent jusqu'à une certaine hauteur, de la même manière que le voyageur aperçoit de loin son gîte à l'épais brouillard qui assigne la place d'un amas de maisons dans toute l'étendue d'un vaste horizon.

Nous ne devons même pas entièrement nous fier à cette division du docteur *Hosack*, adoptée par le docteur *Crisholm* et par plusieurs autres observateurs d'épidémies, quoique assez exacte en général, si l'on peut montrer une seule exception bien prouvée ; car le salut de l'humanité commande l'extrême prudence, et en excuse même, s'il est besoin, l'exagération. La fièvre jaune, par exemple, d'après cette division, ne se transmettrait que par un air impur. Quel air plus pur que celui de la mer ? et pourtant nous venons d'avoir un exemple de transmission de là fièvre ci-dessus dans cet air. En effet, il est clair comme le jour que la contagion qui s'est manifestée au port de Pomègue, lieu extrêmement salubre, et laquelle a été traitée au lazaret de Marseille depuis le 14 Septembre jusqu'au 10 Octobre 1821, fut répandue par la vapeur délétère, exhalée par le navire infecté du capitaine *Mold*, par l'ouverture de ses écoutilles qui eut lieu le 8 Septembre; vapeur qui fut disséminée sur six bâtimens, dont les équipages étaient tous en bonne santé avant cet accident, et éloignés au moins de dix mètres du bâtiment infecté. Les plus voisins furent le plus maltraités, et le nommé *Lampraye*, qui était sur un ponton à une plus grande distance du foyer d'infection, fut malade aussi, mais beaucoup plus légèrement. (Voyez les Observations publiées officiellement par les médecins du lazaret de Marseille, 1822.) Ainsi l'air pur ne garantit pas à une petite distance, et si nous avons comparé l'air à un fleuve ou aux vagues de la mer, nous dirons aussi que les courans de vapeurs dans ce fluide peuvent y conserver, dans une certaine étendue, leur nature et leurs qualités intrinsèques : de même qu'on voit le Var, le Rhône, la Garonne, le Nil, le Mississipi, etc., conserver, pendant un certain temps, la couleur et la douceur de leurs eaux au milieu des eaux salées de la Méditerranée et de l'Océan.

§. 58. On a demandé de nouveau, dans le temps où nous écrivons, sous quel rapport, de *contagion* ou de simple *infection*, on doit considérer les corps de ceux qui ont succombé a une maladie contagieuse. Tout le monde est d'accord sur la propriété des corps organisés en décomposition, de produire diverses altérations dans la santé; mais quelques écrivains contestent qu'ils puissent communiquer exactement la même maladie qui a occasioné la mort. Divers exemples sembleraient en effet attester, relativement à la peste, que l'attouchement des cadavres ne la donne pas toujours, et justifier ce proverbe populaire, né, dans les grandes calamités, de la nécessité d'un encouragement: *morte la bête, mort le venin.* Mais, d'une autre part, des faits autrement nombreux, même recueillis parmi les venins proprement dits, ne montrent que trop combien dans la réalité ce proverbe est peu fondé.

Geoffroi, Poissonnier, Lorry, Marquet, Desperrières, De Horn et *Vicq-d'Azir* ont prouvé, par des faits bien constatés, que les effluves des corps morts de maladies contagieuses, s'échappant du lieu où ils étaient renfermés, attaquent à l'instant même les individus qui s'y trouvent exposés d'une manière immédiate. A Corbeil, près Paris, une femme morte de la petite vérole depuis une année, ayant été exhumée, causa des syncopes et même la mort subite à quelques-uns des assistans, dont l'un contracta la petite vérole, qu'il n'avait pas eue encore. Dans une autre occasion des fossoyeurs furent aussi attaqués de la même maladie, pour avoir déterré le cadavre d'un homme qui en était mort depuis dix ans. Les recueils de médecine de toutes les nations font foi d'événemens analogues ; et c'est d'après ces données que l'ancienne Société royale de médecine, consultée par l'Ordre de Malte sur la translation d'un cimetière où des pestiférés avaient été enterrés plusieurs années auparavant, décida qu'on ne pouvait avoir une sécurité parfaite avant le terme de vingt-cinq ans depuis l'inhumation. Mais, si des corps décomposés conservent encore une propriété contagieuse, que doit-il en être peu de temps après la mort ?

Dans les maladies des bestiaux l'on a surtout cherché à conserver les cuirs, accusés de tous les temps, ainsi que le suif, de propager la contagion, et condamnés par les réglemens de police sanitaire à être enfouis avec le reste de l'animal. Il fallait donc prouver, par des expériences directes, que ces cuirs ne communiquaient point de maladie : c'est ce que les Mémoires de l'Académie des sciences de Paris, pour l'année 1745, nous apprennent qu'a fait *M. de Courtivron*, dans l'épizootie du gros bétail qui ravagea la Bourgogne dans cette même année. Cet académicien couvrit de peaux fraîches de bêtes mortes et dépouillées le jour même, deux de ses vaches, sur lesquelles elles restèrent pendant six jours, sans leur communiquer, dit-il, la maladie, et sans que celles-ci la communiquassent au reste du bétail. Cependant, dans une occasion semblable, en 1776, l'illustre Vicq-d'Azir, nommé plus haut, croyait encore à la contagion des cuirs ; mais on assure qu'il se rétracta par la suite, parce qu'ayant fait appliquer fraîches des peaux d'animaux morts de la contagion sur un bœuf sain et sur le dos de huit vaches, à quatre reprises différentes, il n'en résulta d'autre symptôme que le dégoût pour les alimens, dégoût qui passa ensuite : d'où l'on a cru pouvoir inférer que les cadavres ne donnaient plus de contagion. (*Journal général de médec., etc., tome* 72.) Il y aurait beaucoup à dire sur cette prétendue rétractation du secrétaire de l'ancienne Société royale, qui savait trop bien que ces peaux fraîches donnent quelquefois des maladies aux hommes mêmes, et à plus forte raison aux animaux. D'ailleurs des expériences postérieures, faites en Hollande par un autre savant également célèbre, *Pierre Camper*, lui ont fourni des résultats contradictoires ; lui ont prouvé que tant les débris des animaux, que l'inoculation, tantôt propagent les maladies et tantôt ne les propagent pas, et que le plus sûr parti est de les considérer comme pouvant toujours les propager.

Quant à ce qui concerne l'espèce humaine, nous faisons observer que, si dans la peste qui a régné parmi les troupes de l'expédition d'Égypte l'on a pu, comme dans celle qui ravagea la Provence en 1720, manier quelques cadavres sans contracter la maladie, l'histoire impartiale de ce fléau et de tous les autres montre que ce qui a toujours donné le plus d'embarras dans ces occasions, c'est de trouver des hommes

pour enterrer les morts, à cause de la perte
successive des sujets employés à ce travail : nous
lisons dans la Relation de la peste de Marseille,
que ces individus, tant libres que forçats, périrent par centaines. Quant à la petite vérole,
indépendamment de faits notables, fournis par
Van-Swieten, sur la contagion de cette maladie
après la mort, nous avons été témoins nous-
mêmes d'un cas semblable, arrivé aux Martigues,
à l'occasion d'un enfant mort de cette maladie
et exposé, à découvert, dans son cercueil devant
la porte de la maison paternelle : il en résulta
le développement de cette maladie chez une
douzaine d'enfans qui étaient autour, et que
j'avais vaccinés quatre à cinq jours auparavant.
Au surplus, puisque les élémens contagieux
s'attachent aux matériaux ouvrés des corps organiques, pourquoi ne resteraient-ils pas sur les
cadavres, lorsque d'ailleurs la décomposition
putride est le foyer favori d'un si grand nombre
d'insectes ? Concluons donc encore, comme
nous l'avons déjà fait .avec *Camper*, pour les
débris des animaux, que trop d'exemples l'emportent sur le petit nombre de ceux rapportés
en faveur de la non-contagion des corps morts,
pour que nous ne devions pas regarder au moins
comme *imprudens* ceux qui voudraient qu'on
se départît des mesures que l'expérience a fait
établir à cet égard.

Les derniers malheurs dont la Catalogne a
été affligée, et qui auraient aussi pesé sur la
France sans la vigilance de l'autorité publique,

moins raisonneuse que les médecins, nous auto-
risent même à ajouter l'épithète *d'insensés* à
celle d'imprudens. « Un capitaine de notre con-
« naissance, disent les académiciens de Barce-
« lonne, auteurs du Rapport officiel sur la fièvre
« jaune de cette ville, en 1821 (p. 57), ayant
« appris la mort d'une femme qu'il aimait, se
« transporta chez elle, et dit à sa famille éplorée,
« que l'aspect du cadavre effrayait, de se tran-
« quilliser, parce que cette maladie ne se com-
« muniquait pas, et que tout ce qu'on rappor-
« tait de son venin était absurde ; pour le
« prouver, il embrassa le cadavre à plusieurs
« reprises, et retourna chez lui. Au moment de
« se coucher, il fut pris du frisson et mourut le
« troisième jour avec le vomissement noir. »

La malheureuse Tortosa n'a que trop éprouvé
aussi la puissance des cadavres à communiquer
les maladies, puisque tous ceux qui s'étaient dé-
voués à enterrer les morts ont péri, et que, ne
trouvant plus personne pour ce pieux office,
on délibéra long-temps si l'on ne détruirait
pas, par un incendie volontaire, les maisons de
la ville en même temps que les restes inanimés
et fétides de ses infortunés citoyens. Ce que
nous avons rapporté (§. 57) à l'occasion de la
contagion apportée au port de Pomègue, et à
laquelle l'infection par les cadavres eut une
grande part, est une nouvelle preuve de la
vérité que nous énonçons ici, et du peu de foi
qu'on doit ajouter à ses détracteurs.

CHAPITRE VI.

Classification des maladies épidémiques d'après leurs causes.

§. 59. Maintenant le lecteur se trouverait parfaitement à même de faire, sans autre secours, la classification des maladies épidémiques ; il pourrait dire, par exemple :

Productions des mauvais alimens ;

Productions des intempéries de l'atmosphère ;

Productions des lieux marécageux ;

Productions des effluves morbifiques que l'air entraîne avec lui ;

Productions des divers principes d'infection ;

Productions des maladies, c'est-à-dire, de la contagion.

Certes, une pareille classification ne serait pas à dédaigner, et devrait être préférée, comme fil d'Ariane, surtout lorsqu'elle réunirait à la connaissance des maladies et à leur traitement relatif, les moyens d'en garantir les particuliers, les cités et les empires : et pourtant, lorsque tant de systèmes imaginés pour l'étude de l'histoire naturelle, ont tous un côté vicieux ; lorsque tant de nosologies, qui sont sous nos yeux, ont toutes quelque chose de forcé ; lorsque, quittant les livres, ou tout était clair, et nous livrant à la pratique, nous voyons la plupart du temps le plus grand nombre des maladies fébriles passer les unes dans les autres, soit par une conséquence de l'organisme ou par les erreurs du traitement, nous n'osons présenter cette classification qu'avec une extrême défiance. Nous savons, en effet, que les boissons et les alimens de mauvaise qualité ne produisent pas toujours des maladies, et nous avons vu (§§. 13, 38, 41, etc.) qu'il faut le plus souvent ajouter à cette cause le concours des passions tristes et celui de l'état insalubre de la saison. Il est des maladies, telles que le scorbut et la dyssenterie, qui, tantôt sont produites par cette cause, et tantôt ne le sont pas, de manière que nous manquons de cette stabilité qui serait indispensable pour bien classer une maladie. Les affections catarrhales tirent leur dénomination des flux qui les accompagnent, et ces flux sont censés le produit de l'irritation portée, par les fluides qui nous entourent, sur les membranes muqueuses; mais la diarrhée et la dyssenterie peuvent être rangées parmi les maladies catarrhales, et en même temps parmi celles produites par les mauvais alimens et par la suppression de la transpiration d'une partie quelconque du corps. D'une autre part, l'ophthalmie et la toux épidémiques peuvent ne pas avoir leur siége primitif dans les organes où les apparences nous les font placer, mais, au contraire, dans des points très-éloignés, dont le traitement direct fait de suite disparaître le symptôme, comme l'expérience des praticiens habiles le démontre si souvent. L'élément marécageux donne certainement lieu aux fièvres d'accès; mais il occa-

sionne aussi très-souvent des synoques putrides,
le plus ordinairement provoquées par les émanations cadavéreuses ou par l'ingestion d'alimens
corrompus ; en outre il renferme assez souvent
dans son domaine les flux intestinaux, que nous
avons déjà vus produits par tant d'autres causes ;
puis, nous observons les fièvres d'accès dans
des lieux où il n'y a pas de marais et dans des
saisons peu favorables aux influences miasmatiques. D'ailleurs la période n'est pas nécessairement une preuve que la maladie est une simple
fièvre d'accès ; nous avons souvent remarqué ce
type dans les maladies du foie et de la rate , et
nous ne pouvons qu'applaudir à *M. Audouart*
d'avoir ramené sur ce fait l'observation des praticiens. Le typhus ou la fièvre maligne naît très-
souvent parmi les élémens qui sembleraient ne
devoir donner lieu qu'à la fièvre putride, et
dans une épidémie nombreuse on voit l'une et
l'autre de ces fièvres, parmi les différens malades, se succéder et se compliquer réciproquement. Pour les divers exanthèmes, du moins
pour ceux qui sont symptomatiques, rien de
fixe ni de précis. L'érysipèle, les pétéchies, le
pourpre, les miliaires, le pemphigus, etc., s'associent assez souvent à toutes les maladies produites par toutes sortes de causes, tantôt comme indices d'un danger, tantôt comme crises et tantôt
comme accessoires insignifians ; les fièvres périodiques n'en sont pas exemptes. Les parotides,
les bubons, les abcès, les pustules charbon-
neuses, ne sont pas toujours nécessairement des

signes de la vraie peste : ils se montrent parfois dans les fièvres typhodes, dans celle d'Amérique, dans les fièvres marécageuses. Enfin, nous avons vu que le caractère contagieux ne peut pas rigoureusement former une classe, puisque toutes les maladies peuvent l'acquérir (§. 53), et qu'il en est, au contraire, parmi celles décidément contagieuses, qui, dans quelques circonstances, ne se communiquent pas (§. 51).

§. 60. Convenant néanmoins, avec tous les auteurs, de la nécessité de la division des maladies, tant pour l'étude que pour l'enseignement, nous nous sommes occupés de trier, dans l'histoire générale de toutes les épidémies, celles qui nous ont paru avoir été plus fréquentes avec telles ou telles causes apparentes; et nous avons groupé, aussi bien que nous l'avons pu, celles qui nous ont paru avoir entre elles quelque connexion, ou par des symptômes essentiels, ou par les causes qui les ont produites, sans mettre trop d'importance à ce plan, et sans autre motif principal que celui de pouvoir exposer au fur et à mesure un tableau pratique de chaque maladie qui a coutume de se montrer sous la forme épidémique. Ainsi, les alimens et les boissons de mauvaise qualité, agissant de prime abord sur le système gastrique d'une manière assez invariable, offrent un groupe de maladies, depuis la fièvre gastrique jusqu'à la dyssenterie; groupe qui paraîtrait assez naturel, si plusieurs d'entre elles et la dyssenterie même n'étaient pas aussi occasionées par les effluves marécageux, par ceux de la putréfaction , et par l'humidité de l'air réunie à la chaleur. Des fièvres gastriques graves peuvent même aussi se rencontrer dans cet état de l'air, de même que la fièvre vermineuse, que j'ai ajoutée au groupe, quoiqu'elle ne se montre pas moins dans une température froide et humide : mais il fallait prendre un parti; il fallait ou suivre un ordre, ou décrire une maladie à mesure qu'elle se présenterait à l'esprit; et c'est naturellement vers le premier parti que je me suis dirigé, mettant ensemble ce que nous observons le plus fréquemment d'analogue, sans préjudice du concours d'autres causes, que nous avons soin d'indiquer en traitant de chaque espèce.

D'après ce plan systématique , j'ai rangé en six ordres toutes les maladies dont je traite dans cet ouvrage, et qui sont épidémiques ou qui peuvent l'être, savoir:

Premier ordre. Maladies *par le fait des alimens* et *des boissons ;* six espèces : Fièvre *gastrique simple;* fièvre *gastrique vermineuse;* fièvre *avec convulsions* ou *raphanie,* avec *gangrène* ou *ergotisme; diarrhée épidémique ; dyssenterie* et *fièvre dyssentérique ; scorbut.*

Deuxième ordre. Épidémies *par miasmes;* trois espèces : Fièvres *d'accès simples;* fièvres *subintrantes* et *insidieuses ;* fièvres *rémittentes,* et spécialement celles des pays chauds.

Troisième ordre. Maladies *par le fait seul de l'atmosphère et de ses variations;* huit espèces : Fièvres *inflammatoires* et *inflammations;* fièvres *bilieuses* et *ardentes bilieuses; choléra-morbus* et *coliques;* fièvres *catarrhales simples;* fièvres *muqueuse, pituiteuse, mésentérique; rhumes* et *phthisie catarrhale; toux convulsive* ou *coqueluche; angine polypeuse* ou *croup.*

Quatrième ordre. Maladies *par le fait de l'air transportant des substances hétérogènes;* six espèces : *Ophthalmie épidémique; angine gangréneuse épidémique; fausses pleurésies* et *péripneumonies épidémiques; suette* et *miliaires épidémiques;* fièvre *épidémique des femmes en couche;* fièvre *érysipélateuse.*

Cinquième ordre. Des *épidémies par infection;* quatre espèces : Fièvre *putride;* fièvre *jaune,* dans les régions équinoxiales ou en Amérique; fièvre *pétéchiale epidémique; pustule maligne* et *pourriture d'hôpital.*

Sixième ordre. Épidémies *par contagion;* sept espèces : *Typhus d'Europe; typhus oriental* ou *peste; typhus d'Amérique importé,* ou fièvre jaune; *petite vérole; rougeole; fièvre scarlatine; syphilis épidémique.*

Chacun de ces ordres est destiné à former l'une des six sections qui succèderont à la seconde; celle-ci est consacrée à des considérations générales sur le mode d'action de ces différentes causes efficientes, et sur les opérations secrètes par lesquelles l'état de santé se change en maladie et la maladie cède de nouveau sa place à la santé : portique nécessaire du temple auguste d'Épidaure, où les malades doivent trouver leur guérison.

Il est bien entendu qu'en traitant de la petite vérole, je me suis occupé spécialement de son préservatif, et que je me suis attaché à comparer les pustules de la vraie et de la fausse variole, de la vraie et de la fausse vaccine. Il est bien entendu aussi que, comme il est assez rare qu'une maladie se présente dans un état parfait de simplicité, j'ai décrit, à chaque espèce, ses complications, et donné le traitement tant de l'état simple que de l'état complexe.

Quant au typhus américain, dont je parle en deux sections différentes, j'ose penser que le lecteur comprendra de suite qu'il n'y a pas ici un double emploi; mais que, pour faire bien connaître cette maladie et lever toute occasion de doute sur son identité dans les deux mondes, il a fallu l'étudier dans son lieu de naissance, là où elle est censée ne naître que de l'infection, puis la comparer dans un autre hémisphère qui ne la produit jamais, et où elle est le fait de l'importation et de la contagion : en quoi j'ai suivi d'excellens modèles que la maladie de Barcelonne de 1821 a reproduits au concours.

CHAPITRE VII.

Coup d'œil général de prophylactique.

§. 61. Pour ce qui regarde la médecine prophylactique de chacune des classes de maladies, ce que j'en ai dit dans les chapitres précédens suffit déjà pour démontrer que, si les progrès de la civilisation ont rendu beaucoup plus rares les épidémies, il serait possible de les rendre plus rares encore, en surveillant mieux qu'on ne le fait l'observation des divers réglemens de police sanitaire. Il reste cependant à donner des conseils de préservation lorsque l'épidémie a lieu, et à balancer franchement et prudemment, avec les intérêts de la santé, ceux de l'esprit industriel si généralement répandu, qui s'autorise du spécieux prétexte de la prospérité publique, et qui s'appuie artificieusement du goût pour les paradoxes et les innovations, pour faire déverser sur d'autres causes les maladies qui en sont une conséquence.

On objectera avec raison qu'on peut se garantir des maux occasionés par les alimens ou par les boissons; mais que la chose n'est pas si facile pour ceux qui dépendent de l'état de l'atmosphère ou des corps hétérogènes qu'il renferme. Toutefois, comme les variations de température n'affectent guère que les constitutions trop fortes ou trop délicates, il n'est pas impossible de garantir les unes et les autres : les premières, par des mesures de tempérance aidées de quelques évacuations; les secondes, par des modifications données à la température des appartemens, les sujets faibles et valétudinaires devant les garder dans ces occasions autant que possible, et lorsqu'ils sont obligés de sortir, pouvant encore se prémunir non-seulement le corps et les membres, mais même la bouche, le nez et les oreilles,

par des moyens convenables, contre l'inclémence de l'air. Un long séjour dans les bains
froids convient singulièrement dans les pays
chauds, et la méridienne, à laquelle les habitans de ces climats sont accoutumés, est un
moyen préservatif très-convenable des mauvais
effets de la grande chaleur, dont j'ai ressenti
moi-même plusieurs fois les résultats salutaires.
Quant à l'influence miasmatique et à l'infection,
heureux sont ceux qui peuvent fuir de pareils
lieux, car c'est le moyen le plus sûr de se garantir ; que si cette ressource nous est enlevée,
comme elle l'est effectivement au plus grand
nombre, il nous reste à mettre en pratique les
règles sanitaires exposées au premier chapitre,
en y ajoutant l'usage des fumigations d'acides
minéraux volatils, tels que le chlore, et mieux
encore le gaz acide nitreux, dégagé au moyen
du nitrate de potasse en poudre, placé sur une
assiette de porcelaine, et sur lequel on verse de
l'acide sulfurique étendu d'eau. Ces vapeurs
détruisent admirablement bien les mauvaises
odeurs, et m'ont été très-utiles dans les prisons
et dans les hôpitaux.

§. 62. La crainte d'un danger présent rend
les administrateurs et les administrés très-dociles
aux conseils de la médecine ; mais ils sont rarement écoutés quand le danger est encore éloi-
gné, et l'esprit de commerce se laisse facilement
séduire par l'appât d'un profit que présentent
des spéculations dont cependant l'expérience
a déjà démontré les funestes conséquences pour

la santé publique : c'est pourquoi le médecin a souvent besoin d'un certain courage pour insister auprès de ses concitoyens en faveur des principes fondamentaux dont on ne s'écarte pas en vain, pour combattre les propos hasardeux de certaines gens qui vous disent avec assurance que les canaux d'eaux stagnantes et chargées de principes organiques, et les routoirs même les plus vastes et les plus infects, n'occasionnent pas de maladies, ou qui écrivent que les fabriques de produits chimiques, tirés des animaux, tels que ceux d'ammoniaque, de charbon animal, d'adypo-cire, etc., de poudrette, de colleforte, etc., sont de même sans aucun danger. Nous convenons que, si ces travaux se font en rase campagne et sous un courant d'air très-actif qui ne transporte pas sur les lieux habités les corpuscules qui en émanent, ils sont moins à redouter, sans cesser pour cela d'être des élémens de septicité, générateurs de maladies adynamiques. Mais, de ce qu'on a vécu deux ans, trois ans et plus au milieu de ces émanations sans en être incommodé, conclure qu'on a tort de les regarder comme mal-faisantes, c'est raisonner comme ceux qui se sont élevés contre la loi qui a prohibé l'inhumation dans les églises et au centre des villes ; comme les mal-faiteurs qui se moquent de la vertu, parce que leurs déprédations leur ont long-temps réussi : tout à coup apparaît une épidémie terrible, qu'on reconnaît provenir des vapeurs élevées des tombes ; le mal-faiteur est saisi sur le fait après nombre de succès favorisés par un heureux hasard ; et les uns et les autres sont forcés alors d'avouer qu'il est, au physique, comme au moral, des vérités et des principes incontestables dont la raison nous fait une loi suprême de ne pas nous écarter.

Reste donc dans toute sa force, pour prévenir les épidémies, la nécessité de surveiller tout ce qui a rapport aux cimetières, aux voiries, aux boucheries, aux marais, aux inondations, à la propreté des rues et des maisons; de pourvoir le pays d'alimens et de boissons de bonne qualité; de procurer aux pauvres du linge, des alimens, du bois de chauffage, des médicamens, des garde-malades et de bons médecins, capables d'arrêter la marche d'une maladie, quand elle s'est développée chez cette classe d'hommes, et de prévenir ainsi jusqu'à la crainte de la contagion.

§. 63. Un grand point d'hygiène publique est de bien connaître une maladie qui commence, et d'en saisir la nature, dès le premier malade. Qui sait si, dans l'épidémie de la Nouvelle-Orléans, qui commença par un malade dès le mois de Mai, on n'eût pas empêché cette épidémie, si l'on eût reconnu que ce sujet avait la fièvre jaune? De là l'utilité des descriptions qui font distinguer les maladies, comme nous distinguons les plantes, et qui nous font séparer ce qui tient à des causes communes, d'avec ce qui appartient à un principe malin et contagieux, à l'état sensible de l'air, à la constitution et au régime des malades, ainsi qu'aux affections endémiques de la contrée. Cette étude des maladies simples nous rend naturellement plus facile celle des complications, masque trompeur contre lequel tant de praticiens viennent échouer, au grand détriment des malades et de la sûreté publique. Nous ne ferons pas ce reproche à *Wagler*, dans sa Description de la fièvre muqueuse; il a très-bien distingué l'élément muqueux simple dans son état primitif, d'avec sa complication avec les effets de l'infection et de la contagion: mais nous l'adresserons à M. *Trannoy*, médecin d'Amiens, qui, dans son Histoire des fièvres muqueuses du département de la Somme, a méconnu le concours des deux élémens précités avec le froid et l'humidité de l'air pour occasioner ces maladies. L'attention à l'effet des médicamens, à s'assurer s'ils sont utiles, n'est pas à dédaigner; mais c'est un moyen très-inférieur aux connaissances nosographiques, car il faut d'abord sacrifier plusieurs malades et laisser se propager la maladie. Ce moyen est celui qui a fait reconnaître la véritable nature de l'épidémie de Clervaux, dans le Jura, dont nous avons déjà parlé. Mais plusieurs malades n'auraient ils pas été conservés, si cette connaissance avait été obtenue *a priori?* Ainsi, l'habile médecin connaît non-seulement les maladies comme entités distinctes les unes des autres; il connaît aussi, il prévoit leur conversion, d'endémiques en épidémiques, d'épidémiques en contagieuses, de contagieuses en épidémiques. Mais il redoute moins ces dernières, parce qu'il sait que, s'il est secondé, il ne lui est pas plus impossible de les arrêter, que de mettre des bornes à un torrent ou à un incendie. L'habile médecin est donc le premier pivot sur lequel repose le salut d'une ville, d'une province, d'un royaume, dans une épidémie. Cherchons-le donc tout de suite. Mais où le trouver? Hélas, dans mille, à peine la nature en forme un; et cet un, souvent humble habitant des campagnes, est rarement celui auquel s'adressent les magistrats.

§. 64. Les bornes à opposer à la contagion sont proportionnées à son activité, et cette activité est plus ou moins grande selon que la maladie est exotique ou indigène. Les premières (qui sont spécialement, aujourd'hui, *la peste* et *la fièvre jaune*) sont toujours plus meurtrières et plus difficiles à arrêter : venues de climats qui ne sont pas le nôtre, et aux maladies desquels nous sommes moins accoutumés, ces contagions semblent opérer en mal, sur les Européens, ce que les médicamens nés entre les tropiques opèrent en bien; et l'on sait que très-certainement nos succédanés ne les équivalent pas. Acclimatées à notre sol, la petite vérole, la rougeole et la syphilis sont aujourd'hui moins meurtrières; mais l'histoire de leur première apparition nous apprend qu'elles furent alors infiniment plus actives et plus funestes qu'elles ne le sont maintenant. Les contagions d'Europe sont néanmoins quelquefois assez intenses, et moissonnent assez de monde, pour qu'elles méritent également une sérieuse attention. Les unes et les autres ont plusieurs choses communes entre elles, et plusieurs particulières à chaque espèce et au moyen desquelles on peut les distinguer de l'épidémie propre. On y parvient, 1.°, en remontant au premier malade, ainsi que nous l'avons dit plus haut ; car, par ce moyen, on reconnaîtra le commencement de la boule de neige, et l'on verra clairement qu'il ne s'agit pas d'une cause générale qui aurait produit à la fois un grand nombre de malades, mais d'une cause particulière à l'individu, de ses liaisons, de ses communications, etc. : 2.° par l'examen réfléchi des symptômes caractéristiques d'une maladie donnée, exactement les mêmes, comme il a déjà été dit, chez tous ceux qui en sont frappés : 3.° par la considération du nombre des morts, ordinairement les deux tiers des malades dans la peste, la moitié ou le tiers dans la fièvre jaune, et le quart dans les contagions d'Europe , plus ou moins, suivant l'intensité de la maladie et le mode de traitement : 4.° par celle de la durée de l'épidémie, et son expansion à de grandes distances , quoique tout soit salubre du côté de l'air et des alimens, et ce, à raison des communications entre les malades et les sains, entre le pays d'abord affligé et les pays circonvoisins. Cette expansion est infiniment plus rapide et plus étendue dans les contagions exotiques que dans les indigènes : vivacité funeste, qui établit une assez grande différence entre les divers élémens contagieux.

Les unes et les autres ne se rapprochent pas moins, en ce que les précautions recommandées pour les éviter ou pour les faire cesser sont les mêmes pour toutes, à la différence près qu'elles doivent être beaucoup plus sévères pour les exotiques que pour les indigènes, et qu'en général la peur qu'occasionnent les premières fait tenir assez rigoureusement la main à l'exécution des réglemens sanitaires pour les prévenir, nonobstant les contradictions des médecins; tandis qu'on est moins sévère lors des secondes, nées des besoins et des passions de l'homme, et souvent d'une force aveugle, quoique d'ailleurs il soit bien évident qu'on pourrait tout autant s'en garantir que des premières.

§. 65. Les moyens prophylactiques d'une efficacité reconnue sont les suivans: 1.° l'isolement, la mise en quarantaine, et la purification des personnes et des choses qui arrivent d'endroits suspects; 2.° l'entretien, autant que possible, de la pureté de l'air et de son renouvellement, surtout dans les hôpitaux; 3.° l'emploi de l'eau en grandes masses, dans les maisons, dans les rues et ailleurs.

La durée de la quarantaine pour les personnes doit être proportionnée à la certitude que l'on a de l'existence d'une maladie contagieuse dans le pays d'où vient l'arrivant, et au soupçon que l'on peut avoir qu'il est lui-même affecté de cette maladie. Pour ne pas prolonger inutilement une mesure de sa nature rigoureuse, on doit avoir recours à la connaissance

que l'on a de la durée ordinaire du terme d'incubation des maladies fébriles, contagieuses,
qui n'est ordinairement que de peu de jours
(§. 54), comme, par exemple, d'un à huit : or,
en doublant ce terme par excès de précaution,
et le portant à seize jours ; si, pendant cet intervalle, l'individu que l'on avait fait laver, en entrant au lazaret, et changer de linge et de
vêtemens, ne tombe pas malade, on peut le
croire exempt de la maladie soupçonnée et lui
permettre, sans aucune crainte, de rentrer dans
la société, après l'avoir de nouveau fait baigner,
laver et nettoyer, sur toute sa personne, dans
ses poils et ses cheveux, et lui avoir fait encore
changer de linge et d'habits. On obtiendrait des
résultats très-avantageux de cette pratique, dans
le typhus des camps et nosocomial, si l'on avait
soin, avant d'introduire une troupe suspecte
dans une ville, ou des malades dans un hôpital,
de les faire dépouiller, de les laver et de leur
donner d'autres habits : mise à exécution dans
quelques villes, durant les dernières guerres,
elle a prévenu bien des maux.

Il n'en est pas de même des habits, des effets
et des marchandises, arrivés d'un lieu suspect ;
ici il n'y a point de réaction vitale, et par conséquent point de terme fixe de prescription. Ce
qui peut être lavé, doit l'être soigneusement, et
tout ce qui ne peut l'être, de nature végétale
ou animale, doit être exposé à un courant d'air
parfaitement libre, et *séréné* pendant au moins
quarante jours. Le *sérénage*, c'est-à-dire, l'ex-

position à la rosée, paraît être, d'après une expérience très-ancienne, et d'après ce qui se pratique en Égypte, à la Saint-Jean, après la crue du Nil, d'une grande efficacité. Les parfums composés de substances très-énergiques, telles que l'arsenic, le soufre, l'antimoine et autres, et même les vapeurs du chlore, ne paraissent pas doués de la même efficacité ; cependant je ne déconseille pas d'en faire usage concurremment, puisque d'ailleurs on ne saurait prendre trop de précautions. Les effets et marchandises renfermées sont surtout d'une nature très-périlleuse, lorsqu'on les ouvre ; c'est pourquoi il conviendrait de les ouvrir dans l'eau, à une profondeur de deux pieds. La pureté de l'air s'entretient dans les villes, en diminuant le nombre de leurs habitans, en favorisant les émigrations, et en faisant camper sur les hauteurs et les lieux aérés. Cette mesure est indispensable pour plusieurs raisons, et surtout parce que l'interruption de communication entre les personnes ne suffit pas toujours pour éviter la contagion dans les maladies qui peuvent aussi se communiquer par l'air (§. 55), surtout dans les calmes, et lorsque ce fluide est saturé : saturation qu'on n'aperçoit pas dans une lumière ordinaire, mais bien à l'odorat, et quand on fait passer un seul rayon dans une chambre bien obscure. Dans la peste de Vienne, décrite par *Sorbait*, l'épidémie a particulièrement sévi, durant l'état calme de l'air, dans toutes les classes, quelques précautions qu'elles prissent, et

il en a été de même à Séville, durant une épidémie de fièvre jaune. De là la nécessité d'ouvrir de grands courans d'air, de multiplier les
masses d'eau capables d'absorber beaucoup de
vapeurs, d'établir des ventilateurs dans les
établissemens peu aérés, et d'y faire un fréquent usage des fumigations minérales, lesquelles ont du moins l'avantage incontestable de
détruire les miasmes putrides et odorans. De là
aussi la conséquence de renoncer à de grands
hôpitaux (ou plutôt tombeaux), où l'on réunit
un grand nombre de malades de tous genres,
des vieillards et des infirmes. On a senti depuis
long-temps la nécessité de morceler ces asiles
dont l'infortune ne saurait se passer, de les
placer dans des lieux isolés et parfaitement
aérés de toute part, de séparer les infirmités
simples d'avec les maladies, de séparer même
celles-ci, et d'avoir dans les grandes cités plusieurs petits lazarets pour les maladies contagieuses, à mesure qu'elles se manifestent. Il n'est
aucun esprit sain qui ne comprenne tout l'avantage de pareilles dispositions. Les membres de
la Commission française envoyée à Barcelonne
ont fait ressortir, dans presque toutes les pages
de leur rapport, l'utilité des grands courans
d'air pour isoler les malades de la fièvre jaune et
pour préserver ceux qui ne sont pas atteints encore. Il est peu d'habitations aussi salubres que
celles qui sont placées au voisinage des mers,
des grands lacs, des fleuves et des rivières. L'eau,
comme il a déjà été dit (§. 54), éteint toute

I.   17

activité dans les germes contagieux, et l'on ne saurait trop, partout où il y a des réunions d'hommes, la mettre à portée de tous les habitans. Un courant d'eau suffisamment rapide, placé au pied des hôpitaux et des prisons, procure à ces établissemens, si souvent infectés par les fosses d'aisance, de véritables fosses *mobiles* et *inodores*, et donne la commodité d'établir de ces mécaniques au moyen desquelles les blanchisseuses peuvent laver le linge des malades, sans courir aucun risque; machines qu'on a commencé à construire à Londres, et qu'on désirerait voir se multiplier partout. C'est surtout pour purifier les bâtimens de navigation infectés, que l'eau en masse est essentiellement utile lorsqu'on veut les conserver. L'expérience de nos jours a prouvé que la submersion des navires est un bon préservatif, auquel on doit toujours recourir, et qu'on peut employer encore avec avantage pour plusieurs autres réceptacles d'infection qu'on a coutume d'anéantir par le feu.

§. 66. Bien d'autres devoirs encore sont imposés pour la sûreté commune aux médecins, aux particuliers et aux magistrats, quand une maladie contagieuse grave a éclaté. Les premiers doivent être prudens, de manière à ne pas déclarer la contagion, et cependant à faire prendre les précautions nécessaires pour qu'elle ne se répande pas. Ils ont besoin d'un grand courage, d'un grand dévouement; autrement ils doivent se retirer. Il faut qu'ils soient bien nourris, bien vêtus et d'une grande propreté ; qu'ils changent fréquemment dans la journée de linges et d'habits. Peut-être les vêtemens noirs sont-ils plus susceptibles d'absorber les élémens contagieux, et devraient-ils y renoncer : une robe de taffetas ciré, sans plis, est très-convenable. Peut-être qu'un voile de gaze blanche servirait beaucoup à garantir des vapeurs qui s'introduisent par la bouche et par le nez ; du moins convient-il de faire usage d'une éponge imprégnée d'acide acétique. On a conseillé, comme préservatif, les frictions d'huile chaude par tout le corps, faites deux fois par semaine, après avoir pris un bain d'eau et de vinaigre. On les dit avoir été utiles en Égypte, et dans les pestes de Magador, de Maroc et de Malte. Nous avons appris que dans cette dernière, qui a eu lieu en 1812, on les avait beaucoup employées, et qu'elles n'avaient présenté quelque avantage que dans la seconde période. Quoiqu'il soit évident que ces frictions ne sauraient empêcher l'entrée de l'air par la bouche, le nez, les yeux et les oreilles, je pense cependant qu'elles ne sont pas à rejeter, mais qu'on doit y joindre les autres précautions ; savoir : indépendamment de ce qui a déjà été recommandé, de ne pas trop rester avec les malades, et d'éviter de recevoir leur haleine et leurs autres exhalaisons ; de ne pas faire ses visites absolument à jeûn, de se moucher et de cracher plus souvent que de coutume, et de se laver soigneusement les mains et le visage au sortir de chaque chambre de malade.

Les mêmes précautions, et de plus grandes encore, sont nécessaires aux garde-malades, puisqu'ils sont plus exposés. On leur procurera une bonne nourriture, du bon vin, du linge et des habits pour se changer souvent ; ils ne resteront que le temps indispensable auprès des malades, dont ils ne toucheront le corps qu'avec des gants, et les literies sales qu'avec des pincettes. Ils seront souvent relevés, pour que chacun d'eux puisse prendre un repos suffisant.

Il est essentiel de redoubler de propreté avec les malades : il faut placer leurs lits au milieu des appartemens, et sans rideaux ; tenir les fenêtres ouvertes, de manière à avoir sans cesse un courant d'air, et ne souffrir dans la chambre d'autre odeur que celle des fumigations d'acides minéraux. On ne doit admettre auprès d'eux que les gens nécessaires, tâcher de leur éviter le son des cloches et de recevoir des nouvelles tristes ou inquiétantes. Il faut les empêcher de cracher par terre ou sur les murs, et emporter de suite les urines et les matières fécales, à mesure qu'ils les rendent. Il ne l'est pas moins d'avoir auprès de chaque malade un grand baquet plein d'eau, dans lequel on jette, par le moyen de pinces, les literies, linges et étoffes à son usage, aussitôt qu'il les a salis. L'esprit des malades étant inquiet et leur ame sans cesse accablée de terreurs, c'est déjà une médecine très-salutaire que de les rassurer et de ne leur refuser aucune des consolations qui sont compatibles avec la sûreté et la salubrité.

Le devoir des particuliers est d'obéir ponctuellement aux magistrats, de leur faire leur déclaration aussitôt qu'ils ont connaissance d'un malade ; d'aller aux hôpitaux, dès qu'ils se sentent attaqués de la maladie, lorsque leur fortune ou les circonstances ne leur permettent pas de s'isoler et de se faire traiter chez eux ; d'éviter tous les lieux publics et les rassemblemens ; de n'approcher qu'avec précaution de toute personne dont l'état sanitaire n'est pas bien connu ; de donner de bonne grâce une partie de leur bien pour le service public et pour secourir les pauvres. L'avarice ne saurait nulle part être aussi déplacée qu'ici ; et ceux qui sont dominés par cette passion ne sauraient trop réfléchir que leurs richesses leur deviendront inutiles, et qu'ils les perdront avec la vie, si l'on manque de moyens suffisans pour arrêter la contagion.

§. 67. Les devoirs de l'administration publique sont, de tous, les plus grands, et ils demandent autant un caractère ferme et les efforts d'un bon cœur, que ceux d'une raison très-éclairée : ils varient suivant que la maladie ne fait encore que commencer ou qu'elle est déjà répandue, ou suivant qu'elle commence à cesser, et qu'elle a cessé tout-à-fait.

Dans le premier cas il s'agit d'isoler aussitôt, et en tout point, les premiers malades et les personnes destinées à les servir, sous des peines graves, même de mort pour les violateurs ; de désigner pour ce service des gens de l'art mis eux-mêmes en quarantaine dans une maison particulière et ne pouvant sortir qu'avec des gardes; de barricader le quartier infecté; d'engager, autant que possible, les habitans des quartiers encore sains de quitter la ville, en fournissant aux pauvres les moyens de transport, de logement et de nourriture; de nommer un comité de santé composé de médecins proprement dits, les plus éclairés et les plus expérimentés, auquel seul devront s'adresser tous les rapports, et qui dirigera le traitement; d'établir de suite une maison d'observation pour les gens suspects; de s'occuper, si besoin est, de l'érection des infirmeries et hôpitaux nécessaires; d'avoir prête une liste d'employés de police, de messagers, d'infirmiers, d'enterremorts; de pourvoir d'avance aux subsistances et aux médicamens; de tenir prêtes des troupes pour un cordon, des ordres et des proclamations, le tout sous le plus grand secret; de redoubler les mesures de propreté et de salubrité.

Si la maladie est déjà répandue, tout commerce doit cesser, excepté celui des comestibles : il faut fermer les boutiques et les lieux publics; prohiber les rassemblemens, l'exercice du culte, la sonnerie des cloches; établir des barrières et une enceinte aux portes, pour le marché des comestibles, et autour du lieu infecté un cordon de troupes, mais suffisamment étendu pour qu'il y ait assez de campagne et de villages pour les émigrans et la fourniture des comestibles; faire détruire les chiens et les autres animaux errans; prohiber de vagabonder ou de sortir sans avoir subi une quarantaine; murer les maisons désertes; acheter les hardes volées, pour qu'on ne les cache pas; multiplier les hôpitaux, et veiller à leur entretien et à leur propreté; procurer aux enterre-morts les moyens de se garantir en emportant les morts; surveiller la profondeur des sépultures, et avoir une provision suffisante de chaux vive, pour en recouvrir les corps. L'autorité doit surtout éviter les demi-mesures; car il résulte d'ordres faiblement conçus et faiblement exécutés, les plus grands dangers et des maux irréparables.

On ne peut regarder une maladie contagieuse et épidémique comme ayant entièrement cessé, qu'après que le nombre des malades et des morts a été chaque jour en diminuant; qu'on a vu que la contagion a évidemment perdu de son activité, et qu'il s'est écoulé au moins un mois depuis qu'on n'a plus observé de maladie de la même espèce, tandis que celles qui règnent appartiennent simplement aux intercurrentes. Ce n'est donc que sous ces conditions qu'on peut se permettre de proclamer la cessation d'une épidémie grave, et même qu'après avoir pris les précautions qui suivent, pour les personnes et pour les choses; précautions dont le mépris a plus d'une fois été payé des regrets les plus cuisans.

1.º L'on ne peut permettre de circuler librement et de se rassembler, à ceux qui ont essuyé

la maladie, que quarante jours après la cessation de celle-ci, l'expérience ayant prouvé que,
dans les fièvres contagieuses et surtout exanthématiques, la dépuration se continue encore
long-temps, durant la convalescence, par les
pores cutanés, et que cet état n'est pas exempt
de communiquer quelquefois la maladie. Ces
personnes devront ensuite se laver le corps, et
changer de linge et d'habits.

2.° Pour ceux qui ont approché les malades
et qui les ont servis, médecins, chirurgiens,
infirmiers et autres, une quarantaine de seize
jours doit être ordonnée pour s'assurer de leur
santé, et ils seront pareillement tenus, avant de
circuler librement, de se laver et de changer
de linge et de vêtemens. On avait ressenti à
Marseille, en 1721, les mauvais effets de trop
de précipitation, et l'on vient encore de les
éprouver à Barcelonne, où la rentrée préci-
pitée de beaucoup de citoyens a rallumé le
cours de la fièvre jaune dans les derniers jours
de Décembre 1821.

Mais, comme il a déjà été dit, il n'est point
de prescription pour la faculté contagieuse des
hardes, meubles, effets, marchandises, maisons :
c'est pour cela, qu'avant même d'ouvrir les
portes de la ville, il faut procéder à une désin-
fection générale de toutes les choses qui ont
quelque valeur, et anéantir par le feu ou autrement celles de peu de conséquence. Les étoffes
de fil et de coton peuvent facilement perdre
toute qualité contagieuse par le lavage et la

lessive; quant aux autres, on aura recours aux
méthodes déjà indiquées plus haut (§. 66),
ainsi qu'aux fumigations d'acides minéraux, répétées plusieurs jours de suite; ce qui ne devra
pas moins être exécuté dans les maisons où il
y a eu des malades, après avoir fermé portes et
fenêtres. Les personnes employées aux fumigations subiront à leur tour une quarantaine; et
ce n'est réellement qu'après que toutes ces précautions ont été prises, sans avoir observé de
nouveaux malades pendant quarante jours,
qu'on peut lever le cordon de circonvallation
et annoncer hautement qu'un tel lieu n'est plus
en danger de donner la contagion.

§. 68. Je vais terminer ce chapitre et cette
section par la description d'un ventilateur que
j'ai imaginé, d'après celui de *Hales,* pour servir
à une triple fin, savoir, d'épuiser un appartement de malade de son mauvais air, d'en introduire du nouveau par un grand courant, et de
nettoyer les blés, légumes et autres comestibles
secs, des insectes qui y pullulent, par l'introduction dans les tas du gaz acide sulfureux.
J'en ai fait exécuter un modèle (par M. *Dieboldt,*
mécanicien à Strasbourg) qui est employé tous
les ans dans mes cours à la Faculté, qu'on peut
voir dans son Musée, et qui remplit parfaitement mes vues. On place cet instrument dans
l'embrasure d'une fenêtre, quand il s'agit de
renouveler l'air, après lui avoir donné les dimen-
sions proportionnées à l'usage en grand auquel
on le destine.

Il se compose, en modèle,

1.º D'une caisse hermétiquement fermée, dont la base a vingt-un pouces de large, sur vingt-quatre pouces de profondeur ; la hauteur de cette caisse est de douze pouces. Elle est divisée dans sa largeur par un diaphragme qui en forme deux compartimens, dont chacun reçoit une planche fixée à charnière au côté court, et est mue alternativement par un levier adapté sur le couvercle de la caisse.

2.º C'est contre la face antérieure de cette caisse que sont fixées les deux planches mouvantes qui la divisent horizontalement en deux parties égales de chaque côté du diaphragme.

3.º A chacune de ces cases répondent deux soupapes, dont la moitié sert à aspirer et l'autre à refouler. En faisant mouvoir le levier, les planches mobiles aspirent et refoulent une quantité d'air, par quatre soupapes, dans chaque mouvement. Par cette opération alternative on peut, dans un volume donné, expulser un gaz quelconque.

4.º Le moyen de le remplacer par un autre est procuré par deux pompes de la même hauteur que la caisse, et de trois pouces de piston, portant chacune une soupape aspirante et une foulante : ces pompes sont mues facilement par le même levier qui fait aller les planches.

5.º Des tuyaux adaptés à l'extrémité de ces soupapes, ainsi qu'à celle des premières, en réunissent l'effet, et déterminent l'entrée de l'air frais et l'expulsion de celui dont on veut se débarrasser. Par l'emploi de cette machine, très-simple dans sa construction et très-facile à manier, on obtient par conséquent à chaque tour de levier quatre effets utiles ; savoir : on aspire de l'air frais ; on aspire des gaz méphitisés ; on foule l'air frais ; et, enfin, on chasse à l'extérieur le gaz délétère.

6.° Le même modèle est disposé de manière à ce que l'on puisse introduire, dans un lieu déterminé, un gaz quelconque, en adaptant aux tuyaux des vessies qui en sont remplies ; ce qui le rend propre à purger et à désinfecter un réservoir contenant des insectes, lesquels, visiblement incommodés par l'introduction d'une vapeur minérale, cherchent à s'échapper et sont mis à mort. J'emploie ces vessies dans mes leçons pour faire voir les effets des différens gaz sur la combustion et la respiration ; mais, en outre, je fais adapter un tuyau aux soupapes aspirantes, et je fais recevoir par une de ses extrémités en entonnoir, les vapeurs du soufre brûlé, lesquelles, introduites dans la capacité du ventilateur, sont ensuite poussées dans un autre tuyau, inséré dans une caisse où il y a du blé rempli d'insectes et d'où la vapeur sort en pluie. Les élèves voient très-bien par là les effets de la machine.

SECTION II.

Étude des maladies dans leur formation, et moyens de guérison.

CHAPITRE PREMIER.

De la vie, dans l'état de santé.

§. 69. Peu d'autres professions réclament, comme celle du médecin, l'exercice de cette puissante force intellectuelle qui permet d'embrasser, sous un seul point de vue, le passé, le présent et l'avenir : d'avoir présentes à la pensée, au premier abord d'un malade, les idées de vie, de santé, d'habitudes, de tempérament, de telles ou telles fonctions altérées dans telle ou telle maladie, de lésion directe des organes, ou de lésion sympathique ; celle de l'action qu'exercent sur nous les corps extérieurs, et même nos propres passions, pour la santé ou la maladie ; les idées, enfin, de la médication la plus convenable et des résultats présumés : pensée complexe, prompte, souvent plus sûre au moment de sa création qu'après de longs tâtonnemens, qui constitue cette opération sublime, profonde, consolante ou terrible, qu'on nomme le *jugement*, le *coup d'œil médical;* de laquelle je dois aussi partir pour enseigner comment l'on pourra exercer dignement cet art si noble, qui **nous** élève bien au-dessus de toutes les frivolités sociales.

Ma tâche est donc, dans cette section, de commencer par considérer la vie dans l'état de santé, afin de lui comparer la vie dans l'état de maladie; de donner ainsi une esquisse de physiologie saine, suivie de la physiologie de l'homme malade, et de recherches sur le mode de formation de ses maladies, sur la nature de chacune d'elles, d'après les diverses causes des épidémies; d'établir, d'après les faits les plus constans, les bases d'une bonne thérapeutique générale; d'examiner en quoi consiste cette prédisposition positive ou négative aux maladies: enfin (et pourquoi ne le dirais-je pas?) j'aurai atteint mon but, j'aurai donné aux hommes tout ce qu'ils peuvent attendre de la médecine, si, découvrant l'insuffisance des audacieux artisans de la tour de Babel, j'ai pu faire rendre à la nature, dont nous ne sommes que les ministres, ses droits, son culte et notre soumission.

§. 70. La vie ne peut pas se définir substantiellement, parce qu'il ne nous est permis que de connaître des phénomènes; mais l'idée que nous nous en formons est celle d'une puissance toujours active, directement opposée à un état contraire *d'inertie absolue,* dans lequel nous supposons les corps nommés inorganiques, où nous ne reconnaissons que des molécules juxtaposées, dans un ordre régulier ou confus : cet état d'inertie, c'est la mort. Nous aurions peut-

être une analogie assez frappante entre les effets
de la vie et ceux de la chaleur, en comparant
les productions animées et expansives du printemps, avec le resserrement et le silence glacé
de l'hiver; la chaleur répandue et rayonnante,
avec la chaleur ignorée et latente. Il est bien
connu, par exemple, que, quel que soit le degré
de froid annoncé par nos instrumens, un degré
suffisant de pression sur l'air atmosphérique et
sur les corps les plus durs suffit pour faire
monter le thermomètre, et pour procurer du
feu aux habitans des régions les plus glacées :
de même, la vie reste cachée chez plusieurs
êtres organisés, chez lesquels on ne la soupçon-
nerait pas; les arbres, en hiver, semblent en être
privés et peuvent être transportés au loin pour
être transplantés, et donner cependant par la
suite des feuilles, des fleurs et des fruits. On
connaît l'inactivité des graines et des œufs, jusqu'à ce qu'ils se trouvent dans des conditions
favorables pour rendre sensible leur vie latente.
Les insectes, les mouches, les tortues et les divers
quadrupèdes ovipares revêtent la forme de
corps bruts pendant la saison rigoureuse ; la
chauve-souris, roidie par le froid, permet qu'on
brise ses ailes, sans répandre une goutte de sang,
et donne de suite des preuves qu'elle vit, dès
qu'elle sent l'impression de la chaleur. Ici, et
dans la plupart des êtres, c'est cet élément
qui fait ressortir le principe moteur, conservateur et reproducteur, qu'on n'apercevait pas :
chez plusieurs animaux microscopiques et chez

quelques vers, c'est l'eau au contraire qui fait la fonction d'excitateur.

Quelle que soit pourtant l'apparence de cette analogie, nous sommes très-éloignés de penser que le principe dont nous parlons soit identique avec celui de la chaleur. Ce dernier est constamment un artisan aveugle de troubles et de fermentations; il détruit les formes, au lieu de les édifier et de les conserver : la vie, au contraire, produit, dans l'état normal, l'harmonie et la régularité, et devient elle-même source de la chaleur, qu'elle emploie comme l'un de ses instrumens ; son activité, aidée des puissances physiques, qu'elle modifie suivant ses besoins, crée des organes, les développe et leur attribue des fonctions par lesquelles elle manifeste sa présence, et par lesquelles elle s'entretient dans son propre ouvrage pendant tout le temps assigné à l'existence de chaque famille et de chaque individu.

§. 71. Puisque le mot vient d'être prononcé, je ne craindrai pas d'avouer, comme je l'ai déjà fait dans d'autres écrits, et comme je persisterai à le faire à l'avenir, que je suis convaincu de l'existence d'un principe particulier répandu dans tous les êtres, d'*un principe -vital*, enfin, indépendant de l'existence des organes, ou plutôt par lequel les organes existent et sans lequel ils n'existeraient pas; principe *matériel*, soumis aux lois générales, et à des lois particulières qui font équilibre avec les premières.

S'il n'est point d'effet sans cause, si des

propriétés distinctes sont évidentes, si le néant ne peut pas avoir des propriétés, force est d'admettre un être qui ait des propriétés ; et rien ne saurait être moins conséquent que cette fausse honte de beaucoup de gens, dont les explications rendent le même sens, et qui n'osent pas avouer leur conviction, parce qu'ils ne peuvent pas *palper*, comme si, dès l'origine de la physique, l'on n'avait pas admis sans contestation, et d'après les mêmes preuves *a posteriori*, grand nombre de fluides également invisibles et impondérables. L'ancienneté d'une opinion, et la persévérance à l'admettre, ne sont pas moins une preuve en sa faveur ; car elles font supposer que ce n'est qu'après avoir médité et raisonné qu'on l'a maintenue : or, celle-ci est des plus anciennes et des plus générales, bien antérieure à *Pythagore* et à *Hippocrate*, qui n'ont fait que la reproduire. *Hérodote*, qui écrivait cinq cents ans avant notre ère, et *Ctésias*, premier médecin d'*Artaxerxès*, qui a voyagé par ordre de ce prince, et qui a écrit quarante ans après *Hérodote*, parlent expressément de plusieurs philosophes de l'Inde à qui cette opinion était familière (*Herod.*, *lib. III*, *cap.* 98, 99 et 100 ; *Ctésias*, *ind. et Steph. de urbe*, *in voce Dyrbœi*). Qu'on ne craigne cependant pas, d'après ces idées, l'émission d'une métaphysique obscure, inutile et inintelligible : s'il m'est nécessaire d'admettre ce principe, je n'en ferai qu'une sobre application, et je parlerai beaucoup moins de son essence, qui m'est inconnue, que des phénomènes qu'il produit par les organes ; et le premier de ces phénomènes est déjà la production même de ces organes, et sa tendance à une sorte de création, régulière dans l'état normal ou de santé, irrégulière dans l'état de maladie.

Observez cette graine, qui semble n'être qu'un corps inerte : exposée à l'action de l'air et de la chaleur humide, elle ne tardera pas à montrer la faculté d'organisation qu'elle recèle ; les cotylédons se dilatent, les membranes se rompent, la radicule descend dans le sol, et la plantule s'élève vers l'atmosphère. Peu à peu les organes de la nutrition deviennent vasculaires, et se montrent au-dessus du sol ; les cotylédons sont convertis en feuilles séminales, et convertissent à leur tour l'eau, l'air, la chaleur et quelques parties du sol, en vaisseaux, en trachées, en tissu réticulaire, en racines, en troncs, en branches, en feuilles, en fleurs, en fruits, en organes sécrétoires et excrétoires, de différentes humeurs, de différens principes, qui n'existaient pas auparavant. La plante, ainsi établie, a ses lois et ses habitudes de feuillaison, de floraison, de fructification, d'effeuillaison, de veille et de sommeil. Le grain argenté du bois, élastique et contractile, favorise l'ascension de la séve par ses dilatations et ses contractions. Ces fonctions et d'autres s'exécutent pendant un temps déterminé, durant lequel le principe de vie s'écoule lentement, et la plante, enfin, meurt de vieillesse, malgré tous ses organes, à moins que des

I.   18

accidens ou une maladie ne lui aient procuré, comme chez les animaux, une mort anticipée.

Les choses se passent de même dans les œufs des animaux, dans celui dont est sorti le fils de l'homme : ils ont pareillement d'abord des organes nés successivement pour leurs besoins, et qui disparaissent avec ces besoins, pour faire place à d'autres. L'animal, dès son origine, a, comme la plante, le pouvoir de convertir les élémens communs, aveugles, de la matière, en structure organisée, tant pour l'assimilation que pour la reproduction : ce pouvoir subsiste un temps déterminé, et disparaît enfin, laissant son ouvrage livré quelques instans à notre admiration, mais que nous n'animerons plus. Ne dites pas que ces contemplations sont oiseuses, ou vous n'êtes pas digne d'être médecin : car si, dans toutes les sciences, le but suprême de l'intelligence est de réduire en un tout systématique les détails de l'analyse, pourra-t-il nous être permis, pourra-t-il nous suffire d'observer isolément chacun des phénomènes des êtres vivans, sans les rapporter à une force, à une puissance unique, à la *vie,* enfin, placée, pour ce qui est de son essence, au-dessus de tout notre savoir, généralement répandue, et donnant une forme, un mouvement, une harmonie, une fin à tous les matériaux de ce vaste univers ?

Pour comprendre la nécessité qu'il y a de remonter par abstraction à un principe isolé des organes, avant de tout attribuer à ces organes, comme nous y sommes portés, il n'y a qu'à nous rappeler que nous n'avons pas toujours été ce que nous sommes ; que, dans le sein de notre mère, nos fonctions vitales et naturelles n'étaient pas les mêmes ; que non-seulement il y a des fœtus acéphales et anencéphales, qui vivent, qui se meuvent, jusqu'au terme de la gestation ; mais encore des fœtus manquant en même temps de cerveau, de poumons, de cœur, d'estomac, etc. (voyez à ce sujet un Mémoire de M. *Béclard*, dans les tomes XXXIV et XXXV du Journal de médecine), et qui néanmoins ont vécu, ont grandi, le terme de neuf mois ; que dans les animaux les plus simples, tels que le polype, etc., on ne trouve que quelques nerfs épars, sans cerveau. De ces considérations et de celles qui résultent de tant d'observations pathologiques, ne résulte-t-il pas qu'il n'y a pas un appareil d'organes dont l'existence soit nécessaire pour constituer la vie ; que celle-ci peut tout aussi bien être dans une molécule de liquide ou de fluide que dans l'organisation la plus compliquée ; enfin, que les tissus et les organes ne servent pas à donner la vie, mais à la modifier et à l'agrandir ? C'est surtout dans ce dernier sens que se présente le système nerveux chez l'homme, dès l'instant qu'il voit le jour. Dès-lors ces troncs de nerfs, ces rameaux, ces ganglions, cette moelle épinière, ce cerveau, enfin, centre commun, organe de tous les phénomènes du sentiment et du mouvement, comme le cœur et les vaisseaux le sont de la circulation du sang, ne peuvent plus se séparer de la vie, doivent être étudiés avec elle; car dès-lors, ces organes et ceux qui en dépendent ayant été mis en activité, la vie ne peut plus exister sans eux.

§. 72. L'organisme ainsi constitué, la vie et la santé s'entretiennent par l'exercice régulier de la sensibilité, de l'excitabilité et de la motilité, de la nutrition et de la sanguification, de la circulation, de la respiration, de la calorification, des sécrétions et excrétions, de la veille et du sommeil : fonctions dont quelques-unes méritent, pour le travail que nous avons entrepris, que nous ne nous contentions pas de les nommer.

§. 73. La sensibilité est, comme l'on sait, cette propriété en vertu de laquelle nos organes sont en rapport avec les corps extérieurs et les organes voisins, et par laquelle ils reconnaissent, ils choisissent ce qui est le plus en harmonie avec notre économie. Quel que soit le siége principal de cette propriété dans les êtres où nous ne connaissons encore point de nerfs, le fait est que, parmi les animaux parfaits, et chez tous ceux qui sont vertébrés, dont le nombre s'accroît tous les jours par les recherches curieuses des naturalistes, l'intégrité du système nerveux est nécessaire au sentiment. Plusieurs feuilles des ouvrages immortels de *Haller* et des physiologistes qui lui ont succédé, ont été consacrées à ce fait, et les expériences exécutées de nos jours en très-grand nombre sur les animaux vivans par des savans de tous les pays, occupés tant de la médecine humaine que de celle des animaux, semblent avoir donné le dernier degré de certitude aux corollaires suivans : 1.º que, la puissance vitale une fois établie, l'influence nerveuse est nécessaire pour animaliser, pour préserver de la décomposition putride, pour maintenir la contractilité indispensable aux mouvemens vitaux; 2.º que, quoique la vie puisse encore se conserver, du moins pendant quelque temps, après la section des principaux nerfs, cependant leur continuité est nécessaire à l'intégrité des fonctions, et par conséquent à sa continuation; 3.º que l'irritation, la ligature et la compression sont plus fâcheuses et donnent plus tôt la mort que la section complète; 4.º que les fonctions digestives sont tout-à-fait empêchées par la ligature ou la section des grands et moyens sympathiques (pneumo-gastriques), quoique l'animal ne périsse pas encore; 5.º que la vue en est troublée, l'œil rapetissé, et qu'il devient rouge, remarque déjà faite depuis long-temps par *Lamothe* à la suite d'une blessure entre la troisième et la quatrième côte; 6.º que la respiration est empêchée et la circulation troublée par la lésion des mêmes nerfs, lesquels se distribuent aussi aux poumons, au cœur et aux troncs artériels; 7.º que cette ligature ou cette section des principaux nerfs amène la cessation de la propriété calorifiante, comme celle des nerfs d'un ou de plusieurs muscles amène la paralysie et le refroidissement de la partie : effets néanmoins également produits par la ligature des vaisseaux, et par ce qui porte de l'embarras dans la circulation ; 8.° que, quoique le nerf ne se contracte pas, cependant, étant piqué au-dessous de la section, il en résulte encore des mouvemens convulsifs dans les parties auxquelles il se distribue, ce qui prouve qu'il ne sécrète rien, mais qu'il est un agent, un conducteur du principe de vie ; 9.° que néanmoins l'animal n'a plus la conscience des effets produits par cette irritation, lorsque le nerf est coupé, et que cette conscience est pareillement anéantie par la compression du cerveau ou une forte lésion : ce qui démontre que la sensation, le plaisir et la douleur exigent le commerce non interrompu entre les nerfs et l'encéphale, et réciproquement ; 10.° que l'animal le plus vivace, plongé dans un gaz délétère, le gaz hydroarsénical, par exemple, acide hydro-sulfurique, etc., ou recevant sur la langue ou dans le rectum une dose suffisante d'acide hydro-cyanique, d'huile d'amandes amères, de tabac, etc., ou étant soumis à l'application sur la tunique interne gastro-intestinale d'un poison très-actif, tel que l'arsenic, le muriate de baryte, etc., périt subitement sans souffrance et sans lésion de tissus, sans dérangement d'organes, ce qui prouve nécessairement la soustraction, l'annihilation d'un principe indépendant des tissus et des organes : faits directs qui, ajoutés à tout ce que nous savons de l'histoire de la santé et des maladies, forment la démonstration que la sensibilité est la principale propriété de la vie, et que le système nerveux en est le principal instrument.

§. 74. Mais ce point établi ne résout pas toutes les difficultés; car, d'une part, les phénomènes sembleraient montrer que chaque organe a sa sensibilité particulière, et, d'une autre part, que la sensibilité ou plutôt que la vie n'est qu'une. Ces deux manières d'être ont trop d'influence sur la médecine pratique, pour que je n'en fasse pas une courte exposition, sans pourtant vouloir tenter d'en donner l'explication.

Chacun de nos sens est évidemment affecté par la présence de tel ou tel corps, lequel ne produit pas la même sensation sur un autre sens : pareillement, nous voyons que certains alimens, certains remèdes agissent sur certains organes plutôt que sur d'autres; que, dans certaines maladies, certains empoisonnemens, des parties déterminées éprouvent des impressions préférablement à d'autres parties, et que certaines passions produisent un sentiment bien déterminé à une partie du corps plutôt qu'à telle autre. Quoique les impressions produites sur le sens du goût nous fassent diviser les médicamens en émolliens, amers, stimulans, etc., il est pourtant vrai que parmi ceux de la même classe il y en a qui agissent plus spécialement sur un organe que sur un autre, et qui produisent des effets bien différens de ceux qui

leur sont en apparence congénères. Les uns
portent de préférence leur action sur les voies
gastriques, les autres sur les voies urinaires, les
autres sur la peau, etc.; il suffit même d'injecter
dans les veines l'agent spécial d'excitation de
chaque organe pour lui voir produire son
effet : l'émétique, par exemple, pour exciter
l'estomac; le baume de copahu, l'asparagine,
l'urée, etc., pour exciter les reins, et ainsi des
autres. La plupart des poisons ne font pas moins
éprouver leur efficacité délétère à des organes
particuliers : les cantharides portent spécialement sur la vessie et sur les organes de la généra-
ration; le poison de l'aspic donne la mort en
assoupissant; celui du céraste, du woorara et de
l'upas tieuté, en produisant le tétanos; celui de
la vipère, après avoir occasioné la jaunisse;
celui du dypsus, après avoir produit l'inflammation de l'estomac et une soif ardente; celui
du seps et du seigle ergoté, après avoir fait
tomber les membres en gangrène. Combien ne
pourrions-nous pas alonger cette liste d'effets
spéciaux, en y ajoutant ceux des différens gaz,
des odeurs diverses, des virus, des miasmes?
D'ailleurs, nul autre organe, excepté celui qui
en a le département, ne peut remplir les fonctions de la digestion, de la génération, de la
respiration, de la circulation, etc. : chacun de
ces systèmes est mis en jeu par le contact de
son liquide et du fluide de son choix. Cependant toutes nos parties sont également composées de membranes, de vaisseaux, de nerfs, de

fibres contractiles, dans lesquels nous n'apercevons aucune différence de nature ; mais ils sentent chacun différemment : autrement il n'y aurait eu pour tous qu'une seule et même fonction à remplir.

Et pourtant, quelque réelle que soit cette vitalité spéciale, quelque important qu'il soit en médecine pratique de la connaître, puisque l'observation prouve que la sensibilité peut s'accumuler, peut s'exalter dans l'une de nos parties, au point de nous donner la mort, surtout si cette douleur occupe un organe intérieur ; malgré, dis-je, cette distribution, qui paraît une propriété isolée pour chacun de nos organes vivans, ce serait une grande erreur de les considérer, chacun séparément, comme autant d'anneaux, autant de fractions de la vie générale. L'histoire des sympathies prouve seule que la vie n'est qu'une, et celle des faits peut convaincre les plus incrédules, qu'on peut, pour ainsi dire, la centupler ou l'extraire tout entière en agissant par un seul point. Un parfum agréable, présenté à l'odorat ; une goutte de vin généreux, placée sur la langue d'un homme épuisé, suffisent souvent pour lui rendre de la vigueur. La vue ou le souvenir seul de l'objet désiré fait tressaillir de joie, et rappelle à la vie le mortel le plus abattu ; tandis qu'une mauvaise nouvelle, la perspective d'un grand danger, une odeur, une vapeur ingrate, plongeront tout à coup dans un abattement profond l'homme le plus robuste. Quelques grains d'opium, introduits dans l'estomac, rendent insensible à la douleur des opérations, enlèvent aux vomitifs et aux purgatifs leur efficacité ordinaire; font cesser presque instantanément la faim, la soif, les douleurs, les convulsions: un pincement d'intestin, une légère perforation du cœur ou du point central de l'encéphale, etc., font tomber l'homme et l'animal le plus vigoureux. Si vous liez les nerfs de la huitième paire, malgré toute l'intégrité des autres parties, l'œsophage et l'estomac sont aussitôt paralysés, les alimens ne se digèrent plus, les médicamens et les poisons n'ont plus d'action sur les tissus, et l'animal périt comme frappé du typhus, avec la décomposition putride des parties qui ont été lésées. Une pierre dans la vessie, des vers dans les intestins, un abcès au bout du doigt, une esquille osseuse dans un membre, etc., produisent une commotion générale qui rend la vie insupportable : le calme et la santé renaissent tout à coup par la simple ablation de ces corps étrangers. Enfin, il n'est point de fonction qui ne corresponde avec une autre, dont la liberté ou la gêne ne rende celle-ci plus facile ou plus difficile, même nulle : ainsi, l'asphyxie ou la syncope réduit à zéro les fonctions des muscles, permet de réduire les luxations les plus opiniâtres, arrête les hémorrhagies les plus dangereuses, etc. Il y a par conséquent un lien général dans la vie de toutes les parties, et la vie peut être atteinte de tous les points, ou pour doubler le sentiment de l'existence, ou pour l'anéantir tout-à-fait.

§. 75. La sensibilité exercée produit un effet qui est le changement de l'état de repos à celui de mouvement, c'est-à-dire que les organes en sont excités à tel ou tel acte. C'est à ce mouvement imperceptible ou apparent que sont confiées toutes les fonctions de la nutrition, de la circulation, de la respiration, des sécrétions, des excrétions, de la locomotion, etc. Les solides vivans, qui sont presque entièrement vasculaires, ont dans les liquides et les fluides qu'ils contiennent des excitans naturels, et la conséquence perpétuelle de cette action et réaction réciproques est l'afflux et la marche progressive de ces humeurs : si l'on veut en avoir une preuve, l'on n'a qu'à ouvrir comparativement deux animaux, l'un à jeûn, l'autre après avoir pris son repas; la muqueuse de l'estomac sera pâle dans le premier, d'une couleur rosée dans le second. Grand nombre de ces mouvemens se font à notre insçu, et appartiennent à toute espèce de tissu vivant; mais ceux qui doivent être plus actifs et dont nous pouvons nous apercevoir, appartiennent spécialement au tissu fibrineux, tissu élastique, susceptible encore de se mouvoir après que la vie a cessé à l'occasion d'un stimulus quelconque, et auquel, pour cette raison, le grand *Haller* a attribué une propriété particulière qu'il a nommée *irritabilité*. Ce genre de tissu se remarque partout où une grande force était nécessaire, soit pour mouvoir des leviers (nos membres et notre corps), soit pour pousser des liquides et des solides. Les muscles creux sollicitent particulièrement toute notre attention, et l'on ne doit pas oublier qu'ils peuvent se resserrer au point d'oblitérer entièrement leur cavité. La nature a attaché une grande importance à ce tissu, dont le sang renferme déjà les matériaux : la sécrétion de la fibrine est très-active dans l'adolescence, la jeunesse et la virilité, et diminue dans la vieillesse; elle est plus abondante dans certaines conditions, et forme dans les individus un tempérament particulier. Nous aurons occasion de faire remarquer, dans plusieurs maladies, que les lassitudes et les douleurs des membres indiquent suffisamment que le tissu fibrineux ne participe pas moins que les autres au désordre général.

L'excitation, avons-nous dit, suit immédiatement l'acte de sentir: par conséquent l'excitabilité n'est pas moins que la sensibilité une propriété vitale, et, comme l'autre, une propriété primitive, essentielle, sans laquelle on ne peut imaginer rien de vivant. L'exercice de l'une et de l'autre, dans de justes bornes constitue la santé; hors de ces bornes, c'est l'*inertie* ou l'*irritation*, constituant l'une et l'autre la maladie. Il y a par conséquent aussi *excitation* et *irritation*; tissus *excités*, tissus *irrités*; corps *excitans* et corps *irritans* : qualifications primordiales, qu'il ne faut pas confondre.

§. 76. La vie de chaque nouvel être qui doit

grossir et parvenir au point de pouvoir perpé-
tuer l'espèce, s'entretient de tous les élémens
des corps extérieurs propres à être assimilés à
la substance de l'individu et à réparer ses pertes:
ce qui a lieu principalement par le travail in-
comparable des fonctions de la digestion, de
l'hématose, et de l'élection faite par chaque organe des matériaux élaborés qui conviennent à
sa nutrition. Reçue dans l'estomac, la matière
alimentaire, quelle qu'elle soit, se met en contact par couches successives avec la surface
interne de ce viscère, qu'on sait être très-pourvu
de vaisseaux et de nerfs, et elle y reçoit déjà
quelque chose de vivant; poussée vers le duodénum, on la trouve sous la forme d'un liquide
opaque, d'un brun rougeâtre, qui rougit ordinairement le papier de tournesol, qui caille le
lait, et qui, si la nourriture a été végétale, ne
renferme encore point d'albumine, d'une odeur
particulière, fade et désagréable. Devenu chyme
dans le duodénum, ce liquide commence à contenir le principe albumineux, qu'on retrouve
ensuite dans le sang : de là, examiné dans les
vaisseaux lactés, le chyme, devenu chyle, offre
quelque analogie avec le sang; il a la forme
d'un fluide demi-transparent, inodore, incolore,
ou d'une légère teinte laiteuse, déposant par le
repos une masse globuleuse, de la consistance
du blanc d'œuf, d'une légère teinte d'œillet,
ayant à sa surface quelques filamens très-fins
et rougeâtres. Ce fluide n'est plus alors ni acide
ni alcalin, et ne caille plus le lait; on en obtient

de la gélatine, de l'albumine, un peu de fibrine, un peu de matière colorante, et des traces de matière huileuse et saline.

Ainsi l'œuvre de la digestion, bien autre que celle de nos laboratoires, prépare la gélatine, l'albumine et la fibrine, que nous ne parviendrons jamais à composer : ainsi le sang commence à être formé de la nourriture dès le premier moment de la digestion, et il devient de plus en plus parfait, à mesure qu'il passe par les différens états auxquels il est soumis, savoir, par la digestion dans l'estomac, par la chimification dans le duodénum, par la chylification dans les vaisseaux lactés; enfin, par la sanguification proprement dite, qui a lieu dans les poumons et dans les vaisseaux artériels.

Cette puissance dissolvante, assimilatrice, appropriée à la conservation de chaque être, porte dans les médicamens tirés du règne organique des modifications qui, souvent, rendent leurs effets différens de ce que nous les avions présumés d'après leur saveur, et les fait agir d'après des lois que s'est imposée l'économie : ainsi, telles plantes qui sont toutes amères, telles, par exemple, que l'opium, le quinquina, la coloquinte, la gentiane, etc., exercent, étant mises en contact avec l'estomac, des vertus bien opposées. Cette puissance n'est pas moins admirable dans sa faculté de dissoudre des substances minérales très-peu solubles : le soufre, qui nous paraît si indissoluble, se divise très-bien dans nos humeurs, et justifie les propriétés que l'antiquité lui a reconnues dans les maladies de la peau et dans celles de la poitrine. Nous trouvons décomposé dans l'urine et dans d'autres humeurs le muriate de soude, que nous ne décomposons pas sans intermède par la voie sèche. J'ai reconnu dans l'urine l'arsenic et le fer que j'avais fait prendre à mes malades ; et je fais ces annotations pour rendre mes lecteurs plus confians dans les opérations de la vie, et les garantir de ces vues rétrécies qui résultent des raisonnemens fondés sur les sens du goût et de l'odorat et sur les expériences chimiques.

Une autre conséquence pratique que nous avons à tirer de ce court exposé de la digestion et du commencement de la formation du sang, conséquence déjà établie par les maîtres qui nous ont précédés, et trop méconnue aujourd'hui, est que l'état sain de l'estomac et de tous les organes par lesquels se prépare et chemine le sang primitif, source vivante de toute l'économie, devient nécessairement une des premières conditions du maintien de la santé et de la vie : condition sans laquelle le sang ne peut qu'être altéré dans sa constitution ; et par conséquent sont altérées aussi toutes les humeurs qui en émanent, dont la présence devient, par une troisième conséquence, une cause permanente d'irritation des solides vivans.

§. 77. Le sang, parvenu dans les vaisseaux artériels, est alors un liquide principalement composé d'eau, de gélatine, d'albumine, de fibrine et de principe colorant, renfermant les élémens de tous les tissus, des chairs, des nerfs, des os, des membranes, des parenchymes, et des humeurs qui en seront sécrétées, intimement liés les uns aux autres par le même principe de vie, dont l'abandon, même dans l'intérieur du corps vivant, à la suite d'une hémorrhagie cachée, opère de suite la disgrégation de tant d'élémens différens ; il s'achève, avons-nous dit, au moyen de la respiration et de la circulation, dans les animaux parfaits. Nous ne craignons pas de considérer les poumons comme un second estomac qui digère des fluides élastiques, et qui débarrasse le sang, par le moyen de l'expiration, de divers principes superflus. L'absorption et l'exhalation de l'organe cutané peuvent, peut-être, aussi être considérés comme un troisième moyen de réparation et de dépuration. Des poumons attaqués de tubercules depuis l'enfance, comme cela se voit dans la phthisie héréditaire, ne préparent jamais qu'un sang imparfait, qui maintient le sujet dans un état continuel de débilité, et qui amène le marasme, quand une portion des poumons a été obstruée. Dans les maladies aiguës, quoique le sujet se relève, il ne récupère plus une parfaite santé, lorsque ces organes ont éprouvé une lésion notable. Chez les vieillards, où le tissu pulmonaire se flétrit et devient caverneux, le sang cesse d'être doué des principes propres à la nutrition et à la réparation des solutions de continuité. Il arrive, dans ces cas-là, ce que nous voyons chez ceux qui ont d'origine l'estomac faible, sujet aux

douleurs et aux vents, digérant mal, et avec un
caprice particulier pour tels ou tels alimens : leur
sang est toujours clair ; ils ne produisent rien de
mâle, et se trouvent dans une exagération continuelle de mouvemens inutiles, dans lesquels se
consume un excédant de vie qui n'est pas employé à des fonctions régulières. Ce sont ces individus que recherchent les magnétiseurs, comme
très-propres à leurs jongleries ; du moins ai-je
trouvé cette vérité dans un assez pauvre ouvrage, fait par un bien pauvre auteur ; savoir :
« Que *le sommeil lucide* (somnambulisme des
« magnétiseurs) n'existe qu'avec une extrême
« liquidité du sang ; que l'extraction d'une bonne
« dose de ce liquide rend *époptes* dans vingt-
« quatre heures (*épopte*, qui voit tout à décou-
« vert), ceux qui n'y avaient aucune disposi-
« tion antérieure ; que les jeûnes rigoureux pro-
« duisent le même effet ; qu'au surplus cet état
« de somnambulisme naturel présente beau-
« coup de dangers pour la vie, puisque ces
« sujets tombent dans des pamoisons, éprou-
« vent des transpirations abondantes, ressen-
« tent des suffocations et des palpitations de
« cœur, et, s'ils arrivent au sommeil, ce n'est
« qu'au milieu des spasmes et des convulsions. »
(*De la cause du sommeil lucide.* Paris, 1819,
tome I.ᵉʳ, pag. 43 — 77.)

La circulation du sang ne doit pas être regardée comme un simple mouvement mécanique le long de canaux élastiques, et ne peut
nullement être comprise par aucune théorie de

physique et d'hydrodynamique. Tout ce que
nous savons de l'influence des lois générales sur
cette fonction, est, qu'elle est accélérée par la
chaleur en général, par celle des étuves en
particulier, et par la transmission du fluide
galvanique; et que le pouls est plus large, plus
dilaté dans une atmosphère moins pesante,
que dans l'état contraire. Ce qu'il importe
particulièrement de savoir pour le diagnostic
et la curation des maladies, c'est que la circulation est entièrement liée avec la liberté
de la respiration ; en second lieu, qu'elle est
une opération vitale, durant laquelle le sang
ne cesse de fournir aux parties qu'il parcourt
de ses propres matériaux, et durant laquelle
aussi son état normal et sa vitalité sont entre-
tenus par ce que lui fournissent les parois même
des vaisseaux. En effet, l'intégrité de ceux-ci est
nécessaire à la perfection du sang : on sait l'état
dans lequel se trouve le sang dans les fièvres
inflammatoires, où les tuniques artérielles l'ont
phlogosé, et l'on a une preuve que le vide qu'il
trouve dans ces canaux ne lui suffit pas pour
la fin de la circulation vitale, dans la gangrène
sèche des extrémités qui succède aux dépôts
de matière osseuse dans les tissus artériels, ainsi
que dans la paralysie et les enflures qui accompagnent les dilatations anévrismatiques. L'appareil circulatoire soumis à nos sens ne suffit
pas non plus pour tout expliquer dans cette
fonction, et il découle de la promptitude avec
laquelle les tissus érectiles et les vaisseaux ca-

pillaires du visage se remplissent et se vident de sang, qu'elle est en très-grande partie sous le domaine de la sensibilité ou du principe de la vie.

Les faits s'opposent pareillement à ce que nous la croyions astreinte à un mouvement régulier de progression du cœur aux extrémités des artères, et des racines veineuses vers le cœur : tout prouve, au contraire, qu'un mouvement rétrograde lui est permis. Rien n'est plus vrai que cet axiome que, *là où il y a irritation, il y a fluxion*, et dans la fluxion tous les liquides accourent au même point, de droite et de gauche, d'avant et d'arrière. La découverte d'*Harvey* n'a certainement influé en rien sur le mérite de la révulsion, dont l'application sera toujours d'un grand avantage en médecine pratique, et nous devrions renoncer aux pédiluves sinapisés dans la goutte remontée et autres maladies, si nos humeurs devaient suivre irrévocablement la route qui leur est assignée par le scalpel de l'anatomiste. Enfin, et c'est encore un fait dont chacun est témoin journellement, certaines émotions, telles que la frayeur, l'horreur, l'étonnement, intervertissent, suspendent même quelquefois la circulation à un tel point, que si l'on pique la veine dans un cas pareil, il n'en sort pas une seule goutte de sang, et nous verrons diverses causes morbifiques produire le même effet.

La chimie a très-peu fait jusqu'ici en faveur de la physiologie, relativement aux principes

constitutifs du sang dans les diverses classes d'a-
nimaux, les différens âges, les sexes, l'état comparatif de santé et de maladie. On a appris davantage des observations microscopiques et des
tentatives de transfusion, et surtout des observations cliniques, par exemple, des recherches
du chevalier *Home*, de *Hewson*, etc., sur la
forme des globules du sang dans les diverses espèces d'animaux, et des remarques des docteurs
Prévost et *Blundell*, sur la transfusion. Il en
résulta, 1.°, qu'un animal, saigné jusqu'à la syncope, à qui l'on injecte du sang d'un animal de
la même espèce, est sensiblement ranimé et
rendu à l'exercice de toutes les fonctions : 2.°
que le contraire arrive si l'on injecte du sang
d'une espèce différente ; qu'il y a abaissement
de température, et que l'animal meurt au milieu
d'accidens nerveux très-violens et analogues
par leur rapidité à ceux qu'on obtient au moyen
des poisons les plus intenses, même lorsque le
sujet sur lequel on opère n'a point été affaibli
par une déperdition de sang notable. D'où il est
naturel de conclure que le sang exerce une
action puissante sur le système nerveux, et que
cette action est la condition indispensable, peut-
être la seule nécessaire à l'entretien de la vitalité : conclusion à laquelle les praticiens sont
amenés par l'observation de ce qui se passe dans
les fièvres inflammatoires et putrides, et dont
les prémisses sont singulièrement utiles pour
rendre raison de l'origine et de la nature de ces
fièvres.

§. 78. La puissance de produire de la chaleur, et celle de résister à l'abaissement de la température ou à son élévation, sont deux autres belles prérogatives de la vie, indépendantes des agens physiques. Au-delà du soixante-douzième degré vers le pôle nord, où la végétation ne se fait plus, excepté parmi les mousses, et où le bois devient une merveille de paradis, la baleine et le chien de mer se jouent au milieu des glaces, et l'homme, vêtu de leurs peaux, nourri de leur huile et de leur chair, brave avec eux toute la rigueur de ces régions extrêmes. La pratique de la médecine nous fournit chaque jour des exemples de frissons et de froid intense, même glacial, du moins quant à la sensation, dans diverses maladies, ou d'une chaleur brûlante, indépendamment de l'état de la température ambiante ; et rien n'est plus commun que de voir des personnes se plaindre du froid ou du chaud, quand les autres n'éprouvent rien de semblable.

La nature de la chaleur animale diffère suivant les âges, les sexes, l'état de santé, le genre de maladie : elle est douce, halitueuse, molle, dans l'état de santé ; âcre et sèche, dans l'état opposé. De tous les temps on a remarqué sa différence d'avec la chaleur de nos foyers ; elle ne suit nullement les lois de la propagation et de l'équilibre de cette dernière : un corps animé qui nous échauffe, conserve la même chaleur, quoiqu'il nous ait communiqué sa température. Son absence, quand la vie cesse, produit une sensation de froid particulière; car le froid des cadavres est tout différent de celui des autres corps.

La propriété de se conserver toujours la même dans l'état de santé, c'est-à-dire, pour nous, de vingt-neuf à trente-deux degrés de *Réaumur*, indique, sans contredit, un foyer constant de chaleur dans notre économie : c'est là une merveille que nous ne remarquons pas moins dans les végétaux que dans les animaux, même dans les eaux thermales, et dont on n'a pas encore trouvé la raison suffisante. Nous avons parlé plus haut des basses températures, et mille expériences confirment le même fait pour celles qui sont très-élevées. Pour mon compte, il m'est souvent arrivé, dans le midi de la France, en voyant mon thermomètre à vingt-cinq degrés à l'ombre et à trente-un degrés au soleil, d'en prendre la boule dans les mains, en restant au soleil, et de voir descendre le mercure à vingt-neuf degrés, terme fixe auquel il restait tant que je le tenais, quoiqu'il éprouvât la double chaleur de mon corps et du soleil. Je n'ignore pas que ce phénomène a été expliqué par les effets de l'évaporation. Dans les mêmes régions dont nous venons de parler, cette explication peut suffire au voyageur étonné, en ouvrant une pastèque qu'il a cueillie sur un sol brûlant, d'en trouver la chair extrêmement fraîche. Nous savons qu'une grande chaleur, dans un air sec, est beaucoup plus supportable qu'une moindre dans un air humide; mais cela ne suffit pas pour rendre raison de la permanence de la chaleur animale dans l'abaissement de la température, non plus que de différens autres phénomènes que présente cette chaleur dans plusieurs circonstances de la vie.

On pourrait, jusqu'à un certain point, en placer la principale source dans le sang et dans sa circulation : les hommes riches en sang sont ceux qui éprouvent le moins le besoin de se chauffer; ceux, au contraire, dont le sang est dissous, clair, vapide, comme chez les scorbutiques, les hydropiques, les cacochymes et ceux qui ont éprouvé d'abondantes hémorrhagies, ont presque toujours froid. Le phlegmon, l'érysipèle, etc., produisent une augmentation de chaleur sur les parties qui en sont le siége, et l'on sait que tout mouvement augmenté est suivi du même effet. Ce qui se passe dans les anévrismes favoriserait encore cette explication : en effet, la ligature des grosses artères, quand on opère ces tumeurs, est ordinairement suivie, le long du membre, d'un froid glacial qui oblige, dans les premiers jours, de les protéger avec des sachets de cendres chaudes; et quand on ne les opère pas, mais qu'on les comprime, on a remarqué plusieurs fois que les malades éprouvaient un frémissement douloureux (dans l'anévrisme, par exemple, de l'artère fémorale) dans toute la direction de cette artère et de la poplitée, avec un sentiment de chaleur qu'ils comparaient à un liquide bouillant qui passerait sous la peau. D'une autre part, combien d'exemples n'avons-nous pas de froid ressenti malgré l'intégrité et la vigueur du système sanguin? Sans parler des fièvres intermittentes simples, et de celles qui ont le froid continuel pour symptôme pernicieux, malgré la fréquence du pouls, les fièvres inflammatoires et les inflammations commencent ordinairement toutes par un frisson plus ou moins intense, quelle que soit la température extérieure; et la section des nerfs principaux d'un membre y occasionne la sensation d'un froid constant, bien que les vaisseaux sanguins aient été conservés : d'où il découle naturellement que la température de notre corps est, aussi bien que les autres phénomènes, une propriété de la vie, subordonnée à l'intégrité du système sensitif.

§. 79. Si nous n'avions pas craint de faire un hors-d'œuvre, nous aurions encore passé en revue plusieurs autres fonctions qui s'exécutent tranquillement, et à notre insçu, dans l'état de santé. Nous aurions fait voir le cœur, les artères, les poumons, le diaphragme, les muscles intercostaux, les intestins, en continuel mouvement, sans que nous nous en apercevions : les larmes, la salive, le mucus, la bile, le suc pancréatique, l'urine, etc., sécrétés, coulant dans des canaux sensibles, excrétés, sans que nous nous en doutions ou qu'ils occasionnent la moindre sensation pénible : l'estomac et le conduit alimentaire digérant paisiblement des matières souvent très-dures, sans que nous nous en apercevions : de grands changemens avoir lieu, s'opérer, aux différens âges, se succéder et se terminer sans trouble et sans orage. Il nous reste à présenter quelques considérations sur d'autres lois de notre économie, savoir, l'harmonie et la force proprement dite, l'habitude et la périodicité, qui en régularisent les actes, qui reposent son activité.

Les deux premières sont d'autant plus remarquables, qu'elles sont communes à tous les êtres organisés, et que nous les retrouvons autant dans la maladie que dans la santé. L'habitude émousse l'aspérité des causes qui, sans elle, nuiraient à la santé, et nous rend utiles bien des objets qui seraient ou nuisibles ou de nulle valeur; mais, aussi, elle rend nulle l'action des médicamens, et perpétue certaines maladies. L'intermittence est surtout bien signalée pour les différens organes qui se trouvent soumis à l'action de la volonté, spécialement pour les différens sens et l'appareil loco-moteur, au moyen de cette alternative de veille et de sommeil à laquelle il est impossible de se soustraire entièrement. A dire vrai, une intermittence ne s'observe pas dans les fonctions vitales et naturelles du cœur, des poumons, du foie, des reins, de l'appareil digestif, des vaisseaux lymphatiques, etc.; mais l'action de ces organes est évidemment ralentie durant le sommeil de l'homme en santé. Le sommeil est par conséquent une fonction, et une fonction réparatrice, au sortir de laquelle le mortel est plus gai, plus léger et plus dispos. Cette remarque, quoique commune, n'en est pas moins essentielle, parce que le médecin doit comparer le sommeil de l'homme malade, qui est le plus souvent un assoupissement, avec celui de l'homme en santé; le réveil de celui-ci, à celui de certains malades qui sont plutôt fatigués que reposés en sortant des bras du sommeil. Quant à l'intermittence ou à la périodicité d'autres actes, nous la remarquons autant dans l'état pathologique que dans l'état de santé; elle nous est même d'un grand secours pour parvenir à la distinction des maladies et de leur siége.

L'harmonie est le juste équilibre de toutes les propriétés vitales, de la sensibilité surtout; de l'énergie des deux systèmes principaux de l'économie, le sensitif et le vasculaire. Un équilibre proportionné entre tous les organes, entre leurs fonctions même, entre le tronc, la tête et les membres, et entre les matériaux des sécrétions, constitue *les forces :* cela est si vrai, que la faiblesse et la disproportion d'un organe, que la perte d'un membre, qu'une trop grande abondance de sang et d'autres humeurs, disposent aux maladies. Nous voyons tous les jours qu'un trop rapide développement, dans l'âge de croissance, des organes qui servent d'instrumens aux facultés intellectuelles, ou qu'une sécrétion trop abondante de la matière fibrineuse ou de la matière osseuse, place les sujets dans un état de débilité qui les rend moins propres à résister aux causes morbifiques.

Je définirai la force dont je veux parler ici, *une ténacité à conserver la vie* : elle n'a rien de commun avec la force musculaire, avec la grosseur et la grandeur du corps; elle est cette puissance qui, durant la santé, donne l'audace et le courage, et, durant la maladie, résiste opiniâtrément à la destruction. Nous avons vu, dans les guerres, des colosses subjugués par de petits hommes, et, dans les fièvres contagieuses, des soldats qui avaient été soumis au même régime, exposés aux mêmes causes, qui étaient malades à côté les uns des autres et qui étaient traités de la même manière, succomber les uns promptement, les autres lutter dans une longue agonie, les autres revenir à la santé contre toute espérance. Ce don, ou cette ténacité relative de vie, appartient aussi aux pays et aux familles : il ne manque pas de moyens pour la restreindre; mais nous n'en connaissons encore aucun pour lui donner une véritable extension.

Munis de cette force, l'homme et les animaux s'aperçoivent fort peu des changemens journaliers qui se font dans les fluides au milieu desquels ils vivent : ils supportent, sans en être incommodés, le froid et le chaud, l'humide et le sec, la faim et la soif, les fatigues et les privations diverses; ils ignorent le poids énorme de l'air qui pèse sur eux, et se trouvent aussi dispos sur les points les plus élevés, que dans la profondeur des vallées. Les diverses parties qui forment l'ensemble du corps, animées du même principe et faisant équilibre avec leurs voisines,

se soutiennent réciproquement, ne se sentent
pas l'une l'autre, et paraissent tellement diminuer la pesanteur spécifique de l'ensemble, que
le sable conserve à peine la trace du pied agile
qui l'a foulé. Ainsi, nous ne nous apercevons
pas de nos membres durant la santé; mais que
l'un d'eux devienne paralytique, ou que nous
soyons seulement dans l'imminence de certaines
maladies, nous sentons un poids incommode.
La femme enceinte, même de plusieurs enfans,
s'en aperçoit à peine tant qu'ils sont vivans;
mais, que son fruit périsse, aussitôt sa fatigue
devient extrême. Le même homme, que nous
portons facilement tant qu'il est en santé, est
déjà plus lourd quand il est malade, et il l'est
encore davantage quand la vie a cessé. Cependant qu'a-t-il perdu? Je l'examine, et tout est
à sa place : les nerfs, les muscles, les viscères,
les vaisseaux sont dans leur état d'intégrité; ces
poumons, à l'aide d'un soufflet, peuvent encore
se gonfler et s'affaisser alternativement; ce cœur,
muni de ses quatre cavités, peut encore être
forcé à battre par l'excitation électrique. Et
pourtant c'en est fait! Que manque-t-il donc à
tout ce beau mécanisme? Eh pourquoi ne l'a-
vouerions-nous pas? Il manque le principe moteur, le principe de tout équilibre, de notre
légèreté, de l'indépendance dont jouissent tous
les êtres vivans, de la loi si générale de la pesanteur et de l'attraction.

Et remarquez bien que ce n'est point à un
choix d'alimens ou de boissons, ni à la quantité

que nous en prenons, que sont dues l'énergie et
la conservation de nos forces : le Lapon en jouit
avec son pain fait de farine de seigle et d'écorce
d'arbres ; le renne, en se nourrissant de mousses.
D'après les observations de *Richard Pockoke*,
de *Niébuhr*, et de tous les voyageurs les plus
dignes de foi, la quantité ordinaire de nourriture de la plupart des Arabes ne passe pas six
onces par jour; six ou sept dattes trempées dans
du lait fondu, quelque peu de lait doux ou
caillé, quand ils en ont, suffisent souvent à la
journée d'un homme ; quelquefois, lorsqu'ils
voyagent dans leurs déserts, ils passent plusieurs
jours sans boire; les soldats africains se conten-
tent, dans les longues marches sous ce ciel brûlant, d'une poignée de café, sans en sentir leurs
forces diminuer : et cependant ces hommes
jouissent d'une heureuse santé, d'une longue vie
et d'une nombreuse postérité. Le chameau et le
dromadaire, fidèles compagnons des peuples de
ces contrées, sont autant et plus sobres encore
que leurs maîtres ou leurs amis, quoiqu'ils aient
toutes les peines, qu'ils portent des charges considérables, et qu'ils soient souvent obligés de
parcourir des distances énormes dans des déserts
brûlans qui ne fournissent rien pour étancher
la soif et pour apaiser la faim. Les cas, assez
fréquens, de naufrages ne nous fournissent pas
des exemples moins nombreux du peu de moyens
nécessaires absolument pour soutenir l'existence et les forces : un peu de vin, son odeur
seulement, ou celle des flacons qui avaient

contenu des essences, ont suffi pendant plusieurs jours, sinon à nourrir, du moins à tenir en haleine toutes les fonctions vitales; et si, parmi les hommes, les animaux et même les plantes qui vivent le plus long-temps et qui présentent le plus de forces réelles, nous faisions la comparaison de ceux qui prennent le plus de nourriture et de ceux qui en prennent le moins, la comparaison ne serait certainement pas à l'avantage des premiers.

Gardons-nous aussi, si nous voulons nous faire une juste idée de la vie, de trop rétrécir le cercle de nos considérations, de l'attacher à une organisation que nous croyons plus parfaite, parce qu'elle est plus compliquée, ou à telle et telle éminence, telle ou telle forme d'organes. Il est connu depuis long-temps que les quadrupèdes ovipares ont une ténacité de vie bien supérieure à celle des animaux à sang chaud. Des crapauds ont vécu une longue suite d'années dans des pots de fer ou d'argile, où un animal parfait aurait péri très-promptement. La forme arrondie de notre crâne et les protubérances qu'on y observe, paraissent expliquer au Parisien qui assiste à certaines leçons, bien des énigmes sur les mouvemens intérieurs qu'il éprouve; mais, s'il voyage dans l'Amérique septentrionale, le long du fleuve *Columbia*, il sera désabusé en observant les sauvages appelés *têtes-plates*, dont la tête, par suite d'une pression artificielle exercée pendant l'enfance, n'a pas plus de deux pouces d'épaisseur au bord supérieur du front, est encore plus mince au-dessus, et offre une ligne droite depuis le nez jusqu'au haut du front : cependant ces sauvages ne se montrent dépourvus ni de courage ni d'intelligence. Or, je le répète encore, je me rangerai d'un autre avis, si l'on peut me donner une raison suffisante des faits contenus dans ce chapitre et dans les suivans, autrement que par l'admission d'un principe vital distinct des organes qui *sont soumis à nos sens*.

CHAPITRE II.

De la vie dans l'état de maladie, et de la voie la plus sûre pour reconnaître celle-ci.

§. 8o. Il n'est pas absolument impossible de démontrer que les maladies sont des modifications de la vie, et qu'étudier ces modifications, est la voie pour parvenir à guérir les maladies. Si ce que nous avons dit précédemment est vrai, savoir, que la santé consiste dans l'équilibre et le libre exercice des propriétés vitales et des fonctions régies par le principe de ces propriétés, nous pouvons établir aussi que les maladies sont le produit, ou de l'exaltation insolite et générale de ces propriétés, ou de l'accumulation de la sensibilité dans quelqu'une de nos parties, ou d'un commencement de défaillance du principe de vie : je dis, *nous pouvons établir*, c'est-à-dire que la considération des faits amène cette conséquence, comme elle l'a fait pour le sujet du chapitre précédent.

Mais tel est le malheur des temps modernes, que le mot *faits* n'est plus un talisman que pour la jeunesse encore sans expérience, et que l'homme déjà avancé en âge n'ajoute plus la même confiance à ce témoignage, parce qu'il a appris que chacun arrange les faits à sa manière pour l'appui d'un système, et qu'on en invente même au défaut de la réalité. En déplorant cette calamité, qui est devenue générale dans toutes les sciences physiques et morales, et qui est surtout funeste en médecine, nous ne pouvons cependant recourir à des argumens meilleurs que ceux tirés des faits, de la véracité desquels chaque lecteur puisse juger, soit parce qu'ils ne sont que l'exposition de ce que l'on voit tous les jours, soit parce que la personne qui s'en sert n'a aucun intérêt ni à tromper les autres ni à se faire illusion à elle-même. Ces faits, on les tire de l'observation attentive des malades, de l'interrogation des lésions observées sur les cadavres, de ce qu'on appelle aujourd'hui vivisections ou expériences sur les animaux vivans. L'une et l'autre de ces sources a son mérite; mais voyons, avant tout, quelle est celle qui a fait faire le plus de progrès à l'art de guérir les maladies.

§. 81. L'on ne saurait disconvenir que ce ne soit à la pure et simple observation que sont dues les vérités immortelles consacrées par *Hippocrate* dans ses Aphorismes, ses Prénotions, ses Coaques, et tout ce qu'ont écrit les plus grands médecins, anciens et modernes, sur l'histoire des maladies, et sur les principes thérapeutiques qu'il fallait déduire de leur marche et de leurs symptômes. C'est dans ces écrits que les systématiques, de toutes les couleurs, vont encore puiser les choses et les faits dont ils s'étayent, qu'ils expliquent, qu'ils transforment ensuite à leur manière. Certainement, avant qu'il fût question d'anatomie pathologique et de vivisections, et avant les doctrines tant préconisées aujourd'hui, la thérapeutique des inflammations était parfaitement connue, et aucun praticien, du moins un peu éclairé, ne s'avisait de traiter une péripneumonie par des médicamens chauds et stimulans. Les principes de *Sydenham*, dans le traitement de la variole et de la rougeole, sont encore ce qu'on a de mieux. Ce n'est que d'après l'expérience et l'observation que le mercure a été opposé à la syphilis, et que le traitement de cette maladie a été poussé à un grand point de perfection, quoique nous ignorions encore sa nature et l'organe ou le tissu qu'elle affecte spécialement ; que *Lancisi*, *Torti* et, depuis ces hommes célèbres, tous les praticiens ont employé le quinquina à hautes doses pour maîtriser les symptômes foudroyans des fièvres intermittentes pernicieuses, etc. Notre ignorance est complète sur la nature de la variole, et sur l'organe où réside ce principe avant son développement. Nous ne connaissons pas davantage la nature du virus vaccin : l'observation seule nous a amenés à la découverte de ce préservatif, et a prouvé, par des millions d'exemples, son efficacité.

L'ouverture des cadavres ne nous apprend rien sur le siége de la rage, du tétanos et de la plupart des maladies qu'on appelle nerveuses, et c'est entièrement par l'expérience de leur marche et de leurs symptômes que nous sommes éclairés dans leur traitement. Si nous ouvrons les écrits de l'illustre *Morgagni* sur la cause et le siége des fièvres, si nous comparons même, comme l'a fait en dernier lieu un auteur judicieux (M. *Dardonville,* Mémoire sur les fièvres; Paris, 1821), le chef d'une secte nouvelle qui fait aujourd'hui beaucoup de bruit, avec lui-même, lorsqu'il a écrit son Traité sur les phlegmasies chroniques, nous le verrons avouer n'avoir rien découvert sur plusieurs sujets morts des mêmes fièvres, qu'il a ensuite toutes attribuées exclusivement à l'inflammation gastro-intestinale: d'où il nous semble bien constant que, sans négliger l'investigation anatomique, c'est particulièrement à l'observation qu'est dû ce que nous savons de plus précis sur la guérison des maladies aiguës.

§. 82. Voici cependant la part que cette investigation a eue à l'avancement de la médecine: elle a découvert à M. *Pujol de Castres,* et successivement à M. *Broussais,* les phlegmasies chroniques du bas-ventre et leurs accidens consécutifs; à *Marcus* en Allemagne, à *Razori* en Italie, et au même M. *Broussais* en France, un état inflammatoire dans plusieurs cas de typhus et de fièvres putrides : ce qui en a fait améliorer le traitement, qui était trop exclusif. Je dois dire, pourtant, qu'en compulsant les écrits de *Morgagni* et de *Lieutaud* on trouve déjà les mêmes remarques. Ainsi, à la suite d'une fièvre maligne, *Morgagni* a trouvé une concrétion glutineuse à l'origine de la moelle épinière, et les intestins injectés (*Epistol. IV*, n.° 9) : dans un autre cas, de l'eau gélatineuse à la base du crâne, et du pus dans la cavité du tympan (*Epist. VI*, n.°ˢ 2, 4) : chez un troisième, même concrétion gélatineuse dans le crâne, avec épanchement dans le canal rachidien d'une sérosité semblable au petit-lait de vache ; les viscères de la poitrine et du bas-ventre étaient sains (*Epist. VII*, n.° 2) : chez un quatrième, le crâne n'a pas été ouvert ; inflammation et concrétion sanguine dans la poitrine (*Epist. XLIX*, n.° 24) : chez un cinquième, le crâne n'a pas non plus été ouvert ; la poitrine et le foie étaient sains ; il y avait inflammation, et gangrène à l'estomac et aux intestins (*Epist. LV*, n.° 11). Dans un cas de fièvre tierce qui a été mortelle, à la suite d'un paroxisme épileptique, le crâne n'a pas été ouvert, mais on a trouvé l'estomac enflammé (*Epist. XXX*, n.° 4). Dans plusieurs autres observations de fièvre maligne, ni *Valsalva* ni *Morgagni* n'ont rien trouvé. *Lieutaud* fait les mêmes remarques, et le lecteur qui a comparé ses Histoires de médecine pratique avec ses Observations anatomiques, reconnaît très-bien que, dans un grand nombre de cas de fièvres, que cet auteur divise en continues, lentes, aiguës, malignes, épidémiques, intermittentes, on a trouvé à l'autopsie des lésions de viscères, suivant l'endroit qui était plus ou moins douloureux pendant la vie du malade. Ainsi, dans plusieurs maladies aiguës et dans les affections qui en sont la suite, il n'est aucun doute que la pratique ne puisse s'éclairer de l'ouverture des cadavres.

Nous ne pouvons pas en dire autant des maladies chroniques primitives, et nous ne les guérissons pas plus depuis l'anatomie pathologique qu'auparavant; car ce flambeau ne nous fournit aucune lueur sur leur origine. C'est là la triste réflexion que je fais tous les jours, en examinant notre riche Musée anatomique ; c'est le soupir que me fit encore pousser dernièrement un bassin de femme morte récemment à la clinique, dont la matière osseuse avait été en grande partie absorbée pendant la vie, sans qu'on en eût eu aucun indice durant sa maladie : c'est en quoi je m'étais confirmé en lisant les Lettres de M. *Lallemand,* sur le ramollissement de l'encéphale, et les Recherches de M. *L. Rostan* sur le même sujet, publiées en 1820. Nous avons appris, il est vrai, tant de ces auteurs que de ceux qui les ont précédés dans la description de cette lésion chez l'homme et les animaux, à connaître cette dégénérescence du cerveau et de la moelle épinière; mais ce n'est qu'après coup et, sans aucun moyen pour la prévenir, moins encore pour la guérir.

Les auteurs que je viens de nommer donnent, pour symptômes appartenant à la première période de cette maladie, la céphalalgie continuelle, la tendance au sommeil, l'engourdissement et la douleur des membres, etc., lesquels sont également produits par une affection générale du cerveau, ou par une maladie tout autre que le ramollissement, pouvant même avoir son siége dans un autre viscère que l'encéphale. Dans des recherches faites en commun par MM. *Serres* et *Rostan*, sur le siége des paralysies bornées à un membre ou à un organe, nous voyons que leurs observations se sont trouvées contradictoires, et que le dernier a vu les symptômes les plus divers dans un cas où la maladie occupait exactement la même partie. MM. *Rostan* et *Lallemand* sont loin d'être d'accord sur la cause et le siége du délire ; ils le sont moins encore sur son traitement. Le premier avoue ingénument l'impuissance de l'art, et l'ignorance où nous sommes de la première cause du ramollissement : le second, qui semble appartenir à une certaine secte, explique tout par l'inflammation préalable, et promet guérison par la méthode déplétive, oubliant que la première période à laquelle on peut commencer à soupçonner le ramollissement, est déjà hors de la portée de nos ressources. Telle est encore l'utilité pratique de la découverte des cavernes formées dans le cerveau à l'occasion de l'apoplexie, et des observations sur la nature des tubercules des poumons, du cancer, des fongus hématodes, etc. : non-seulement elles n'indiquent aucune voie de guérison, mais encore aucun moyen de prévenir d'aussi terribles maladies.

Attendons, vous dira-t-on, que cette science soit perfectionnée; j'y consens : mais, en attendant, c'est porter un grand préjudice à l'humanité que de rejeter avec hauteur tout ce qui n'est pas anatomie; que de dégoûter les jeunes médecins de l'étude, plus lente, il est vrai, mais beaucoup plus sûre, de l'observation des maladies. Circonscrite dans de justes bornes, l'anatomie pathologique pourra certainement beaucoup restreindre le domaine de l'empirisme, et augmenter de plus en plus celui du rationalisme. Quoiqu'elle ne serve souvent qu'à démontrer notre insuffisance pour la guérison, elle nous découvre les étonnans travaux d'une vie désordonnée; elle multiplie chaque jour les cas où nous pouvons porter un diagnostic plus certain, prévoir avec plus d'assurance la terminaison heureuse ou malheureuse, et, dans cette dernière circonstance, ses inspirations nous empêchent de nuire aux malades, en les médicamentant inutilement, ce qui est déjà un très-grand bien : mais, pour en obtenir ces bienfaits, il ne faut pas mettre dans ces recherches une confiance exclusive, d'autant plus que d'une part la mort fait souvent disparaître les spasmes, les congestions, et même les inflammations légères occasionées ou entretenues par la douleur, et que, de l'autre, c'est montrer une prévention bien aveugle que de regarder, comme je vois qu'on le fait fréquemment, les cicatrices d'anciennes lésions comme la preuve d'une cause récente, même lorsqu'aucun symptôme n'a indiqué la présence de cette cause. Il faut, ainsi que l'a fort bien dit M. *Ratier*, vouloir observer avec impartialité ; ne pas apporter à l'examen anatomique un esprit prévenu, qui fait voir sur le cadavre tout ce qu'on veut y voir, qui rend rouge pour l'un ce qui est pâle pour l'autre, qui fait découvrir à celui-ci une ulcération là où celui-là voit à peine une tache : enfin, il faut, pour tirer un parti légitime et fructueux de l'anatomie pathologique, se méfier, comme le dit M. *Double* dans sa Séméiologie générale, de toutes les altérations qui ne conservent, ni avec l'état de santé, ni avec les symptômes de la maladie qui a précédé la mort, aucun rapport, aucune analogie ; et l'anatomie pathologique offre une foule de cas semblables. Il faut aussi avoir sans cesse présent à l'esprit, comme nous le fait observer M. *Cruveilher* dans son Essai sur cette science, que la plupart des maladies commencent par appartenir au désordre de la vitalité avant d'être organiques, et que ce n'est que lorsqu'elles sont parvenues à ce dernier état qu'elles passent dans le domaine de l'anatomie pathologique.

Ce n'est pas, à la vérité, ainsi qu'en agit l'esprit de parti. De même que les *Browniens* s'opiniâtraient à voir la faiblesse dans les maladies qui ne recevaient du soulagement que de la méthode antiphlogistique ou évacuante, de même aussi les partisans des phlegmasies des organes digestifs les y admettent même lorsqu'une fièvre aura été guérie par des toniques et des stimulans, par des vomitifs et des purgatifs : ils ne craignent pas de vous dire qu'un pareil succès n'est dû qu'au hasard, et qu'il est infiniment plus sûr de traiter toutes les fièvres comme des inflammations du tube digestif ; ils ne comptent pour rien les affections vitales, et veulent que tout dépende primitivement de la modification de l'organisation de ce tube, à un tel point, disent-ils, que, lors même qu'on n'apercevait pas ce dérangement d'organisation, on doit l'admettre, parce qu'il se rencontre le plus souvent ; qu'il n'y a pas d'effet sans cause, et que des effets semblables supposent nécessairement des causes semblables. (Voyez, *dans le Journ. génér. de méd., tome* 72, *pages* 144 *et* 259, *et tome* 74, *page* 379 *et suiv.*, les Réponses de MM. *Ducamps* et *Roches*, ainsi que les Réflexions critiques du rédacteur sur l'écrit de MM. *Chomel* et *Fouquier*, en faveur des fièvres essentielles.) Telle est la conséquence de la tyrannie des partis extrêmes, que, si le sens commun ne s'interpose pas, la pauvre humanité sera également froissée, et par les contre-stimulistes d'outre-monts et d'outre-Rhin, et par la prétendue *section physiologico-pathologiste* de Paris.

Nous pouvons dire encore que nous ne retirons pas plus d'avantage, pour la guérison des maladies, des progrès faits en fine anatomie, ni de l'analyse subtile des tissus. Beaucoup de choses qui sont belles en théorie, sont dans la pratique comme si elles n'avaient jamais été. Quoiqu'il soit assez vraisemblable, pour en rapporter un exemple, que les membranes muqueuses soient le siége de plusieurs maladies et les voies les plus communes par lesquelles nous les recevons, je défie l'homme le plus subtil de distinguer au lit du malade les affections isolées de leurs différens tissus, épidermoïde, substance colorée, vasculaire papillaire et nerveuse, dermoïde, folliculaire-excréteur, exhalant, cellulaire. Des auteurs qui écrivent tout à leur aise, voudraient surtout qu'on distinguât le siége de l'affection érysipélateuse de celui du catarrhe de ces membranes, et qu'on reconnût qu'il n'y a que le tissu folliculaire qui soit le siége des catarrhes, et que le réseau vasculaire est le seul siége de l'inflammation érysipélateuse. L'observation seule nous fait souvent faire en gros cette distinction. Mais, en vérité, serait-il possible de désigner en détail sur une partie souffrante, telle que la muqueuse d'un organe, lequel de ses huit tissus est le plus particulièrement affecté? et l'affection de l'un, à supposer qu'elle soit d'abord isolée, ne se communique-t-elle pas aux autres? Les maladies ne se succèdent-elles pas, le catarrhe à l'érysipèle et réciproquement, etc.? Peut-on appliquer à la pratique les raisonnemens de l'anatomie armée du scalpel?

§. 83. Je place sur une ligne bien inférieure les inductions tirées des vivi-sections, ou des expériences sur les animaux vivans : ces animaux, quels qu'ils soient, souffrent ce qu'il serait impossible à l'homme de supporter sans périr très-promptement, de sorte qu'il n'y a pas de parité. A Vienne, en Autriche, des chevaux à qui l'on avait coupé l'un des nerfs de la huitième paire, ont encore vécu long-temps, mangeant et digérant en partie, et d'autres, auxquels on avait coupé les deux nerfs, ont pu vivre quelques jours encore, ont pu manger; mais, au lieu d'être digérés, les alimens ont subi la fermentation putride. (Annal. cliniq. de Montpellier, année 1815.) Dans un Mémoire lu à l'Institut, dans les séances des 4 et 11 Mars 1822, M. le docteur *Flourens* assure, « qu'ayant voulu « connaître expérimentalement l'importance « des masses cérébrales, il avait enlevé impu- « nément à des animaux plusieurs parties du « cerveau, et qu'il était presque arrivé à la base « de cet organe, où le siége de la sensibilité se « confond avec celui de la vie. » M. *Prévost,* de Genève, des expériences duquel je parlerai plus loin (§. 365), a enlevé un rein à des chiens, sans que ces animaux aient cessé de manger et de marcher. Des vaches, dont les poumons étaient entièrement dégénérés, continuaient néanmoins de marcher avec assurance. (Voyez mon Mémoire sur l'épizootie de Wissembourg.) Des animaux de toute espèce sont châtrés chaque jour impunément, et l'on perd en Égypte plus des deux tiers des jeunes garçons soumis à cette cruelle opération pour le service des harems.

(Voyez l'Opuscule du docteur *L. Franck*, sur les maladies d'Égypte.) Les squales de la mer du Spitzberg souffrent qu'on leur ouvre le ventre pour leur enlever ce qu'ils ont avalé, et n'en continuent pas moins après à nager. (Nouv. Annal. des voyages, XVII.ᵉ livraison.) Tous les ans, dans la partie toxicologique de mon cours de médecine légale, je répète des expériences sur les animaux (surtout sur les lapins), et nous voyons que tous les poisons ne produisent pas sur eux les mêmes symptômes ni les mêmes lésions de tissus que chez l'homme : l'émétique, par exemple, ne les fait pas vomir; l'estomac en est peu altéré, tandis que les poumons et les méninges le sont beaucoup. En outre, l'acide hydrocyanique et les poisons de la famille des strygnos font beaucoup plus d'effet sur les animaux que sur l'homme.

Ces expériences ne peuvent donc pas nous servir pour étudier l'action des causes des maladies, ni l'organisme humain dans ses états d'altération : l'analogie est ici en défaut; tout au plus nous sert-elle à observer la puissance de l'absorption, et le transport, par cette voie, des matières morbifiques dans le torrent de la circulation et sur différens organes éloignés du premier point de contact.

§. 84. Il m'est donc prouvé, par l'examen fait pendant trente-six ans de tout ce qui a été proposé pour l'avancement de la médecine, que j'ai dû mettre l'observation en première ligne, mais sans dédaigner les lumières fournies par l'anatomie, les sciences accessoires, ni même par l'esprit de système seulement occupé de spéculations. Les systèmes enfantés par le génie ont des traits de flamme qui mettent souvent tout à coup sur la voie celui qui n'avait que sa patience pour chercher, et nous ne sommes pas surpris qu'ils fassent autant de prosélites. *Van-Helmont*, *Stahl*, *Boerhaave*, *Cullen*, *Brown* et ses disciples déguisés, ont tous laissé quelque chose d'utile à la philosophie médicale; et, quoique je me sois permis de blâmer les exagérations de M. *Broussais*, je crois lui devoir la justice de dire qu'il aura aussi contribué à faire améliorer les traitemens : il ne peut être que d'un sot de rejeter tout ce qui lui paraît nouveau ou qui n'est pas de son bord, comme il est également d'un sot de tout admettre sans examen; celui qui se pique d'un peu de sagesse, admet ou rejette après avoir examiné.

Toutefois, je n'entends pas par observation la simple contemplation des symptômes des maladies; mais j'entends encore par là l'étude des changemens opérés dans les solides vivans pour leur manière de sentir les impressions et de réagir sur ces impressions (état tout-à-fait différent de celui de santé, et qui désigne lui seul la maladie; considération encore assez neuve, et dont je vais continuer à traiter dans ce chapitre) : j'entends encore la connaissance parfaite de ce travail non interrompu de l'action vitale dans l'état morbide, pour parvenir à une terminaison heureuse ou malheureuse, ce qui fera le sujet du chapitre suivant ; enfin, celle des principaux phénomènes sympathiques, de l'habitude et de la périodicité dans ce même état de maladie : connaissance si nécessaire pour le choix et l'à-propos des remèdes, et qui formera successivement un autre chapitre.

§. 85. Dans l'état de santé, les alimens excitent agréablement l'estomac, se digèrent, nourrissent, réparent les pertes et les forces : les médicamens, au contraire, quels qu'ils soient en quantité et en qualité, agacent, irritent et produisent toujours un certain nombre d'effets fâcheux, suivant leur nature. C'est ce qui résulte d'expériences faites par *Hahnemann*, avec plus de trente espèces de substances médicamenteuses, depuis la camomille et le quinquina jusqu'à l'émétique et l'opium, sur des hommes qui se portaient bien et qui se sont prêtés à ces expériences. Tournez le feuillet, et vous verrez tout le contraire dans l'état de maladie : les alimens les plus sains causent des impressions fâcheuses ; ils ne se digèrent pas ; ils deviennent des corps étrangers, qui irritent, qui rendent la maladie plus grave. Ils ont donc pris la place qu'occupent les médicamens, quand on les prend sans raison : à leur tour, ils sont devenus substances hétérogènes, qui ne s'assimilent pas, avec lesquelles toute *affinité animale* est suspendue. Enfin, la matière alimentaire peut être considérée, en général, dans les maladies, comme un *stimulus irritant* ; tandis que les médicamens, bien indiqués et bien appropriés, agissent dans un sens opposé, tant qu'ils sont nécessaires, c'est-à-dire, jusqu'au changement de l'état de maladie en celui de santé.

§. 86. Les docteurs *Rasori*, *Tommasini*, et autres contre-stimulistes italiens, ayant observé, dans plusieurs fièvres typhodes, que l'émétique, le kermès minéral et les sels neutres, quoique considérés vulgairement comme stimulans, n'avaient pas stimulé, et que plusieurs malades avaient guéri sans évacuations, en tirèrent la conséquence que les antimoniaux et les sels neutres *enlevaient directement le stimulus*, et les nommèrent *puissances contre-stimulantes*. Puis, donnant, comme de coutume, la plus grande extension possible à leur système, ils mirent encore au nombre de ces puissances, la gomme-gutte et les drastiques, avec lesquels ils prétendent guérir les flux intestinaux; le sublimé corrosif, dont les solutions servent à *Scarpa* dans les ophthalmies; la teinture aqueuse de digitale, employée par *Rubini* en lotion contre les hémorrhoïdes; l'acide prussique, l'eau distillée et cohobée de laurier-cerise, l'acide sulfurique étendu, et autres substances d'une propriété énergique, certainement très-différentes dans leurs principes chimiques et dans leur manière d'agir. On a vu le professeur *Rasori*, de Milan, porter insensiblement jusqu'à une à deux drachmes par jour les doses de l'émétique, dans les péripneumonies bilieuses et autres fièvres continues, sans qu'il fît vomir, excepté au commencement; mais, dès que le malade va mieux, le tartre stibié reprend ses propriétés vomitives dangereuses, et alors on cesse de le donner. Le même médecin employait dans la même vue, celle de contre-stimuler, et, assure-t-on, avec un succès admirable et à des doses incroyables, les préparations métalliques et les plantes vénéneuses (*Giornale della nuova dottrina medica italiana, tom.* 1, *Bologna,* 1819; et Annal. cliniq. de Montpellier, tom. 42, pag. 171 et suiv.). Cet exemple paraît avoir été imité par M. *Peschier,* docteur en chirurgie à Genève, qui, dans une lettre du 19 Juin 1822, écrit à M. *Pictet* que la saignée est inutile dans les fluxions de poitrine, et qu'il les guérit toutes avec l'émétique, dont il donne quatorze grains par jour, sans qu'il fasse vomir (Biblioth. univ., tom. 20, pag. 142 et suiv.). L'inflammation qui naît dans les maladies est très-probablement différente de celle qui naît en santé, et puisque l'émétique a produit l'inflammation des poumons dans les lapins de mes expériences (§. 85), il faut de deux choses l'une, ou que MM. *Rasori* et *Peschier* n'aient eu à faire qu'à des péripneumonies bilieuses, ou que l'inflammation ait été d'une nature particulière.

Tout en admirant les écarts auxquels nous porte l'esprit de système, cependant ces écarts mêmes profitent à quelque chose. Les écarts de la doctrine des irritations nous ont ramenés vers une plus grande attention sur les cas où la faiblesse pourrait n'être qu'illusoire, et ceux des contre-stimulistes, vers les modifications de la sensibilité dans les deux états bien opposés de santé et de maladie. Quoique je n'aie jamais été très-hardi dans l'administration intérieure des remèdes héroïques, j'ai cependant donné dans des fièvres putrides et malignes des doses considérables de vin généreux, et dans des névroses des quantités énormes d'opium : doses de vin que semblaient demander les forces épuisées; et l'on n'aurait pas été peu surpris de voir des sujets délicats qu'un verre de vin aurait fatigués et enivrés, en santé, en supporter alors plusieurs bouteilles, et reprendre leurs forces et leur raison à mesure qu'ils en buvaient. Il en est de même de l'opium, et l'on peut expliquer, d'après ces considérations, comment le sucre de Saturne, l'eau de laurier-cerise, etc., ont été célébrés par plusieurs médecins comme pouvant être pris sans danger, en grande quantité, sans qu'ils cessent pour cela, eux et leurs familles, d'être poisons, à très-faibles doses, administrés à une personne qui se porte bien.

L'on a classé depuis long-temps parmi les signes d'un bon pronostic, que les médicamens administrés eussent leur effet ordinaire, et parmi les mauvais signes, qu'ils n'opérassent pas, ou qu'ils opérassent dans un sens inverse, ce qui annonce effectivement la gravité de la maladie. On a plusieurs exemples de ces renversemens d'effets, qui ne peuvent laisser aucun doute sur l'existence d'un trouble général et sur la non-localité de plusieurs maladies. On lit dans les Actes de la Société royale de Londres (n.° 400) des exemples de maniaques, et, entre autres, celui d'une femme de dix-neuf ans, que l'émétique à assez forte dose, au lieu de la faire vomir, faisait, au contraire, dormir profondément pendant douze heures; et *Van-Swieten* parle d'une autre qui, en santé, éprouvait des vomissemens énormes avec vingt grains d'ipécacuanha, laquelle, étant devenue maniaque, n'était nullement émue par douze grains de poudre de vie, *deutoxide d'antimoine* (*Commentar. in Aphor.*, 1123). Loin de faire dormir, de fortes doses d'opium tiennent au contraire éveillé dans de certaines maladies nerveuses, tandis que des médicamens opposés produisent le sommeil. J'ai eu assez souvent l'occasion, dans les pays sujets aux fièvres, d'observer les faits qui ont servi de matériaux à M. *Comte* pour un Mémoire lu dans les séances des 7 et 21 Novembre 1820 de la Société de médecine de Paris (*Journ. génér. de médec.*, tom. 74), sur les bons effets des antispasmodiques, et principalement de l'opium, comparativement à ceux du quinquina, dans les fièvres larvées et les intermittentes périodiques : observations déjà faites par tant d'autres, et qui n'ont rien de remarquable sinon, 1.° de confirmer de plus en plus l'état nerveux et spasmodique d'un grand nombre de ces fièvres; 2.° d'avoir signalé des cas où l'accès commençait toujours par une sensation de faim subite et très-forte, suivie bientôt de céphalalgie, et de mouvemens convulsifs des yeux et des bras, annonçant que l'état nerveux était d'abord concentré dans l'estomac, puis se portait à la tête, aux bras, et se répandait par tout le corps : accidens guéris et prévenus par l'opium ; 3.° enfin, d'avoir rappelé au souvenir des praticiens ces exemples signalés par *Barthez* et autres illustres écrivains, où la teinture anodine, donnée à assez forte dose, non-seulement ne produit pas le sommeil, mais devient le spécifique de certaines fièvres soporeuses qui dépendent de simples affections nerveuses. L'on a d'ailleurs, dans les diverses histoires du tétanos, des faits nombreux qui attestent la facilité des malades à supporter des doses extraordinaires d'opium sans dormir, et de mercure sans saliver.

A propos de ce dernier remède, comme il exerce aussi une grande influence sur l'économie animale; que ses vapeurs font trembler et saliver les ouvriers qui le travaillent, et que la salivation est un des indices communs qu'on a été empoisonné par ce métal; que cependant, dans les maladies, tantôt de petites doses produisent ce phénomène, et tantôt de très-fortes ne le produisent pas; le mercure, disons-nous, mérite bien aussi de fixer notre attention dans ces considérations de l'état pathologique.

Quoi qu'on en dise, nombre d'observations attestent les bons effets de ce médicament contre la rage. (Voyez les Recherches de M. *Andry*, le Journal de *Johnson*, le Journal général de médecine de Paris, entre autres le tome 70, pag. 206 et suiv.). Préserve-t-il par une propriété spécifique, ou doit-on cet effet à la salivation ? Il pourrait se faire que ce fût à cette dernière, laquelle change la direction des mouvemens vitaux : elle a pu guérir des fièvres graves dans lesquelles les Anglais emploient le calomel à hautes doses, et ce remède ne guérit pas lorsque la salivation ne peut avoir lieu. J'ai eu, il y a trois ans, une occasion inattendue d'observer sa puissante influence sur la femme d'un tailleur, laquelle avait des engorgemens très-sensibles au foie et un ictère d'un jaune vert, et à qui je donnai des pilules où entraient de faibles doses de calomel. A mon grand étonnement, cette femme n'eut plus, au troisième jour de l'usage de ces pilules (et elle avait pris tout au plus six grains de mercure doux), ni engorgement, ni douleur, ni ictère ; mais sa bouche était enflammée, et elle saliva abondamment pendant quinze jours. Nous lisons, au contraire, dans la seizième observation du premier rapport sur la fièvre jaune qui ravagea la Nouvelle-Orléans dans l'été de 1817, fait à la Société médicale de cette ville, que le malade a pris, durant sa maladie, sept drachmes de calomel, et qu'on a employé en frictions sur lui douze onces d'onguent mercuriel très-fort, sans que cette quantité de mercure eût occasioné une salivation excessive (page 59 du Rapport, Nouvelle-Orléans, Avril 1818); et dans la Monographie historique de la même fièvre, par M. *Moreau de Jonnès*, cet auteur parle de deux mille cinq cents grains de calomel administrés successivement, sans avoir excité aucune salivation. Ces faits, quelle que soit l'explication qu'on veuille en donner, ne concourent pas moins à nous faire voir les maladies beaucoup plus en grand, que ce que nous montre de leurs effets sur les dépouilles inanimées le couteau anatomique.

CHAPITRE III.

Du travail de l'action vitale dans l'état morbide; du jugement et des crises des maladies.

§. 87. Je crois pouvoir diviser les maladies en quatre grandes classes : *très-aiguës, aiguës, chroniques consécutives, chroniques primitives.* Sauf quelques exceptions, il n'y a guère que les deux premières qui appartiennent aux maladies épidémiques. Cependant beaucoup de choses sont communes dans toutes les maladies, et il n'y a presque de différence dans les actes de la nature souffrante que dans leur rapidité : je ne dois donc pas hésiter à commencer par montrer en grand la marche progressive de l'altération de la santé, et celle des mouvemens naturels, qui sont les mêmes dans tous les cas, pour descendre ensuite dans les détails, quand nous traiterons de chaque affection en particulier.

Il est des causes de destruction qui agissent avec tant de rapidité que le principe de vie en est aussitôt éteint, sans pouvoir donner lieu à aucun travail vital, ou à ce qu'on a nommé *réaction,* d'après l'idée établie, que la nature réagit contre les causes morbifiques : on en a des exemples dans la peste, dans la fièvre jaune, dans quelques fièvres malignes d'Europe, dans l'action du venin de certains reptiles, et dans celle de quelques poisons. La décomposition rapide des solides et des liquides, qui a lieu dans ces cas, prouve que le principe délétère s'est attaché immédiatement aux sources de la vie et qu'il les a toutes anéanties; bien différent des corps vulnérans, qui donnent la mort en détruisant tout à coup un organe essentiel, mais qui n'amènent pas à leur suite immédiate la fermentation putride : ce qui seul prouve qu'il y a des organes, et un principe de vie; distinct des organes, qui anime autant les liquides que les solides. Ce sont là des maladies très-aiguës, avec lesquelles il n'y a autre chose à observer que ce que je viens de dire.

Dans les cas plus ordinaires, où la maladie présente différens temps, celui, pour ainsi dire, d'incubation, de préparation, qui est plus ou moins long, et ceux d'invasion, d'augmentation, d'état, de terminaison heureuse ou malheureuse, il y a un véritable travail qui s'annonce de prime abord par une augmentation de sensibilité générale, de susceptibilité d'être affecté d'une manière ingrate ou douloureuse par l'exercice de nos propres membres, de nos propres facultés, par les alimens et les boissons auxquels nous étions accoutumés; par les changemens de temps et de température, par l'état hygrométrique et électrique de l'air; par des discours, des gestes, des souvenirs, des personnes, qui ne nous faisaient auparavant aucune impression : situation que nous exprimons par les mots d'inquiétude, d'angoisse, d'irascibilité, suivant la forme de la sensation désagréable que nous éprouvons. L'ordre normal des fonctions est bien vite altéré. L'appétit se perd ou devient dépravé, et, sans aucune raison matérielle d'affection gastrique, nous en ressentons tous les symptômes. Le système locomoteur, en apparence si étranger à l'entretien de la vie, s'exerce péniblement, surtout dans les grandes masses musculaires, aux cuisses et à la région lombaire, et nous exprimons ce que nous sentons, en disant que nous sommes brisés. Les sécrétions et les excrétions se font difficilement. La caloricité a perdu sa marche accoutumée : un sentiment de froid, des frissons, des bouffées de chaleur, des plaintes continuelles sur la température de notre corps, ont pris la place de cette égalité, de cet équilibre qui régnaient à cet égard dans toutes nos parties. Les idées sont désordonnées, portées jusqu'à l'exaltation, ou jusqu'au dernier degré de pusillanimité. Les humeurs, dans cet ordre de choses, ne sont pas moins altérées; et le sang, troublé dans son cours, ne fournit plus les mêmes matériaux. Dans cette exagération de sensibilité, que je regarde comme le premier degré des maladies, les substances qui sont les excitans ordinaires des sécrétions deviennent des irritans, et les humeurs excrétées ont changé de nature : les larmes, le mucus, la salive sont devenus âcres, et souvent changent de couleur; déjà chez l'enfant qui est à la mamelle, les excrémens acquièrent une couleur verte, pour peu qu'il soit indisposé.

Voyez comme, dans cette imminence des maladies, un chagrin quelconque, la crainte, la frayeur, etc., produisent un affaiblissement, une flaccidité, un amollissement subit des parties musculaires, sans que pourtant le corps ait encore eu le temps de rien perdre; comme l'on rend tout à coup un grand débordement de bile, qui irrite le rectum, ou une quantité excessive d'urines aqueuses, suivies d'une quantité moindre d'urines bourbeuses et très-colorées, etc.; ou bien, comme des vents, dont l'existence n'était pas même soupçonnée, se dégagent avec promptitude et fatiguent tout l'appareil digestif! Le sommeil lui-même n'est plus réparateur dans cet état de mal-aise; il s'accompagne de songes effrayans, qui fatiguent l'individu, et l'empêchent de se sentir délassé à son réveil comme lorsqu'il se portait bien.

Mais si la vie, dans la plénitude de la santé, était une puissance toujours active (§. 69), elle ne l'est pas moins dans la maladie, à la différence seulement que ses actes sont le plus souvent irréguliers. Dans des cas où il existe une grande irritation, les sucs sécrétés ou exhalés deviennent les matériaux de nouveaux organes. Ce n'est pas sans étonnement qu'après une vive inflammation qui n'a duré que peu de jours, on

rencontre dans le cadavre un luxe de productions membraneuses, de nouveaux corps organisés, dont on peut injecter les vaisseaux; des
tuniques épaissies, des viscères confondus en
une masse par de nombreuses et fortes adhé-
rences; et dans le cas de faiblesse générale,
comme dans certaines fièvres putrides et quelques fièvres lentes nerveuses, un changement
complet dans la nature des tissus : ici, du foie,
de la rate et des poumons; là, du cerveau et de
la moelle de l'épine. Qui n'a pas été émerveillé
de la rencontre de ces tumeurs ou de ces kistes
énormes, de ces masses d'hydatides dont plusieurs avec des êtres doués du mouvement, de
ces déviations de la matière osseuse dans des
organes qui lui sont si étrangers, de ces produits
journaliers d'une génération inféconde? Et,
qui est-ce qui, ayant passé quelques années de
sa vie dans les amphithéâtres, ou qui, contem-
plant dans les musées ces collections d'effets
pathologiques, ne tombera pas de respect au
pied de ce principe de vie toujours en travail,
et, se rappelant la pénible existence des sujets
à qui ces organes ont appartenu, ne conviendra-
dra pas de la petitesse de nos théories vis-à-vis
d'une cause aussi puissante ?

Mais, dans les maladies de longue durée, il se
fait à tout moment des créations non moins
prodigieuses. Nous connaissons une personne,
d'un rang distingué, qui a été couverte de ver-
rues, lesquelles grossissaient à vue d'œil à chaque paroxisme d'une fièvre intermittente qui a

duré cinq mois, et qui ont été dissipées rapidement à la guérison de cette fièvre par le
quinquina. La même personne est encore sujette
à des aphthes nombreux à la moindre indisposition qu'elle éprouve, et qui disparaissent
avec cette indisposition. Les symptômes conco-
mitans de ces fièvres ont été très-bien observés
et décrits; mais on a peu parlé du changement
de couleur de la peau. Nous avons vu une fille
très-blanche ressembler parfaitement à une
négresse dans ses accès. L'émail des dents lui-
même se rembrunit quelquefois alors; et c'est,
en général, dans les maladies qu'il faut apprendre que les parties les plus dures de notre corps,
les moins corruptibles, sont sous le domaine de
la vie comme tout le reste. Ainsi, l'inspection
des ongles, des dents et des cheveux n'est pas
sans utilité dans la recherche des signes : ainsi,
la mère de mes enfans, dont l'un a la cheve-
lure très-blonde et très-frisée, m'annonce une
indisposition quand ces cheveux deviennent
plats et décolorés, et elle ne se trompe
pas. Force ou faiblesse apparente, le travail
morbide ne s'en continue pas moins et trompe
nos explications : le scorbut en est un exemple;
peu de maladies s'accompagnent de plus de
langueur, de plus de débilité dans les fonctions,
et, par opposition, d'une plus vigoureuse force
végétative. Qui n'a pas vu ces champignons
sanglans dont se recouvrent les ulcères scorbutiques, et qu'on retrouve plus gros et plus vigoureux le lendemain du jour qu'on les a retran-

chés ! Cependant, j'ai fouillé dans plusieurs restes de ces malheureux, et je n'ai pas été plus éclairé sur la cause du phénomène que de leur vivant.

Plus surprenans encore, parce qu'ils paraissent sur de jeunes personnes jouissant en apparence d'une bonne santé, sont ces *fongus* dont M. *Manoir* a décrit deux espèces (dans un mémoire couronné, en 1820, par la Société de médecine de Bordeaux), l'une *médullaire* et l'autre *hématode* : la première formée par une substance cérébriforme, pulpeuse, élastique et presque fluctuante ; l'autre composée d'une tumeur sanguine, vasculaire, cellulaire, formant un ensemble spongieux, comme dans le scorbut. Ils furent observés avec étonnement par plusieurs auteurs ; et un exemple, renfermant à la fois les deux espèces, a été présenté à la Société de médecine de Paris, dans sa séance du 20 Février 1821, recueilli sur la personne d'un jeune paysan de dix-huit ans, dont le cou fut le siége de la tumeur. (Voyez sur ces fongus le *Journal général de médecine*, tome 75, *p.* 32 *et* 123.) Ces fongus ont pareillement fait le sujet de mes remarques, et un cas, pour lequel on m'a consulté, existe en ce moment sur le ventre d'une fille du Haut-Rhin, âgée de vingt ans, qui paraissait aussi jouir d'une bonne santé : tumeurs constamment exaspérées et renouvelées par les incisions et les caustiques, et sur la formation desquelles l'autopsie cadavérique n'apprend rien non plus. La même activité mal-faisante se remarque dans les

·productions squirreuses et cancéreuses, d'un tissu fibreux, lardacé, dur, incompressible, également incurables, qui s'emparent successivement, aussi bien que le fongus médullaire, tant des parties internes qu'externes du corps; qui repoussent, toujours les mêmes, et partout, après les opérations qui les ont enlevées; qu'on a attribuées avec juste raison à une diathèse: ce qui n'en explique pas plus le mode de génération, que toute la sagacité des chimistes et des physiciens n'est capable d'imiter les humeurs et les tissus divers opérés par une nature en souffrance. Mais c'est assez nous occuper de ces effets, qui amènent enfin la destruction de l'ensemble, après celle de chaque organe en particulier. Disons aussi le bien opéré par cette même activité, et présentons les cures non moins étonnantes de la puissance vitale.

Si, pour des corps non-seulement inutiles, mais à charge, mais ruineux pour son existence, elle a fait apparaître des vaisseaux nouveaux, des membranes et même des sels, l'action vitale opère les mêmes prodiges pour réparer, pour conserver l'intégrité des organes, *lorsqu'il n'y a dans le sujet aucun vice radical.* Dans les diverses observations faites à l'occasion des fractures sur l'homme et différens animaux par des savans dont l'autorité est irrécusable (voyez entre autres celles de MM. *John Howsip, Breschet, Villermé,* et les auteurs des articles *Ossification du cal* et *Membranes accidentelles,* du Dictionnaire des sciences médicales), l'on voit que non-seulement le périoste s'engorge, mais qu'il se fait de plus, à l'ouverture des fragmens osseux, une effusion sanguine, qui devient un caillot, duquel, ainsi que des parties contiguës, s'élèvent des vaisseaux qu'on peut injecter ; qu'il s'y développe une membrane qui s'organise et rétablit bientôt la circulation interceptée ; qui s'épaissit et finit par s'assimiler les sucs gélatineux et salins servant à l'ossification ; que, dans le cas de fausses articulations mobiles, le cal ou l'ossification se fait non-seulement autour des fragmens, sans remplir les intervalles, mais que même ces fragmens prennent à la longue le glissant et le lisse des membranes synoviales, et s'incrustent d'un cartilage pareil aux cartilages dyartroïdiens. J'ai vu ces cartilages et ces vaisseaux nouveaux parfaitement distincts et injectés, et c'est par le même travail que s'opèrent ces séquestres admirables dont nous avons tant de faits, par lesquels un os nécrosé fait place à un autre os de nouvelle formation. Au moyen de ces nouvelles membranes, les muscles détachés se rattachent de nouveau à l'os restauré. Un vaste phlegmon s'était formé à la cuisse d'une pauvre fille de treize ans; il fut suivi de suppuration, d'exfoliation et de la fracture du fémur. Le doigt explorateur a pu, après l'ouverture, reconnaître distinctement un vide rempli de pus et de sang, où la masse musculaire était entièrement détachée depuis les trochanters jusqu'au quart inférieur du fémur, l'os dénudé et s'exfoliant de jour en jour ; de plus, deux fractures spontanées : cependant, ce vide s'est rempli insensiblement, l'os s'est recouvert de bourgeons charnus, les muscles de la cuisse se sont rattachés, et, un an après, la malade pouvait marcher et exécuter avec facilité tous les mouvemens de la cuisse et du genou. (Voyez cette Observation détaillée, et le Rapport qui la suit, au *Journal général de méd , tome 75, page 19 et suiv.*) Ces faits, qui attestent les grandes ressources de la nature, diminuent presque le prix de ce que nous observons plus souvent dans les parties molles, où la réparation des substances, leur réunion, leur greffe même, injustement contestées, sont des phénomènes assez journaliers.

L'inflammation est l'arme dont cette nature se sert, tant pour conserver que pour détruire, pour séparer le mort d'avec le vif, pour pousser au dehors ce qui est étranger, pour réunir les parties divisées. Quoique les cas rares ne fassent pas règle, la connaissance que nous en avons sert cependant beaucoup à agrandir nos idées. Quel est le praticien, se contentant de sa routine, qui s'imaginerait jamais qu'il pût y avoir séparation et expulsion d'intestins hors du corps sans perte de la vie ? Cependant il en a été lu une observation très-détaillée dans la séance du 17 Octobre 1820 de la Société de médecine de Paris. Il s'agit de l'expulsion par l'anus du bout inférieur de l'iléon, du cœcum en entier, et du commencement du colon ascendant, en tout, quatorze à quinze pouces d'intestin, qui a eu lieu chez un enfant mâle de quatre ans et demi, à la suite d'une petite vérole assez confluente, de coliques atroces, de selles ensanglantées pendant plusieurs jours, et avec l'entier rétablissement du malade, l'intégrité des fonctions digestives, le retour complet des selles moulées, excrétées comme à l'ordinaire, et sans épanchement préalable, quoique les portions d'intestins expulsés eussent été trouées, et malgré le défaut du cœcum et la séparation complète d'une assez bonne portion intestinale. La pièce pathologique a été examinée attentivement par deux membres de la société, et disséquée. Ils y ont reconnu le cœcum avec son appendice, les membranes ordinaires des intestins; enfin, ils se sont assurés qu'il ne s'agissait pas de ces fausses membranes dont la similitude a si souvent trompé. Le rapporteur de cette observation a d'ailleurs donné, au cas dont elle est le sujet, un nouveau degré de certitude par l'exemple de plusieurs lésions de cette espèce, attestées par divers auteurs dignes de foi, et où les choses se sont passées de même : elles ont été considérées, à juste titre, comme le produit de l'invagination d'un intestin, dans laquelle la portion invaginée peut être frappée de gangrène, se séparer complétement, et sortir par la voie des selles, sans que la continuité du canal soit interrompue, par la raison que les bouts plissés d'intestin ont contracté adhérence; elles sont en même temps une nouvelle preuve qu'il ne faut pas désespérer entièrement du salut d'une per-

sonne en proie aux accidens les plus redoutables du volvulus. (*Journal général de médecine,
tome* 73, *page* 3 *et suiv.*) C'est aussi en grande
partie par le même intermédiaire que la puissance vitale parvient à expulser lentement et à
faire sortir des épis de blé, des épingles, etc.,
introduits dans le corps, et par des endroits qui
sont bien opposés à celui de leur introduction;
mécanisme certainement inimitable. Il a encore
été question dernièrement d'un cas semblable,
à l'occasion d'un bateleur qui avait laissé glisser
une lame de fer-blanc, assez longue, dans son
estomac, laquelle passa ensuite dans les gros intestins, se fit jour au dehors, après les avoir per-
forés, et fut extraite, environ une année après
l'accident, au moyen d'une large ouverture, avec
rétablissement complet du malade. (*Voyez le
Bulletin n.°* 1, *pour* 1820, *de la Société de la
Faculté de médecine de Paris.*) Qui pourrait
s'étonner ensuite de la marche assez souvent
extraordinaire de la matière des métastases et
des dépôts par congestion, et plus encore les
révoquer en doute?

§. 88. Ce travail que nous venons de voir
pour les maladies chirurgicales, la nature le
fait également pour les maladies internes, du
moins pour les aiguës; car, pour les chroniques,
il n'y a guère qu'une solution lente, ou le changement d'une maladie dans une autre. Ce qu'on
a appelé *jugement des maladies,* soit changement prompt vers la santé ou vers la mort,
précédé ou accompagné d'évacuations ou d'ap-

paritions de tumeurs, d'exanthèmes, etc., qui portent le nom de *crises*, est fondé sur une rigoureuse observation, suivie d'âge en âge, depuis *Hippocrate* jusqu'au temps où nous écrivons. Ces crises, lorsqu'elles sont parfaites, et nous allons nous en occuper, arrivent après la *coction* ou l'élaboration de certaines humeurs viciées, qui agissaient comme irritant, et que l'effort vital tend à éliminer. Il est vrai que ces mots, jugement des maladies, coction, crise, humeurs viciées, efforts naturels, sont loin d'être admis aujourd'hui de tous ceux qui se mêlent de médecine; qu'il est rare qu'on passe un grand nombre d'années à méditer les ouvrages des pères de l'art, et à en vérifier les sentences au lit des malades. Il y a long-temps qu'ils ont des contradicteurs, et *Celse* remarquait déjà que les médecins de son temps qui étaient les plus employés et qui ne visaient qu'à devenir riches, ne pouvant s'astreindre à des études qui exigeaient trop de soins et d'observations, s'étaient empressés d'embrasser des préceptes qui n'en exigent presque point. La secte des *méthodistes* de toutes les formes, renouvelée de nos jours, était dans ce cas, et *Celse* lui-même, cédant au torrent, paraît en avoir été abusé, d'après les éloges qu'il donne à *Asclépiade* et la censure qu'il fait des jours critiques d'*Hippocrate*. (*Cornel. Celsi, de medic., l. III, cap. IX.*) Cependant tout le monde sait que les animaux ont des maladies dont ils guérissent sans médecins. Il est connu des observateurs que la

plupart des peuples peu civilisés ne connaissent dans leurs maux que les ressources de la
nature, qui les trompe rarement, et que, dans
les maladies les plus graves, la peste, la fièvre
jaune, le typhus, etc., le nombre des malades
qui guérissent étant abandonnés à eux-mêmes
ou ne recevant que les soins les plus simples,
est très-supérieur à celui des malades traités
par des méthodes artificielles, d'après des théories imaginées dans le cabinet. La nature guérit
donc aussi les maladies internes, et elle les
guérit par des crises; car ces phénomènes sont
évidens, partout, dans tous les pays, quand on
les laisse arriver; et d'ailleurs il est rare que sans
une crise quelconque la solution de la maladie
soit parfaite, et qu'elle ne soit pas sujette à récidive. Mais *nous guérissons sans attendre ni
coction ni crises*, vous dira un donneur de toniques, ou un appliqueur de sangsues. Oui,
bien; mais qui guérissez-vous? je vous mets dans
une de ces trois suppositions : ou le malade
aurait guéri sans vos soins, et la nature a été
plus forte que le mal et le médecin; ou le hasard
vous a bien servi, et votre système a rencontré
juste; ou bien la maladie était très-grave, vous
avez contrarié la nature, et le malade a succombé sous le poids d'un mal que vous avez
rendu incurable ; mais vous vous gardez bien
d'en faire mention.

Les fièvres d'accès, qu'on peut considérer
comme le type de toute autre fièvre, quelle
que soit sa durée, nous offrent un exemple jour-

nalier du travail vital vers la terminaison des maladies. Déjà dans l'imminence du paroxisme le malade est tout différent de lui-même; arrivent le frisson, puis le froid, puis la chaleur, qui va en croissant, et qui dure un certain temps quand elle est parvenue à son maximum; puis, diminution de tous les symptômes, peau plus souple, moite, ensuite couverte d'une sueur générale; urines, auparavant limpides, maintenant chargées et briquetées, et le malade paraît revenu entièrement à la santé. Le médecin exempt d'esprit de parti, et qui a· déjà appris que le frisson, phénomène qui se montre avec le resserrement des parties ou le spasme, est un avant-coureur de toutes les grandes évacuations, n'y voit que le commencement d'une réaction; dans la chaleur, que la durée de ce travail, et dans la sueur, que sa terminaison heureuse : opinion d'autant plus vraie, qu'elle est partagée par quiconque a le simple bon sens; car tout le monde sait qu'à moins qu'une diaphorèse profuse ne soit le symptôme malin de la fièvre, le bien-être du convalescent est d'autant moins parfait que la sueur a été incomplète. Ce que nous venons de dire s'observe plus ou moins dans toutes les fièvres dites continues, a cause de l'entrelacement des paroxismes; mais nous devons nous borner ici à des exemples saillans, et nous demanderons aux praticiens quel est celui d'entre eux qui n'a pas remarqué dans les exanthèmes les plus communs, tels que la variole, la rougeole, la scar-

latine, etc., des symptômes plus ou moins graves,
suivant l'année, accompagner une fièvre qui
dure trois jours, plus ou moins, et cesser avec
elle aussitôt que l'éruption a paru? L'érysipèle,
le pemphigus, l'urtication, la miliaire, etc.,
offrent assez fréquemment le même phénomène.
Par exemple, dans la plupart des cas d'érysipèle par cause interne, n'observe-t-on pas que
sa sortie est précédée de perte de l'appétit, de
dégoût, de langue muqueuse, de céphalalgie,
de lassitude générale, de douleurs dans les
membres, de fièvre plus ou moins forte, d'agi-
tations, de rêvasseries, quelquefois de frissons
et de syncopes ; que le troisième ou quatrième
jour il y a douleur tensive quelque part, à la
joue, au bras, à la cuisse, etc., avec tuméfac-
tion vague, chaleur intense, rougeur vive, dis-
paraissant sous la pression, etc., et que les
symptômes généraux cessent dès l'instant que
l'exanthème est parfaitement établi? Or, n'est-il
pas évident qu'il y a eu un travail, ensuite une
crise, ou l'expulsion d'une matière morbifique?
oui, bien *matière morbifique*, puisque la rentrée
de l'érysipèle est un des accidens les plus fâcheux, accidens qui ne succèdent pas moins à
la rentrée de tous les exanthèmes.

Un autre phénomène digne de remarque
dans ces mouvemens vitaux pour la terminaison
heureuse ou malheureuse des maladies, c'est
qu'à quelques exceptions près ils se font en
général dans des temps assez réglés. Les solutions de continuité des parties molles et des

parties dures se réunissent et se cicatrisent à des époques assez fixes, quand le sujet est sain d'ailleurs, qu'on a rapproché les bords des parties divisées et maintenu le membre dans la position convenable. Les phlegmons, les furoncles, les panaris, parcourent les quatre temps des maladies internes, de commencement, d'accroissement, d'état, de décroissement, et se terminent aussi, par une crise ou la suppuration, au bout d'un temps presque toujours le même. Pareillement il ne saurait y avoir de doute sur l'existence des jours critiques dans les maladies internes, lorsque l'ordre naturel n'est pas troublé; et pour ma part je devrais, pour la nier, ne plus rien croire de tout ce que j'ai observé. *Dehaen* a recueilli, parmi les Œuvres non contestées *d'Hippocrate*, deux cents exemples de maladies jugées dans un nombre limité de jours, parmi lesquels le 3.°, le 4.°, le 5.°, le 7.°, le 9.°, le 11.°, le 14.°, le 17.°, le 20.°, le 40.°, sont spécialement critiques, et *Cullen*, quoique peu porté pour les anciens, a été forcé, dans un climat certainement très-opposé à celui de la Grèce, de rendre hommage à cette vérité.

§. 89. Les crises ou évacuations critiques sont toujours précédées d'un plus grand trouble de l'économie, qui peut n'être que symptomatique, comme il peut être critique: ce que le médecin doit savoir distinguer, de même qu'il doit distinguer, parmi les crises, celles qui sont sûres d'avec celles qui sont imparfaites et qui ne jugent pas entièrement la maladie.

Pour que le malade soutienne la crise, il est nécessaire qu'il ne soit pas déjà trop abattu par la maladie, et pour que la crise s'opère parfaitement, il faut qu'il y ait eu assez de temps pour la coction, relativement à l'importance de la maladie ; car, si un grand mal attaque un corps faible, il ne se fera pas de coction, et le malade succombera sous les efforts mêmes de la crise.

Il est rare, du moins je ne l'ai jamais vu, qu'il n'y ait qu'une seule évacuation critique ; mais tous les systèmes conspirent à la fois pour les bonnes crises : les urines deviennent plus colorées et déposent ; la peau se fait souple et moite ; la langue se dépouille, et le ventre s'ouvre ; la totalité des mouvemens devient plus facile. De même qu'un seul mauvais signe ne suffit pas pour nous faire désespérer, de même aussi un mouvement critique unique et incomplet est insuffisant pour nous permettre un bon pronostic. Quelques gouttes de sang du nez ; des urines jumenteuses, brunes, en petite quantité ; quelques fusées alvines, d'une odeur repoussante, sont moins des crises que des marques certaines de l'impuissance de la nature.

La solution sera assurée, évidente, complétement salutaire, lorsque le genre de l'évacuation conviendra à la maladie, au sujet, à la saison, au génie présent de l'épidémie (car les crises ne sont pas toujours les mêmes pour la même maladie) ; qu'elle aura lieu à un des jours critiques, sera en rapport avec la gravité du mal, et que le malade prendra de suite un meilleur visage, une respiration plus aisée, un pouls plus fort, moins fréquent, plus égal, plus réglé. Dans le cas contraire, les traits de la face, au lieu de se relever, s'affaissent, se grippent ; le malade ne peut plus se réchauffer ; son pouls devient vermiculaire, fuyant sous les doigts : plusieurs expirent dans l'assoupissement au commencement d'une tentative de crise, d'autres durant le cours de l'exacerbation ; on les voit, dévorés d'une chaleur âcre, s'agiter de l'esprit et des mains, faire effort pour sauter du lit, ayant le front et la poitrine couverte d'une sueur visqueuse et inutile, s'éteignant enfin dans une défaillance ou une syncope.

Chaque fièvre a son genre d'évacuation critique, qu'elle affecte communément de préférence à d'autres. Les hémorrhagies, par exemple, sont ordinaires chez les sujets pléthoriques, et dans la fièvre inflammatoire, soit simple, soit compliquée de l'inflammation d'un viscère, soit concomitante d'un autre ordre de phénomènes. J'ai vu un flux menstruel très-abondant juger favorablement le typhus chez des femmes, et une grande hémorrhagie nasale opérer le même bien, chez des sujets jeunes et robustes, dès les premiers jours de la maladie. Toutefois la coction purulente est très-souvent aussi l'heureuse crise de la fièvre aiguë inflammatoire ; elle ne se juge pas moins par des selles bilieuses, par des sueurs, par des crachats rouillés, par des dépôts sur les glandes, les articulations, par le gonflement des bourses, par des vomissemens,

quelquefois même par l'ictère. Le typhus, lorsque les hémorrhagies dont j'ai parlé ne le font
pas avorter, a sa crise assez commune par les
sueurs, par la desquamation de l'épiderme et
la chute des cheveux vers la fin de la maladie;
fort souvent aussi par des dépôts qui, lorsqu'ils
arrivent, en abrègent singulièrement le cours.
La fièvre putride et la fièvre bilieuse ont le plus
souvent leurs crises par les selles, par les urines,
par les sueurs, par les crachats, par des exanthèmes, même par la gangrène.

Il est d'ailleurs des maladies aiguës susceptibles de crises parfaites, et d'autres qui ne le
sont pas. Dans le premier cas sont celles dont
je viens de parler, et toutes les fièvres chaudes
avec prédominance du sang ou de la bile. Dans
les fièvres froides, les pituiteuses, catarrhales
ou muqueuses finissent plutôt par solution
lente que par jugement prompt et déterminé,
et il n'est pas rare, chez les sujets cacochymes,
de voir la fièvre muqueuse se terminer au qua-
rantième jour par des abcès aux parties infé-
rieures du corps, qui deviennent gangréneux,
comme j'en ai eu plusieurs exemples dans une
épidémie de cette espèce, parmi environ trois
cents malades que j'ai soignés en 1812, année
de disette et de mauvaise nourriture pour les
pauvres. Dans les fièvres produites par contagion et pernicieuses de leur nature, il y a
plutôt des exanthèmes et des évacuations symptomatiques que des crises, et la nature opprimée
y semble impuissante pour opérer une coction.

Dans la peste, par exemple, malgré la sortie des bubons et des charbons, le malade expire très-souvent au moment où le peu de véhémence des symptômes permet encore d'espérer ; et il n'est pas rare, dans la fièvre jaune, de voir les malades succomber aussi bien après que l'ictère et le vomissement noir se sont montrés, et au milieu de plusieurs évacuations, qu'avant l'apparition de ces terribles symptômes.

§. 90. Il est surtout essentiel de se familiariser avec les signes qui indiquent que la maladie va se juger, ce qu'on pressent tant par le nombre de jours auquel le mal est parvenu, que par certains symptômes qui précèdent ordinairement telle ou telle crise.

En général, un mal-être beaucoup plus grand les précède toujours pendant la nuit, si la crise doit avoir lieu le jour, et pendant le jour, si elle doit arriver la nuit. Ce mal-être a lieu aux approches de l'exacerbation, qui est ordinairement anticipée, accompagnée d'une augmentation de soif et de chaleur : agitation vague ; douleur à la tête, au cou, à la région précordiale, par tout le corps ; gargouillement au bas-ventre, suppression des urines ; démangeaison à la peau, pouls inégal ; trouble des idées, délire même : enfin, il survient un grand frisson général, inusité, lequel précède presque toujours toutes les grandes évacuations, suivi, si le jugement doit être favorable, de la crise attendue et d'une diminution bien sensible de la fièvre, puis de sa cessation.

Quoique nous ne puissions en donner la raison, il est certain que les crises arrivent le plus communément les jours impairs (§. 88), et qu'elles commencent à s'annoncer, à se préparer les jours pairs. Il est certain que, dans les maladies aiguës accompagnées d'inflammation, comme dans la pleurésie vraie, on voit le plus souvent la maladie jugée au septième jour, sans récidive, par les sueurs et les crachats, et que ce n'est pas sans raison que *Galien* a appelé le sixième jour *un jour tyran*, parce que c'est effectivement dans ce jour que se prépare la crise pour la guérison ou pour la mort, dans les maladies qui doivent être courtes. La synoque putride se termine assez ordinairement au dix-septième jour, et j'ai vu plusieurs fois dans cette fièvre des malades, presque désespérés aux 15.e et 16.e jours et menacés de suffocation par un poids qu'ils éprouvaient sur la poitrine, presque sans fièvre au commencement du 17.e jour. Dans le typhus, qui se juge au 20.e, 21.e, 22.e jour, le 13.e, le 14.e, le 18.e et le 19.e sont assez souvent marqués par une exaspération de symptômes; et dans les fièvres les plus pernicieuses, où le malade a été plusieurs jours dans un grand abattement, l'on observe, la veille de la mort, des redoublemens plus vifs, le pouls plus grand, plus fort, plus fréquent : tant est générale cette tendance à lutter contre la destruction, et tant les anciens sont excusables d'avoir supposé dans chaque être vivant des forces conservatrices.

§. 91. Voici ce qu'on a recueilli, quant aux

signes de chaque crise en particulier. Pour celle de *l'hémorrhagie nasale :* douleur de tête subite, battement des artères le long des tempes et du cou ; rougeur, ardeur de la face et des yeux ; écoulement des larmes, quelquefois vision d'étincelles, tintement d'oreilles ; démangeaison aux narines, auxquelles le malade porte souvent les doigts ; difficulté de respirer, tension aux hypocondres ; pouls élevé, rebondissant, ondé. *Par les sueurs :* suppression, qui précède, des selles et des urines ; quelquefois sub-délire ; parties supérieures du corps plus rouges et plus chaudes, laissant exhaler une vapeur chaude ; pouls ondé, très-mou ; urine épaisse : durant son sommeil, le malade rêve quelquefois qu'il est dans un bain, comme dans la crise par hémorrhagie on rêve quelquefois auparavant d'incendies, de couleurs rouges, de serpens entortillés. *Par les selles et le vomissement.* On peut prévoir cette crise si le malade n'est pas sujet au saignement de nez, et qu'il sue difficilement. Murmure du ventre et grouillemens ; pesanteur et douleur sourde, d'abord autour des lombes, ensuite vers la partie inférieure du ventre. On s'attend au vomissement, lorsque la tête est lourde, qu'il y a douleur mordicante à l'estomac, nausées fréquentes, bouche amère, tension aux hypocondres, gène à respirer, pouls contracté et dur, crachottement, tremblement de la lèvre inférieure. Cette crise est assez communément accompagnée d'urines abondantes et chargées ; elle a lieu dans les fièvres chaudes, bilieuses, en automne et sur la fin de l'été. *Par les parotides.* En même temps que les symptômes de la maladie diminuent d'intensité, le malade éprouve une douleur insolite aux environs de la mâchoire inférieure, avec tumeur dure, qui croît à vue d'œil. Les abcès ou dépôts qui se font ailleurs, s'annoncent de la même manière ; mais les parotides sont assez communes dans la synoque putride à son premier jour, et je les ai toujours regardées comme une mauvaise crise, dans laquelle le malade périt souvent, ou suffoqué, ou plongé dans un profond assoupissement.

§. 92. Nous avons placé plus haut les exanthèmes parmi les crises des maladies ; mais ceci demande une explication, d'autant plus que plusieurs d'entre eux sont tantôt crises, et tantôt symptômes. Nous en avons des exemples familiers dans ces boutons sur les lèvres qui se montrent dans les fièvres d'accès et dans les fièvres catarrhales, ainsi que dans les pétéchies. Ces boutons, s'ils arrivent à la fin, ou après plusieurs accès, sont critiques ; ils annoncent, au contraire, la durée de la maladie, s'ils se montrent au commencement. Il en est de même des pétéchies. *Ramazzini* parle d'une constitution de 1692, où les pétéchies seules, arrivant vers la fin de la maladie, étaient critiques, et j'ai vu la même chose dans le pays même de ce médecin, quoique pourtant il faille convenir que, quand elles ne sont pas accompagnées de sueur, elles ne soulagent que pour un temps ; mais, quand elles se montrent au commencement de la maladie, elles en annoncent le danger; et ainsi de plusieurs autres.

L'on doit donc considérer les exanthèmes, ou certaines éruptions qui paraissent sur la peau, taches, rougeurs, pustules, phlyctènes, bulles, tubercules, bubons, etc., comme étant ou la maladie elle-même, ou un symptôme de la maladie, ou une crise de la maladie. Dans le premier cas, on les nomme encore *spécifiques,* lesquels naissent communément d'une contagion, la propagent à leur tour, et produisent, lorsqu'ils ont paru, la diminution des symptômes fébriles qui les avaient précédés : tels sont la variole, la rougeole, la scarlatine, et quelquefois les miliaires et les pétéchies. Ces exanthèmes, surtout les trois premiers, quoique réellement critiques, doivent cependant être distingués de cette classe, à cause de leur *spécificité.* Ils ont, en effet, encore ceci de particulier que, d'une part, quoique la fièvre qui les précède puisse ne pas être très-apparente, toujours y en a-t-il une, nécessaire à cette expulsion, qui porte le nom de *fièvre exanthématique,* et que, de l'autre, cette fièvre peut avoir lieu sans éruption manifeste, mais non sans excrétion, du moins par la transpiration et la sueur. Cette fièvre, ou cet effort naturel, dans l'exanthème primitif, spécifique, doit être soigneusement distinguée de toute autre fièvre accidentelle qui peut s'unir à la maladie, et qui en fait souvent, ainsi que nous aurons soin de le faire remarquer, le principal danger.

Sous le nom d'exanthèmes symptomatiques secondaires, je comprends tous ceux qui accompagnent certaines fièvres, qui en sont des espèces d'ombres, qui paraissent et disparaissent avec elles, qui ne contribuent en rien à la diminution de la fièvre, mais aussi qui ne propagent pas leurs semences : tels sont l'érysipèle, le pourpre, les pétéchies, les miliaires, etc. Plusieurs d'entre eux ont même été considérés avec raison comme *endémi-épidémiques*, parce que, dans certains pays, surtout les pays humides, ils accompagnent presque toujours les maladies, quoi que les médecins fassent pour les éviter. Certaines fièvres épidémiques revêtent aussi avec opiniâtreté une forme exanthématique, indépendamment de tout vice de l'air, du régime et du traitement : la peste, par exemple, a le plus souvent des bubons et des charbons. Mais nous ne saurions considérer ces exanthèmes, ni comme spécifiques, ni comme critiques : d'abord, parce qu'on a des exemples de pestiférés chez lesquels ils n'ont pas paru ; en second lieu, parce que leur disparition ne nuit pas (ainsi que nous le verrons) à la guérison de la maladie ; en troisième lieu, parce que les bubons se montrent également dans plusieurs autres fièvres, qu'on a nommées, à cause de leurs ravages, *pestilentielles*, et même dans la *fièvre jaune*, dans laquelle, entre plusieurs autres exemples, je me contenterai de donner celui de l'épidémie de la Martinique, en 1802, dont parle M. *Moreau de Jonnès*, dans sa Monographie, parmi les symptômes de laquelle on signala plusieurs phlegmons, et des tumeurs aux parotides et aux glandes salivaires. Aucun fait, jusqu'ici, n'existe, au contraire, en faveur de la variole, de la rougeole et de la scarlatine, comme pouvant accompagner des maladies qui leur sont étrangères. Or, cette distinction est du plus haut intérêt dans la pratique, parce que les exanthèmes secondaires, quoique indiquant souvent la gravité de la fièvre, ne doivent pourtant être considérés et traités que comme la maladie dont ils sont le symptôme.

Les exanthèmes critiques sont ceux qui ne s'élèvent que vers la fin de la maladie, et qui, si ce n'est toujours, du moins quelquefois, se montrent avec le soulagement des malades. Tous les exanthèmes symptomatiques peuvent avoir cette fin salutaire : l'histoire de l'art et mon expérience nous donnent les miliaires, l'érysipèle, les pétéchies, le pemphigus, etc., comme ayant été décidément critiques, ou ayant accompagné d'autres espèces de crises. Il sera toujours possible de les distinguer des symptomatiques aux deux caractères que je viens d'énoncer, savoir, qu'ils n'ont lieu qu'à la troisième période de la maladie et qu'avec l'amendement de tous les symptômes.

§. 93. Le pronostic, cette base fondamentale de la réputation du médecin, comme de la sûreté de son traitement, se tire autant de l'observation attentive des mouvemens critiques, que de la contemplation de l'état des fonctions, de la nature et de la quantité des humeurs sécrétées et excrétées, de la concordance qui existe entre l'exercice des fonctions et les divers symptômes, et de la manière d'agir des médicamens. Nous allons présenter un tableau raccourci de ces signes par lesquels on peut estimer que l'issue de la maladie sera heureuse ou malheureuse, sans s'exposer à ce qui est arrivé dernièrement à un grand *sangsuoniste,* qui annonça, à sept heures du soir, la guérison d'un malade qui mourut à minuit.

Le *pouls* petit, serré, concentré dès le commencement, cependant facile à déprimer (ce qui le distingue du pouls qui a lieu dans les inflammations du bas-ventre, où cet état *serré* n'est pas toujours funeste), est un signe fâcheux. Le pouls presque naturel, mais avec strabisme, contraction des pupilles et refroidissement, dénote un danger imminent : il en est de même de l'intermittent, du petit et vîte, de l'irrégulier, du vermiculaire, du pouls formicant, convulsif.

Ce pronostic fâcheux que fait tirer la discordance du pouls avec les autres symptômes, ne s'établit pas moins lorsqu'on observe du délire sans altération des traits du visage, une langue nette avec amertume de la bouche, une fièvre modérée avec une chaleur mordicante.

La *respiration* très-précipitée ou rare, intermittente, suspendue, stertoreuse, sibilante, annonce une mort prochaine.

La *peau* qui offre au toucher une chaleur âcre, désagréable ; qui est aride, ridée, et même vieillie, rugueuse et couverte de saletés, est un fort mauvais signe : *Hippocrate* a déjà dit que les malades dont la peau est aride et dure, meurent sans avoir de sueurs.

La *prostration absolue des forces*, dès le commencement de la maladie, est d'un très-mauvais augure; cependant l'intégrité des fonctions des muscles locomoteurs n'est pas toujours un signe de salut, puisqu'on a des exemples de malades attaqués de fièvre jaune qui ont encore pu se soutenir et marcher peu d'heures avant la mort.

Le *délire*, lorsqu'il est modéré et qu'il survient la nuit, durant l'exacerbation fébrile, avec des intervalles parfaitement lucides pendant le jour, n'est pas très-inquiétant; il l'est moins aussi, lorsque les malades sont des femmes et des enfans, lesquels, de leur nature, délirent avec facilité. Mais le délire continu, accompagné de fureur ou de tristesse, succédant à une hémorrhagie, se montrant avec la difficulté de respirer et la sueur froide, accompagné ou suivi de l'assoupissement, est assez souvent un signe mortel. Les terreurs de la mort qui précèdent le délire, et ses appareils qui accompagnent les songes, sont de mauvais signes. La répugnance des malades pour les médicamens, leur refus, ou s'ils les rejettent presque aussitôt après les avoir pris dans la bouche, où ils les gardent et les roulent sans les avaler, sont des indices d'un état de délire sourd, d'aberration de l'instinct naturel, et présagent une suite fâcheuse.

La perte des fonctions des sens est d'autant plus un mauvais signe, qu'elle arrive de bonne heure : la surdité, par exemple, dès l'invasion, et celle qui se manifeste après des hémorrhagies et des évacuations alvines noirâtres, sont d'un mauvais augure, tandis que sur la fin de la maladie la surdité est assez souvent compagne de la convalescence. Il en est de même de la lésion de la vue. Quelquefois aussi l'ouie, la vue, le goût, l'odorat et le toucher deviennent très-aigus dans le cours des maladies, ce qui est encore un mauvais signe. L'affaiblissement de la voix indique la décadence de la vie, et l'aphonie précède presque toujours la mort.

L'altération des fonctions de la déglutition et de la digestion est un symptôme très-fâcheux : la difficulté d'avaler, l'odeur très-fétide et nauséabonde qui sort de la bouche des malades, quand il n'y a ni aphthes, ni ulcères gangréneux, ni affection scorbutique ou dentaire ; les boissons qui tombent dans l'estomac, comme dans un tonneau, par leur propre poids, et presque sans contraction de l'œsophage ; les bouillons, ainsi que les boissons, rendus sans avoir éprouvé de changement, laissent peu d'espérance. Une langue noire, racornie, comme ligneuse, tremblotante, et qui ne rentre pas lorsqu'elle est tirée, ainsi que le météorisme du ventre, avec de vives douleurs quand on appuie dessus, indiquent toujours du danger.

Le *saignement de nez* qui n'a lieu que par

gouttes et au commencement de la maladie, non-seulement ne soulage pas, mais indique la longueur de celle-ci, et fait craindre une affection cérébrale très-intense. Un épistaxis abondant chez les jeunes sujets, et qui soulage, suffit souvent seul à la guérison; chez les vieillards, au contraire, et chez les sujets épuisés, il peut être mortel. Celui qui est supprimé tout à coup par des médicamens, cause assez souvent des convulsions.

Une *diarrhée* modérée, dans la première période des fièvres gastriques, catarrhales ou muqueuses, est ordinairement avantageuse; mais ce flux est nuisible dans le cours de la maladie, lorsqu'il n'est pas critique. Les vomissemens spontanés ne sont pas non plus sans avantages dans les mêmes circonstances; mais, lorsqu'ils persistent, ils indiquent le spasme et l'irritation de l'épigastre, et sont de mauvais signes. Les selles séreuses, continues, mêlées de sang, trop abondantes, accompagnées de ténesme, très-fétides et involontaires, sont le plus souvent des indices funestes : elles indiquent, ou la colliquation des forces, ou le passage des intestins ou d'un autre viscère de l'abdomen, de l'inflammation à la gangrène.

Les *urines*, quand elles sont rares et semblables à de la lie de vin, ou noirâtres, sont d'un fâcheux pronostic; leur non-sécrétion est plus grave encore : il en est de même de la paralysie de la vessie, qui oblige continuellement à sonder; et ce n'est pas non plus un bon signe, bien que moins mauvais, de les laisser échapper dans le lit sans le sentir. Au contraire, sur la fin des maladies, des urines abondantes et qui déposent, sont un bon signe.

Les *sueurs* partielles, d'expression et froides, sont mauvaises; dans une maladie qui reste toujours au même degré de violence, celles qui sont excessives sont également dangereuses.

L'action des médicamens qui est telle qu'on s'y était attendu, est un bon signe, et c'en est déjà un très-mauvais quand ils n'opèrent pas leur effet accoutumé. Si, par exemple, dans le commencement d'une maladie où le vomitif est indiqué, ce remède produit des évacuations abondantes, faciles, diminuant la céphalalgie, procurant un calme prolongé et une sueur modérée, on a beaucoup à espérer : si, loin de là, il en résulte une grande prostration, sans presque aucun de ces effets, la maladie est très-grave. Il en est de même des vésicatoires, lorsqu'ils ne prennent pas; quoique pourtant j'aie vu plusieurs malades succomber, en qui les plaies produites par ces emplâtres suppuraient très-bien, et d'autres, attaqués de fièvres pernicieuses, se relever, après que la fièvre eut été coupée par le quinquina, sans que les vésicatoires eussent fait leur effet.

Enfin, l'on doit regarder comme très-malade un malade constamment couché sur le dos, les cuisses écartées, ou croisées, avec la bouche béante; ne répondant pas aux interrogations, ou ne donnant que des réponses brusques, contre son ordinaire; poussant fréquemment des soupirs et des gémissemens; ayant le hoquet, le pouls de plus en plus faible, frissonnant fréquemment, sans que la fièvre soit du genre des intermittentes; chassant aux mouches, ayant des soubresauts de tendons et autres mouvemens convulsifs : tous ces signes indiquent l'épuisement de la sensibilité et de l'irritabilité, l'impuissance de réagir, l'altération des principaux organes des fonctions. Un front couvert d'une sueur froide; des yeux enfoncés, avec les paupières à demi fermées, et laissant voir un peu de blanc; un nez effilé, des pommettes saillantes, des tempes creuses, des lèvres décolorées ou livides et pendantes, avec des oreilles sèches et froides, constituent ce que *Hippocrate* a si bien dépeint sous le nom de *facies* des mourans.

§. 94. Mais cette activité vitale va elle-même en décroissant à mesure que nous vieillissons, et la vieillesse est déjà une maladie : elle se termine par un écoulement insensible, à moins qu'on n'ait fait abus des choses qui l'épuisent promptement. On s'aperçoit de cette diminution par le calme de l'imagination, par l'affaiblissement des sens, par la roideur des mouvemens, par la facilité avec laquelle les muscles se fatiguent, par la gêne qui commence dans certaines fonctions, par la diminution de la faculté génératrice, et par les productions faibles et caduques qui en émanent. Les lames du tissu réticulaire se resserrent, les muscles s'affaissent, se flétrissent, et perdent de leur élasticité et de leur irritabilité : les aréoles osseuses s'agrandissent, au contraire; le tissu osseux devient plus mince et plus compacte; l'ossification ne se fait plus ou ne se répare qu'avec peine, et sa matière se dévie dans plusieurs points, où elle ne devrait pas se trouver; les urines sont fortes et sédimenteuses; la peau se recouvre de taches, de poils et de lichens; les humeurs sont, en général, altérées dans leur composition. La vie de relation n'est plus la même, la sensibilité générale semble avoir disparu; et si ce changement nous rend moins propres à recevoir le germe des maladies, il nous rend aussi moins propres à leur résister. Les cicatrices des solutions de continuité s'opèrent plus tard ou ne se font plus; l'animation a besoin d'être stimulée, plutôt que ralentie; les crises se font difficilement, ou il n'y a qu'une solution imparfaite, qui donne un répit et non une guérison. En vérité, quand tous ces objets se présentent à mes méditations, et que j'étends celles-ci au règne végétal et à toute la nature animée, je vois de plus en plus que les élémens de la matière connue ne suffisent pas; qu'il est besoin, pour les comprendre, de l'admission d'un principe spécial; et je suis de plus en plus surpris que l'esprit humain ne s'aperçoive pas de la petitesse de ces conceptions qui voudraient faire consister la médecine dans la simple application de telle ou telle fraction de la matière médicale.

La vie s'use, à n'en pas douter, par son propre exercice ; mais il n'est pas moins certain qu'elle s'use plus vîte encore par l'abus des plaisirs de la table et des jouissances vénériennes. Nous avons connu des hommes forts, d'une haute stature, gras, puissans en chair, fort riches, dont les jours furent employés à savourer des mets délicats, des vins exquis et les charmes de beautés nouvelles : ils succombèrent avant l'âge de soixante ans. Il leur survint inopinément, aux uns à un doigt du pied, aux autres à un doigt de la main ou à quelque autre partie des extrémités, un léger gonflement avec une tache gangréneuse ; la gangrène s'étendit, malgré tous les efforts qu'on fit pour la borner, gagna le tronc, et ils se virent éteindre, en se plaignant comme ce sale et cruel empereur, qui gémissait, au rapport de *Tacite*, en se faisant poignarder par ses esclaves, *de ce qu'un aussi bon joueur de flûte dût mourir.* Plusieurs observateurs ont parlé de cette gangrène sénile anticipée, entre autres *Jean Roi*, dans les Mémoires de la Société royale de médecine pour l'année 1782 ; on en lit un exemple récent dans le tome 79 du Journal général de médecine (page 222), et un semblable venait de se montrer à Strasbourg quand j'écrivais ces pages. Ne semble-t-il pas, dans ces circonstances, que l'étendue de la puissance vitale qui nous soustrait à l'empire des lois générales, a été ici plus promptement diminuée ; que déjà, abandonnant les rameaux de l'arbre, elle s'est retirée dans le tronc, pour achever de s'y épuiser? Je ne puis du reste expliquer autrement cet étonnant phénomène des combustions humaines spontanées, qui, s'il n'est pas tout-à-fait tel qu'on l'a dit, renferme cependant quelque chose de vrai et d'analogue aux faits dont je viens de parler.

CHAPITRE IV.

Des rapports réciproques des solides et des liquides, ainsi que de l'influence de l'habitude et de la périodicité dans l'état de maladie.

§. 95. Il ne suffit pas, pour guérir, de savoir que la maladie consiste en général dans un trouble de l'économie animale, de connaître les désordres qui résultent de ce trouble, et les ressources que sait se ménager la puissance vitale. Parmi tant d'autres choses encore qui concourent au fondement de la science du praticien, se trouve l'art de distinguer, parmi les phénomènes que présente la maladie, ceux qui appartiennent à l'organe que nous croyons le plus souffrant, et ceux qui dépendent de l'affection d'organes éloignés, lesquels exercent à distance une action réelle, qu'on a désignée par le nom de *sympathie pathologique*, à l'opposé des sympathies de l'état de santé (§. 72), qui démontrent, les unes et les autres, l'unité, la liaison intime de toutes nos parties, la liberté des mouvemens vitaux, s'exerçant, comme dans un espace, sans résistance, quoique cet espace se montre plein après la mort. Je n'entreprendrai pas de donner des explications de ces phénomènes, non plus que de ceux de l'habitude et de la périodicité : j'aime mieux me taire que d'évoquer les manes d'un obscurantisme métaphysique, dont la pièce est étalée avec complaisance dans le Journal général de médecine (tom. 76, pag. 305 — 342). Le point principal, pour les malades et le médecin, est de reconnaître avec *Hippocrate* que toutes les parties correspondent entre elles, et de savoir quelles sont celles dont les lésions primitives entraînent la lésion secondaire d'un plus grand nombre. A cet égard, la tête et le ventre se disputent la priorité, et l'influence de l'un et de l'autre est également très-grande sur les autres organes. Nous commencerons néanmoins par le second, à cause que son action est beaucoup plus à la portée de nos sens.

§. 96. Les viscères contenus dans la cavité abdominale, et surtout le canal digestif, exercent évidemment une très-grande influence sur la peau et sur tous les organes, soit de l'intérieur, soit des membres : l'affaissement profond; l'altération prompte des traits du visage; la sécheresse et la chaleur de la peau, ou son refroidissement; la sueur visqueuse qui recouvre l'épigastre; les inquiétudes, les angoisses, les douleurs des membres, qui accompagnent la diarrhée, la dyssenterie, les coliques, les lésions diverses de l'estomac et du tube digestif, même la simple indigestion, en sont une preuve. On ne saurait assez faire attention, surtout dans les pays chauds, à la facilité avec laquelle l'irritation de l'estomac produit l'érysipèle des surfaces du corps et surtout de la tête, et à la facilité avec laquelle il disparaît quand cette irritation a cessé. Je n'oublierai jamais qu'un tonnelier fort robuste me fit appeler à la hâte, aux Martigues, pour un pemphigus de la plus grosse espèce dont tout son corps était couvert, qui était sorti tout à coup durant son sommeil de l'après-midi, et qui disparut presque entièrement en ma présence, avec la même promptitude, à la suite d'un débordement de bile par haut et par bas, qui eut lieu spontanément. L'on n'ignore pas d'ailleurs que la sortie des exanthèmes spécifiques est presque toujours précédée de nausées, de vomissemens, d'indices plus ou moins trompeurs de gastricité. Il n'est pas moins remarquable combien un simple refroidissement de la peau produit facilement des phénomènes de cette même gastricité, quoiqu'il n'en fût aucunement question auparavant. Les voies gastriques et pulmonaires, recevant aussi immédiatement que la peau les impressions des agens extérieurs, de la chaleur atmosphérique, de l'air vicié, etc., et sympathisant avec le reste du corps, peuvent très-certainement être, dans bien des occasions, le premier siége des maladies dans les êtres vivans, et doivent pour cela être rigoureusement obser-

vées, sans que pourtant il en résulte la conséquence nécessaire d'une phlegmasie et d'un
traitement toujours antiphlogistique. Il est bien
peu d'observateurs de fièvres putrides, d'épidémies, pour le dire après *Tissot*, qui n'aient
vu que les plus violens maux de tête sont plus
souvent soulagés par les vomissemens ou par les
selles, que par tout autre remède.

Le visage est, de toutes les parties du corps,
celle qui s'altère le plus tôt dans les maladies du
bas-ventre, tandis que, dans plusieurs fièvres aiguës, les malades succombent quelquefois sans
aucune altération dans leurs traits : aussi trouvé - je beaucoup de sens dans cette règle de
Baglivi, que, si le visage conserve son état naturel dans les maladies chroniques, l'on ne doit
pas craindre les obstructions ni autres vices des
viscères de l'abdomen ; au contraire, dans les
maladies réelles, et non simplement spasmodiques, de ces organes, qui sont fixes, locales,
permanentes, la figure s'alonge, les yeux deviennent ternes et caves, les joues se déchar-
nent, et toute l'expression de la physionomie
porte l'empreinte de la douleur et d'un pres-
sentiment sinistre. Au surplus, si je signale ici
spécialement dans les maladies du bas-ventre
ce changement des traits du visage, parce qu'ils
y sont communs (ce qu'on explique par les gros
nerfs ganglionaires), je ne veux pas dire qu'ils
n'existent pas dans plusieurs autres circonstances. Il y a long-temps qu'on a dit que la face
est le miroir des passions, et ses traits changent

visiblement dans tous les cas où la sensibilité générale est profondément affectée, au physique comme au moral ; et la plus rapide de ces altérations s'observe à l'invasion des véritables fièvres malignes qui doivent être funestes, et où le médecin remarque de bonne heure cet affaissement et cette décomposition qui surviennent ailleurs peu à peu et auxquels on a donné le nom de *face hippocratique*.

Les anciens, qui connaissaient aussi bien que nous cette correspondance pathologique des parties; qui avaient observé ces impressions sympathiques qui se font le long des membranes muqueuses, gastriques et pulmonaires, d'où résultent la toux gastrique et diverses lésions de la fonction respiratoire; qui avaient vu le délire et diverses affections encéphaliques avoir souvent leur origine dans des lieux très-éloignés; qui avaient observé, aussi bien que les modernes, la correspondance d'action des différens muscles dans les efforts du vomissement, du ténesme, de l'accouchement, etc. (*Galenus, de locis affectis*) : les anciens, dis-je, avaient rendu raison du phénomène à leur manière, et avaient supposé des organes *mandans* et des organes *recevans*, et parmi ces derniers le cerveau était un des principaux. Dans le fait, comme centre de la vie organique et de la vie animale, il reçoit toutes les impressions, directement ou indirectement, et les altérations de la face que nous venons de signaler, en sont une première preuve. Il y a long-temps que l'influence de l'estomac sur le cerveau a été démontrée par les changemens opérés dans la façon de penser et de sentir, autant que par les maux physiques qui en résultent ; qu'on s'est aperçu que la mémoire, l'imagination, le jugement, que les qualités morales, enfin, peuvent éprouver des échecs des dérangemens de l'estomac, d'alimens difficiles à digérer, de trop ou de trop peu d'alimens, d'alimens âcres ou insalubres. C'était déjà ce qui avait fait dire à *Vanhelmont* que les facultés intellectuelles résidaient dans l'estomac, et au chancelier *Bacon*, avant lui, que le cerveau était sous la tutelle de l'estomac, et que tout ce qui agissait sur le cerveau agissait par *consensus* sur l'estomac (*Helmont. Oper. omn.*, *p.* 307 ; *Bacon*, *Histor. vit. et mort.* ; *p.* 323). Mais l'histoire des maux physiques est plus appropriée à notre sujet actuel, et nous avons déjà vu que beaucoup de douleurs de tête, de vertiges, de convulsions, que le délire, l'apoplexie même, ont très-souvent leur siége ailleurs que dans le cerveau, ainsi que le prouve l'ouverture des cadavres, particulièrement dans l'aliénation mentale, où plus que partout ailleurs l'on croirait, avec M. *Georget*, en trouver la cause dans le cerveau.

Ainsi, pour rapporter ce que nous avons de plus moderne à ce sujet, nous trouvons dans une Dissertation du fils du célèbre professeur, médecin en chef de la Salpêtrière, M. *Scipion Pinel*, publiée en 1819, le résultat suivant de deux cent cinquante-neuf ouvertures d'aliénés ;

savoir : soixante-huit *lésions du cerveau*, dont vingt-sept apoplexies, tant récentes qu'anciennes; dix-neuf lésions organiques de la substance cérébrale; vingt-deux lésions chroniques et organiques des méninges : par-contre, cent quatre-vingt-cinq *lésions d'autres organes*, savoir, vingt-une péripneumonies chroniques, vingt-deux phthisies pulmonaires, neuf péritonites chroniques, sept pleurésies chroniques, cinquante-une phlegmasies chroniques du tube digestif, treize lésions organiques du même tube, cinq du foie, trois des reins, quatre de l'utérus, trois des ovaires; et cinquante-six ouvertures n'ont offert *aucune trace sensible de lésion dans les diverses cavités splanchniques*: résultat conforme à ce qui a été recueilli par divers autres obserteurs, qui prouve, d'une part, la nature le plus souvent symptomatique de l'affection d'un viscère, et, de l'autre, qu'une maladie réelle peut exister, qu'il peut y avoir un trouble général, sans que l'anatomie nous permette d'en apercevoir les effets matériels.

§. 97. A leur tour le cerveau et ses dépendances font l'office d'organe *mandant* : centre des sensations, il n'y a aucune partie qui ne puisse être lésée, si le cerveau se trouve lésé lui-même dans les endroits d'où les nerfs qu'elle reçoit tirent leur origine, ou bien où ils se terminent; et si nous prenions chaque partie en particulier, comme l'ont fait ceux qui se sont le plus occupés des sympathies, entre autres, *Vieussens, Haller, Meckel, Whytt et Tissot*, il ne resterait aucun point de notre corps qui, comme nous l'avons déjà vu, ne sympathisât avec le cerveau et la moelle épinière. Les effets journaliers des passions rendent sensible à tous les yeux ce *consensus* entre le cerveau, le cœur et les autres organes de la circulation, le système respiratoire, le système musculaire, celui des sécrétions et des excrétions : leur force est aussitôt augmentée par la présence des choses utiles à la conservation, et déprimée par celle des choses nuisibles, tant chez les animaux que chez l'homme. Ainsi, le criminel ne tarde pas à prendre la face hippocratique après avoir ouï sa condamnation, et la peur, qui fait avorter la femme enceinte, produit le même effet sur les femelles des animaux même les plus stupides : une des femelles des lions marins placés sur le rivage d'une des îles de la mer du Sud, ayant été frappée avec un bâton, fit ses petits au même instant (2.ᵉ Voyage du capitaine *Cook*, 5.ᵉ vol.). Mais notre but étant principalement d'appliquer les sympathies au sujet que nous traitons, nous nous bornerons à celle qu'exercent le cerveau et ses annexes sur l'estomac, le canal digestif, le foie et la sensibilité générale, quand ils sont primitivement affectés. Il est connu que l'attention et la méditation, long-temps soutenues, écartent le besoin des alimens et des boissons, et détruisent les fonctions de l'estomac; que le vomissement est le plus souvent un des premiers accidens des plaies, des contusions, des épanchemens qui attaquent le cerveau; que la céphalalgie ôte d'abord l'appétit, et que le vertige donne des nausées et des vomissemens, etc. Quant à l'influence du cerveau sur le foie, l'on en a une démonstration familière dans les jaunisses qui succèdent à la colère, au chagrin, à la frayeur, et plus particulièrement encore dans les abcès au foie qui succèdent aux plaies de tête. Pour ce qui regarde la sensibilité (§§. 70 et 71), il n'est pas moins établi, depuis plusieurs siècles, qu'une compression partielle du système nerveux la détruit partiellement, et qu'une compression complète de l'encéphale, ou une grave lésion de cet organe ou de ses annexes, la détruit ou l'altère entièrement. Cette altération des sensations, de la sensibilité et de tout ce qui en dépend, me semble, lorsqu'elle est fixe et constante, pouvoir toujours indiquer une lésion organique du système des nerfs et de l'encéphale, tout comme l'étendue des sensations et de la sensibilité, conservées, même augmentées au milieu du marasme et de l'amaigrissement résultant de maladies aiguës ou chroniques, indique, ce me semble, l'intégrité maintenue de ce système, malgré la destruction successive des autres tissus, plutôt qu'un prétendu affaiblissement nerveux, supposé par quelques auteurs.

En effet, l'anatomie pathologique est en ceci d'accord avec la symptomatologie. Dans les fièvres, accompagnées dès les premiers jours de caractères typhodes, de subdélire, de délire, de somnolence, etc., il est rare qu'on ne rencontre pas des signes d'inflammation dans le cerveau ou ses enveloppes, tandis que dans celles où le malade a conservé presque continuellement sa présence d'esprit, ou bien où le délire a été seulement intermittent, on peut trouver des lésions dans les autres cavités splanchniques, mais beaucoup plus rarement dans celle de la tête et du canal rachidien. *Jacques Rasori*, ayant vu dans le typhus pétéchial de Gênes, en 1800, qui se manifestait par des symptômes évidemment nerveux, que la maladie était aussitôt exaspérée par le quinquina, le vin, etc., et l'ouverture des corps lui ayant fait voir une inflammation manifeste au cerveau et au commencement de la moelle épinière, se mit à la méthode antiphlogistique, avec laquelle il réussit; et j'ai réussi moi-même avec cette méthode dans la même épidémie. Déjà *Marcus*, médecin des armées prussiennes, avait fait la même annonce en Allemagne. Depuis ces époques, l'attention s'est portée, plus qu'on ne l'avait fait encore, sur l'examen du cerveau, du cervelet et de la moelle épinière, dans les autopsies à la suite des fièvres de mauvais caractère. Dans l'épidémie de typhus nosocomial qui régna à Grenoble en 1814, le docteur *Comte*, historien de cette épidémie, rapporte que ses recherches, poussées jusque dans le canal vertébral, ont constamment fait découvrir des traces de phlegmasie sur la surface interne de l'enveloppe de la moelle; des traces semblables, livides ou d'un rouge obscur, dans la moelle même,

avec des portions de la surface macérées et présentant une suppuration manifeste. M. *Dupuy*,
professeur vétérinaire, a pareillement observé
dans les épizooties du gros bétail, en 1795 et
1814, que la moelle épinière était injectée et
ramollie ; il a vu aussi des points noirâtres à
l'origine des nerfs lombaires et sacrés, et souvent un épanchement considérable de sérosité,
comme dans l'hydro-rachis, etc. Personne, je
pense, n'osera mettre en doute que des altérations
semblables des principaux centres nerveux ne
puissent être la cause principale d'un état adynamique, des désordres profonds, mais secondaires, et de la décomposition rapide, qui surviennent aux organes du ventre et de la poitrine dans les fièvres typhodes. Mais alors, se
contenter d'attaquer ces désordres secondaires,
comme le font les partisans de certaines méthodes, n'est-ce pas s'adresser à l'effet, et laisser
intacte la cause ?

§. 98. Une autre influence sympathique, qui
a été bien observée dans ces derniers temps,
est celle qu'exercent l'inflammation et la douleur d'une partie sur toutes les autres parties.
Cette influence produit des phénomènes d'excitation ou d'adynamie, suivant l'organe affecté.
La douleur et l'inflammation des grandes masses
musculaires et des articulations, dans le rhumatisme aigu, sont certainement très-vives ; toutefois elles ne produisent que des symptômes
sthéniques, qui exigent le traitement antiphlogistique et qui lui cèdent. Une fièvre suscitée

par une légère irritation des organes muqueux ou lymphatiques augmente l'énergie vitale, ainsi que cela m'est arrivé plusieurs fois à moi-même, loin de l'abattre. Nos aïeux n'étaient pas affaiblis par les épreuves du feu et de l'eau bouillante. L'on supporte avec constance la douleur de plusieurs grandes opérations, et le sauvage entonne son chant de mort au milieu des plus cruels tourmens. Il n'en est pas de même de la douleur et de l'inflammation qui ont leur siége dans un parenchyme et dans certains tissus, tels que le péritoine : il en résulte le plus ordinairement une dépression générale des forces, qui commande, pour la faire cesser, les moyens capables d'abattre la douleur et l'inflammation. *Sarcone* disait que dans la pleurésie la douleur fournit la première indication curative : il pratiquait d'abord la saignée, qu'il faisait même répéter dans les vingt-quatre heures, puis il ne manquait pas d'ordonner l'opium ; et sa conduite était justifiée par le succès. Il n'avait pas fait une découverte : déjà *Morton* avait vu des points de côté très-vifs, sans fièvre notable, et il avoit observé que, dans ce cas, la réaction fébrile n'avait lieu qu'après avoir fait usage de la saignée et du laudanum. *Morton* l'avait appris de son compatriote *Sydenham*, qui nommait cet état *une oppression des forces*, et qui y remédiait par la saignée chez les sujets pléthoriques ; et l'Hippocrate anglais l'avait lui-même appris des anciens ; car *Galien* a très-bien distingué ces deux espèces

si différentes de faiblesse, la *réelle* et la *fictive:*
tant la bonne médecine n'est qu'une tradition
auguste que se sont léguée tous les observateurs,
depuis son origine jusqu'à nos jours.

Nous sommes loin de pouvoir donner une
raison suffisante du phénomène que nous venons
de signaler, savoir, du trouble de l'économie,
de l'inquiétude, de la perte du sommeil, de la
soif, de l'irritation augmentée par le moindre stimulus, et surtout de l'épuisement des
forces, qui font de la douleur une affection
essentielle, et qui justifient cet aphorisme des
temps modernes : *que la faiblesse générale est
d'autant plus profonde, que l'exaltation nerveuse locale est plus vive et plus forte.* L'explication n'ajoute que peu de valeur à un fait
de pratique; cependant nous emprunterons à
Barthez celle qu'il en a donnée, *la concentration des forces dans un organe.* Nous nous
y arrêtons d'autant plus volontiers, qu'il paraît
effectivement que, quand un organe essentiel
est en souffrance, ou que son état d'excitation
est augmenté, il semble attirer tout à lui, il
modifie toutes les sensations et paraît souvent
les réduire en une seule. Je me contenterai
pour le moment de l'exemple de la grossesse,
situation, ainsi que celle des couches, que j'ai
particulièrement en vue, à cause de la fièvre
puerpérale. Or, il doit être bien connu que,
parmi la série des changemens remarquables
qui surviennent chez la femme durant la gestation, il n'en est aucun d'aussi étonnant que

l'augmentation de susceptibilité générale de l'action de tous les stimulus, de toutes les causes morbifiques; susceptibilité encore plus grande, lorsque quelque maladie se joint à la grossesse. C'est, sous tous les rapports, la sensibilité exaltée de l'enfance. Dans celle-ci, le cerveau se trouve uni aux organes digestifs par une étroite sympathie : chez la femme, la grossesse unit l'utérus au cerveau ; un maximum de forces concentrées sur ce premier organe pour la grande œuvre de la propagation, donne le ton à tous les autres actes de la vie organique et de la vie animale, et produit souvent, lorsqu'il est extrême, des désordres irréparables.

§. 99. *Correspondance des articulations.* On ne peut, en effet, qu'être étonné des variations du rhumatisme goutteux, du passage brusque d'une tumeur goutteuse d'une extrémité à l'autre, des anomalies et des fluctuations de la goutte atonique, des effets brusques et souvent tragiques de la goutte remontée, et de la promptitude de son retour aux articulations par les efforts de la nature ou par ceux de l'art. Pour ne pas pouvoir s'expliquer ces faits, des auteurs sont tombés dans l'absurde, et ont dit que la péripneumonie, par exemple, la phrénésie, la gastrite, etc., qui succèdent à l'arthritis, ne sont autre chose que des maladies qui existaient durant ou après celle des articulations, et que, si cette dernière reparaît, ce n'est qu'un *renouvellement,* et non la première et même maladie. Une pareille doctrine, issue du désir d'innover,

subversive de celle des fluxions, de la dérivation et de la révulsion, qui a guéri et qui gué-
rira encore tant de malades, ne mérite pas de
nous arrêter. Nous devrions renoncer, dans cette
théorie, aux pédiluves sinapisés, aux vésicatoires,
à l'application des ventouses, des sangsues, du
moxa et autres stimulans externes, dont nous
obtenons journellement les effets les plus heureux
et les mieux constatés. Les émétiques et les purgatifs ne seraient plus que des évacuans directs,
sans aucune propriété révulsive; les seconds ne
seraient plus d'aucune utilité dans les embarras
de la tête et de la poitrine, et les premiers dans
les ménorrhagies chroniques : et pourtant plusieurs auteurs, entre autres *Stoll* et *Cullen*, et
parmi nos contemporains MM. *De la Porte* et
Caffin, auxquels nous nous joignons, ont trouvé
les vomitifs, par conséquent la révulsion, de la
plus grande efficacité dans ces pertes utérines
interminables, accompagnées d'une douleur à la
région de la rate, d'un état nerveux et d'une
disposition bilieuse. Mais, et les phénomènes de
la vie et l'action des remèdes concourent également-
ment à établir d'une manière incontestable : 1.º
cette correspondance légère et prompte entre
toutes nos parties; 2.º la vérité de cet axiome ancien, que là où il y a stimulus il y a fluxion, et
3.º cette autre, qu'une douleur ou une irritation nouvelle déplace une douleur ou une irritation ancienne, quoique dans une partie éloignée.

§. 100. *Correspondance du système sanguin.*
Les fluxions, ou congestions, ont lieu sur tous

les points, non-seulement par l'application d'un stimulus étranger, mais encore par la suppression d'une hémorrhagie nécessaire ou accoutumée, telle que les menstrues, les lochies et les hémorrhoïdes, dont l'effort détourné se porte vers tel autre organe faible. Il résulte de ces fluxions (surtout lorsqu'elles ont lieu sur des parties pourvues de beaucoup de vitalité, comme sur l'estomac, et partout où il y a des expansions nerveuses très-étendues) des douleurs, des spasmes et des convulsions, qui présentent, dans tout l'ensemble du système, l'aspect le plus formidable. Les combattrons-nous par des antispasmodiques chauds, comme la médecine des symptômes semblerait l'exiger? Nous ne ferons qu'exaspérer le mal : il en sera de même, comme nous l'avons vu tant de fois, en ne recourant qu'à des saignées locales. Le rétablissement de l'hémorrhagie, ou des saignées révulsives, sont le seul moyen de rétablir le calme, et leur efficacité sert encore à prouver cette liberté de correspondance, ces rapports d'union entre tous les organes les plus éloignés.

§. 101. Le sang lui-même et les humeurs qui en émanent, ne sauraient être étrangers à ces sympathies, à cette correspondance. Peut-on admettre raisonnablement des corps privés de vie dans des organes vivans, quand une injection dans les veines, d'air, d'eau, et même de sang étranger, donne la mort à l'animal ; quand nous voyons tous les jours, dans l'état de santé, transmises au dehors certaines humeurs dont

la présence est devenue incompatible avec l'harmonie des fonctions, comme l'urine, la transpiration, etc., et qui produisent des maladies,
si elles ne sont pas rejetées ? Les solides ne pro-
viennent-ils pas tous de fluides qui se sont organisés ? Et peut-on raisonnablement présumer
que leur nutrition, leur accroissement, leur
développement, s'opèrent en s'assimilant des
corps inertes ? que les sucs gastrique, pancréatique, la bile, etc., qui animalisent les substances alimentaires ; que le sperme qui féconde
l'œuf humain, etc., soient des fluides sans vitalité ? que le sang, qui contient tous les élémens
de l'organisation (§§. 74 et 75), qui fournit à
chaque organe tout ce qui est en rapport avec
sa structure et ses fonctions, ne soit absolument qu'un simple mélange de substances sans
animation ?

Quand nous considérons qu'un médicament
quelconque, injecté dans les veines, produit
son effet ; que l'opium, par exemple, fait dormir,
que l'émétique fait vomir, etc., refuserons-nous
au sang, qui l'a transmis, une affinité vitale avec
le cerveau et l'estomac ? N'est-il pas contre
toute vraisemblance de dire que les humeurs
n'ont aucune part aux maladies occasionées par
l'ingestion d'alimens insalubres, par l'inoculation d'une goutte d'un virus quelconque, virus
qui se multiplie bientôt à l'infini, après avoir
infecté tout le système et formé un foyer immense d'infection pour tous les autres individus ;
qu'elles ont été étrangères à celles jugées par

la manifestation d'abcès purulens, par l'expulsion d'humeurs excrémentitielles, de quantité et de qualité bien différentes de celles que présente l'état de santé; dans les maladies, enfin, où le sang sorti par les hémorrhagies ou extrait par la saignée est si dissemblable du sang de l'individu bien portant?

J'ai vu nombre de fois, dans le cours de ma pratique, le sang devenu épais, noir et poisseux; d'autres fois clair, rouge, peu consistant; et dans une circonstance dont j'ai rendu compte dans mon Essai de physiologie positive, j'ai vu du sang d'une apparence laiteuse. Nous ne manquons pas d'exemples, dans la peste, dans les fièvres putrides et malignes, et dans le scorbut, où le sang est entièrement noir et dissous; et les observateurs des phénomènes des régions équinoxiales nous parlent de certains reptiles dont le venin a la propriété de produire immédiatement l'affaissement des solides, la fluidité du sang, et des hémorrhagies mortelles au-dessus du pouvoir de l'art.

Cet état morbide du sang est bien opposé à cette autre modification de la même humeur, si digne de remarque, où elle forme une *couenne*: modification qui est toujours étrangère à l'état de santé parfaite (excepté quelquefois dans la grossesse), aux états bilieux, adynamique, muqueux, aux hémorrhagies passives, aux névroses (sauf les complications), et à la plupart des maladies organiques; qui appartient à l'état de pléthore avec disposition inflammatoire, aux phlegmasies en général, et surtout à celles des membranes séreuses et des parenchymes. Nous convenons que la largeur de l'incision, la forme du vase, la forme et la vîtesse du jet sont des circonstances accessoires et modifiantes de la couenne : mais ce serait aller contre l'expérience de vouloir nier que sa formation, son épaisseur et sa densité ne dépendent pas de l'intensité de l'inflammation et d'un état morbide du sang, état dans lequel cette humeur, comparée hors du corps avec du sang sain, se corrompt une fois plus facilement.

Rouppe parle de scorbutiques chez qui les extrémités étaient déjà froides et sans pouls un ou deux jours avant la mort, et il arrive assez souvent aux praticiens de ne plus trouver le pouls au carpe et d'être obligés d'aller le chercher plus haut. Voyez avec moi, je vous prie, cet accès d'hystérie ou d'hypocondrie, pour être bien convaincus que dans les maladies toutes les parties de notre être souffrent en même temps. Le sujet commence par devenir étranger à tout ce qui l'environne ; la face pâlit, la respiration se fait insensible ; le pouls devient faible, obscur, irrégulier, intermittent : on croirait que les pulsations vont s'écouler avec la vie ; mais, en n'abandonnant pas le pouls, et en observant en même temps ce qui se passe à mesure que la face reprend son coloris, que les yeux s'ouvrent, que les lèvres remuent, on sent le pouls redevenir fréquent, élevé, de plus en plus régulier. On n'aurait pas obtenu une seule goutte de sang durant la force du paroxisme ; maintenant il peut sortir à plein jet : tant sont inséparables les uns des autres les instrumens consacrés a l'exercice de la vie.

Voici un fait consigné dans le Journal de médecine de Paris, du mois de Mai 1807, recueilli par M. *Boucher*, chirurgien, dans une épizootie charbonneuse des cochons, dans la sous-préfecture de Laflèche. Les symptômes de cette maladie étaient : tristesse, accablement, anorexie, impuissance de marcher, langue brune et mollasse, yeux éteints et larmoyans ; les animaux périssaient en trois ou quatre heures de temps, et la maladie atteignait rarement l'espace de dix-huit heures. Un charcutier voulut égorger un cochon malade qu'il avait acheté, et le sang ne coula pas ; il en arriva de même à quelques mêges qui s'étaient également permis de tenter la saignée. L'ouverture des cadavres faisait voir un lard terne et de la consistance du beurre fondu, des muscles mous et d'un rouge brun ; le cœur et les gros vaisseaux flasques ; le sang épais, granulé, prenant bientôt à l'air une couleur noire-verdâtre ; des taches livides dans les intestins, remplis, d'ailleurs, plus ou moins d'un gaz élastique : la mâchoire supérieure offrait un vaste charbon, d'une odeur très-méphitique, qui rendait toutes les cavités nasales sans consistance, et qui annonçait que les miasmes délétères avaient été déposés dans les naseaux, d'où ils avaient été portés dans toute l'économie.

Feu M. *Gilibert*, de Lyon, avait décrit, quelques années auparavant, une épizootie aussi
terrible dans l'espèce des chats.

Freind tenta l'expérience suivante, analogue
à ce que nous avons vu nous-même. Cet auteur
qui, à l'exemple d'*Ettmüller*, louait beaucoup
une teinture nommée anti-phthisique, composée
d'une solution d'acétate de plomb et de sulfate
de fer dans l'alcool, donnée à la dose de vingt
gouttes, qu'il employait contre les pertes, rapporte avoir injecté dans la jugulaire d'un chien
deux scrupules de l'acétate ci-dessus, dissous
dans une demi-once de décoction d'écorce de
grenade : le cœur cessa de suite de se mouvoir,
la respiration devint laborieuse, et l'animal périt
dans cinq minutes au milieu des spasmes. Le
sang était en grande partie coagulé, et surnagé
par un fluide comme huileux, qui avait le goût
du sucre de Saturne. Les poumons étaient enflammés (*Emmenologia*, *pag.* 153 *Operum omnium*). Ces effets des poisons et des virus sur le
sang ne prouvent-ils pas qu'il souffre concurremment avec les solides vivans? Et lorsque nous
faisons attention que dans l'horreur, une frayeur
subite, la circulation est suspendue, au point
que la saignée, pratiquée alors, ne donne pas
une goutte de sang; que cette humeur est fleurie
dans la joie, ternie dans la tristesse, n'en conclurons-nous pas qu'elle participe à toutes les
modifications, à toutes les sympathies, à tous les
rapports d'organes des solides vivans, dont elle
est l'origine, le fondement et le principal agent?

§. 102. L'habitude et la périodicité ou l'intermittence, qui sont des lois dans l'état de santé (§. 77), restent les mêmes et n'ont pas moins d'influence dans les maladies, dont l'habitude peut même souvent devenir une cause. L'inflammation en est une première preuve : il arrive assez souvent que cette maladie survient, dans un organe même autre que celui sur lequel a agi le stimulus, par suite d'une disposition qui prend le nom d'*habitude*. Ainsi, le froid, la bise, l'humidité, qui auront agi sur les pieds ou sur tel autre de nos membres, produiront des angines, des pleurésies, des cardialgies, des coliques, des diarrhées, etc., suivant la susceptibilité de chaque organe qui reçoit l'impression, c'est-à-dire, suivant que cet organe a déjà été malade un plus grand nombre de fois ; phénomène qui tient autant à la puissance mentionnée qu'au rapport sympathique des parties. Toutefois il est juste d'observer qu'il faut pour cela que la cause morbifique n'ait pas agi avec beaucoup d'intensité, et que l'individu soit doué d'une grande susceptibilité : autrement le siége du mal sera dans l'endroit même où cette cause a exercé son action.

Les hémorrhagies paraissent surtout dépendre beaucoup du pouvoir de l'habitude, et celle-ci se confond avec ce type de périodicité qui semble soumis au mouvement diurne de notre globe sur son axe. Les hémorrhagies arrivent et reviennent souvent la nuit, de préférence au jour : plusieurs femmes ressentent chaque mois le commencement de leurs règles en dormant; j'en ai connu qui avortaient régulièrement au troisième mois, et qui, malgré toutes les précautions, se blessaient en dormant, ordinairement sur les deux heures après minuit, se réveillant alors baignées dans leur sang. On observe que la plupart des accouchemens se terminent dans la nuit, et que les douleurs que les femmes grosses éprouvent à chaque changement de mois commencent presque toujours à l'entrée de la nuit. Bien d'autres maladies se renouvellent aux mêmes heures : l'asthme, la coqueluche et diverses espèces de toux, qui semblaient éteints durant le jour, reparaissent au commencement de la nuit; toutes les maladies de la peau, sans excepter les éventuelles, commencent à exercer leur prurit au coucher du soleil, et cessent à son lever; la goutte s'annonce souvent la nuit au milieu d'un sommeil profond; et la plupart des douleurs arthritiques, vénériennes, scorbutiques, etc., sont plus vives la nuit que le jour. Presque toutes les fièvres ont leur redoublement sur la fin du jour, et il devient plus terrible dès l'entrée de la nuit; et la mort, dans les maladies aiguës, à le plus souvent lieu avant le lever du soleil. C'est ce qui avait fait croire aux médecins de la secte méthodique, que l'obscurité resserrait, favorisait l'inflammation, et que la lumière relâchait. Mais il paraît que ces phénomènes sont indépendans du froid et du chaud, et de toute action physique; qu'ils sont plutôt inhérens à la nature de la vitalité, le produit d'une habitude de concentration quotidienne de la sensibilité du dehors au dedans, laquelle, durant le jour et surtout durant la veille, est répartie également dans tous les organes. On a vu, en effet, plusieurs femmes sujettes à des accidens durant la nuit, et qui en attendaient le retour, suspendre les effets de l'influence nocturne et même leur échapper en se livrant aux amusemens. L'opium, qui enraye la sensibilité, en produisant un sommeil profond, triomphe quelquefois de l'habitude et de la périodicité, lorsqu'on en répète l'administration plusieurs nuits de suite.

L'on peut donc dire que la nuit a beaucoup moins d'influence qu'on ne le croirait d'abord sur le retour des maladies ou sur leur exacerbation, d'autant plus que, d'après les essais qu'on en a faits, le prurit et les douleurs sont les mêmes, malgré la lumière des bougies. Je ne nierai cependant pas tout-à-fait les rapports que peuvent avoir le retour et l'absence de la lumière solaire sur les actes de la vie, en santé et en maladie; d'autant moins que l'électricité atmosphérique est très-différente à ces deux époques, et qu'il paraîtrait que cette différence n'est pas sans un effet quelconque sur l'homme malade : mais nous pensons que l'habitude, la périodicité ou l'intermittence appartiennent aux lois qui régissent l'économie animale, plutôt que de dépendre entièrement de celles qui sont communes à tous les corps inorganiques.

§. 105. Nous ne connaissons en effet que bien peu de douleurs, peu de maladies, qui subsistent continuellement avec la même intensité : aussi le tétanos, lorsqu'il fait exception, est-il une de celles qui sont le plus constamment mortelles. L'intermission et la rémission sont un mode conservateur, un répit durant lequel le principe vital semblerait vouloir ranimer les forces qu'une continuité non interrompue de trouble et de désordre épuiserait trop promptement ; sans parler des fièvres d'accès, qui offrent le maximum de ce répit, il n'est aucune fièvre, aucune inflammation même, qui n'en présente des exemples. Dans les fièvres dites continues, putrides ou autres, indépendamment des rémissions et des exacerbations de chaque jour, il y a toujours une journée meilleure que l'autre, et, dans le cours de la maladie, un ou deux jours qui ont donné des espérances à ceux qui ne sont pas familiers avec cette marche. Qu'on lise toutes les histoires de maladies détaillées jour par jour, on y verra ces alternatives de bien et de mal que les ignorans ont coutume d'attribuer aux médicamens. Nous trouvons de ces rémissions trompeuses dans toutes les histoires de la fièvre jaune décrites de cette manière, et dans un tableau de vingt-trois observations de cette maladie, recueillies au mois d'Août 1804, à Rota, en Andalousie, par le docteur *Jos. Ignace Pérès,* inséré dans le tome LXXI.ᵉ du Journal général de médecine de Paris, tableau sur lequel je reviendrai, on voit, chez douze malades, une rémission bien manifeste de tous les symptômes et un mieux sensible, un ou deux jours avant la mort. Dans les maladies lentes, surtout dans les fièvres lentes nerveuses, et dans celles par atonie, où les malades avaient perdu tout sentiment et tout mouvement, il n'est pas rare de voir la mort précédée de la cessation de la surdité; même de voir l'ouïe devenir plus aiguë, la voix reprendre de la force, le tact de la délicatesse; les facultés intellectuelles acquérir une nouvelle vigueur, être même exaltées; la sensibilité générale être augmentée; les muscles de la locomotion, qui étaient dans un affaissement complet, reprendre momentanément une certaine énergie. Vains efforts! Qui n'a pas été témoin de ces combats terribles entre la vie et la destruction, que nous avons nommés *agonie?*

Ces rémissions ne s'observent pas moins dans les péripneumonies, dans les inflammations aiguës et chroniques de tous les viscères, de tous les tissus, et particulièrement dans celles du foie et de la rate, dont la terminaison fâcheuse est plus différée et qui prennent même quelquefois la forme d'une intermittence, ainsi que M. *Audouart* l'a fort bien remarqué (non, comme le prétend ce médecin, que cela soit une preuve de l'influence de ces viscères sur la production des fièvres d'accès, mais parce que leurs maladies se prêtent davantage à ce mode vital pour la prolongation de l'existence).

La connaissance de ces faits suffit au succès

de la médecine pratique ; elle suffit pour assigner le caractère des maladies, et pour signaler,
dans la tendance à l'habitude et à la périodicité,
tendance si commune dans les névroses et les
névralgies, une cause morbifique non matérielle, que nous devons nous empresser d'éloigner. Leur explication hypothétique ne condui-
rait à rien de plus. Que dis-je ? elle pourrait
nous mener dans une fausse route. Par exemple,
quel pas rétrograde ne ferions-nous pas, si nous
adoptions une certaine théorie, qui dit : « Nous
« regardons les phénomènes des maladies dites
« *fièvres intermittentes*, comme dépendant de
« la phlegmasie locale, mais intermittente, d'un
« organe ou d'un tissu qu'il est toujours pos-
« sible de déterminer? Les symptômes sont les
« mêmes que ceux des phlegmasies continues
« des divers organes ou tissus. Les causes qui
« produisent ces fièvres, déterminent des *fièvres*
« *continues*, quand leur action est continue,
« et réciproquement. (Réfutation des objections
« faites à la nouvelle doctrine des fièvres, par
« M. *Roches*; chapitre IV. Paris, 1821.) " Ainsi,
une fièvre d'accès gagnée dans un pays où ces
fièvres sont endémiques, où il n'y a que de ces
fièvres, et qui se continue dans un pays salubre, ne serait également entretenue que par
une phlegmasie intermittente : il en serait de
même de celle produite par une passion d'ame,
et guérie par une autre passion : les toniques et
les échauffans les plus actifs avec lesquels on
guérit ces fièvres, ne seraient pas contre-indi-

qués par l'existence présente ou future d'une phlegmasie ! Voilà comment on tombe dans l'absurde, quand on veut tout ramener à un système : et vraiment, ce n'est qu'en suivant celui-ci qu'on pourra encore prouver par l'anatomie pathologique, « que les lésions que l'on « rencontre à la suite des phlegmasies intermit- « tentes (ouvrage ci-dessus), aiguës ou chro- « niques, sont les mêmes que celles qui suivent « les irritations continues, aiguës et chroni- « ques »; car, si l'on ne pense pas à chaque instant aux phlegmasies, si l'on suit la bonne route tracée par *Torti*, par *Werlhof*, *Mercatus*, etc., l'on n'aura point de cadavres à ouvrir, et l'on ne pourra voir les effets d'une cause née, dans la plupart des cas, de l'esprit de système.

CHAPITRE V.

De la formation et du siége des maladies, ainsi que du phénomène vital appelé fièvre.

§. 104. Après avoir assigné les causes occasionelles et efficientes des épidémies, l'esprit investigateur veut savoir comment elles agissent pour former des maladies, pour produire les changemens que nous venons de voir, si opposés à l'état normal : car le médecin n'est pas un maçon ; mais il est aussi architecte, ingénieur, artilleur, connaissant parfaitement toutes les conditions nécessaires à la défense et à l'attaque des places. Ce point d'investigation n'est

pas un pur objet de curiosité, il est nécessaire
à la sûreté des traitemens; et pourtant c'est
là, je l'avoue, la pierre d'achoppement : heureux si je ne m'y froisse pas le pied comme
tant d'autres !

La théorie des impressions, origine de toutes
nos sensations, peut s'appliquer, selon moi, à
l'homme physique comme à l'homme moral : par
elles nous nous identifions avec ce qui est hors
de nous; notre sens interne se forme, se nourrit,
s'augmente, s'enrichit, se vivifie, acquiert une
jeunesse éternelle. Monotones, il ne les perçoit
plus, il languit : nouvelles, vives, mais modérées,
il éprouve une expansion douce et chaloureuse :
plus vives, il est ému : trop vives, soit qu'elles
tendent à notre avantage ou à notre détriment,
elles portent en nous un trouble générateur de
passions désordonnées, véritables maladies de
l'esprit. De même, tout ce qui vit, ne vit, ne
s'augmente, ne subsiste que par les impressions
qu'il reçoit des autres corps. Obtuses, fades, monotones, elles produisent une vie languissante :
un peu vives, elles excitent à l'accomplissement
de tous les actes vitaux : trop vives ou trop inu-
sitées, elles surexcitent, elles irritent, elles en-
flamment, elles portent un trouble universel
dans ces actes, ou bien même elles éteignent
d'un coup la vitalité; et ce, soit que ces impressions se soient faites sur tout l'ensemble, ou sur
un point seulement, mais qui correspond avec
tout le reste de l'organisme.

Nous dirons donc : *excitation*, santé ; *sur*

excitation, commencement de maladie ; *irritation*, maladie ; *irritation avec septicité*, perte
plus ou moins prompte de la vie, c'est-à-dire
que l'irritation n'est pas nécessairement toujours suivie de la fluxion, et il existe des faits
nombreux qui montrent l'irritation seule sans
fluxion ni inflammation. Beaucoup de fièvres
sont de ce genre, puisque l'ouverture des corps
ne présente aucune inflammation : bien plus,
dans l'action de plusieurs poisons, quoique nécessairement très-irritans, tels que l'arsenic, le
sublimé et le tartre stibié, la vie peut être enlevée sans que l'estomac offre des traces de
fluxion et d'inflammation, comme l'on en a vu
des exemples dans les lapins de mes expériences
(§. 83). Bien plus encore, chaque jour offre des
cas où l'irritation, développée dans un point,
loin d'en augmenter l'épaisseur, repousse de ce
point, et dans un rayon très-étendu, même dans
tout le corps, tous les matériaux de la nutrition, produit l'amaigrissement, la diminution
de volume, l'atrophie, et du corps tout entier,
et de la partie qui a souffert la première de
l'irritation. Les névralgies et les ulcères phagédéniques en offrent des exemples fréquens, où,
si le volume est augmenté, comme cela arrive
dans quelques maladies, loin d'être durci et
enflammé, l'organe devient mou, putrescent,
change entièrement de nature et de composition.
En nous servant donc du mot *irritation*, nous
sommes loin de le prendre dans le sens rétréci
et trompeur que lui donne la secte nouvelle;

mais il est pour nous l'expression d'une modification morbide que fait éprouver à nos organes
l'application de diverses substances, élémens
des maladies, d'où résulte une suite d'effets qui
diffèrent suivant la qualité et la quantité de ces
substances, suivant la disposition des sujets affectés : nous en fournirons des exemples dans le
scorbut, dans la fièvre putride, dans la pourriture d'hôpital, et dans une infinité d'autres maladies. Outre même que l'irritation ne produit
pas toujours l'inflammation, cette dernière,
lorsqu'elle a lieu, est si loin d'être une simple
exaltation des forces vitales, qu'elle est au contraire une altération de ces forces, puisque la
partie où il s'est fait fluxion devient lourde,
pesante, impropre à l'exercice de ses fonctions
(comme nous le voyons quand l'œil, les muscles,
etc., sont enflammés), et cette altération des
forces se propage bientôt à tout le reste du
système.

§. 105. Il faut nécessairement admettre que
ces impressions pathogéniques s'exercent d'a-
bord sur tout l'ensemble des solides vivans, ce
qui est la voie la plus directe ; ensuite sur le
sang, sans prétendre pourtant que celui-ci ne
puisse être quelquefois primitivement affecté.
Les plantes même sont sujettes à des maladies
par certaines influences atmosphériques, ou par
l'action délétère de certains principes qui se
trouvent dans le sol où plongent leurs racines ;
et par la même raison ces influences et ces
principes peuvent imprimer à la peau ou aux

membranes muqueuses intérieures une action qui trouble la vitalité, de l'une des trois manières que nous avons spécifiées.

Quand je parle de la peau et des membranes muqueuses, j'entends particulièrement les nerfs et les vaisseaux dont ces tissus sont pourvus, et qui, étant offensés, donnent lieu à une affection primitive du tissu même, laquelle, par la connexion de chaque partie avec l'ensemble, produit bientôt une maladie générale et secondaire. On ne saurait révoquer en doute, 1.° que certains organes le plus directement exposés à l'action des miasmes délétères ne puissent être affectés primitivement. Nous en avons donné des exemples, parmi les animaux, pour la péripneumonie et le mal des naseaux gangréneux (§§. 4 et 101); et, dans l'espèce humaine, les épidémies exclusives d'ophthalmie, d'angine, de toux, de catarrhe, de pleurésies et péripneumonies malignes, de coliques et fièvres bilieuses, de dyssenteries, etc., prouvent bien, sans que nous en puissions donner la raison, qu'il est des influences qui s'attachent spécialement aux yeux ou aux membranes muqueuses des voies aériennes, digestives, etc. La pustule maligne, qui se manifeste aux endroits du corps les plus exposés à l'air, et qui ne tarde pas à produire une maladie générale et mortelle, si on ne la cautérise pas; le charbon ou point gangréneux, qui se manifeste subitement au visage (dont j'ai vu deux exemples funestes à Marseille, chez deux dames bien portantes la veille), et qui est le principe d'une fièvre rapidement mortelle, si on ne l'enlève pas aussitôt, etc., prouvent le même genre d'influence sur la peau. 2.° Il n'est pas moins certain, par les mal-aises et les symptômes encore indécis qui servent de prodromes à plusieurs maladies, nous dirons même, par leur avortement heureux qui a lieu quelquefois au moyen des sueurs, que dans d'autres cas l'économie entière est affectée sans qu'il soit encore décidé sur quel organe, sur quelle fonction le désordre se portera spécialement.

Le tube digestif, soit à cause de sa sensibilité propre, soit par l'immensité de moyens d'absorption qu'il renferme, est très-certainement une voie large par laquelle s'insinuent les causes des épidémies, soit qu'elles tiennent aux mauvaises qualités des alimens et des boissons, soit qu'elles dépendent du mauvais air qu'on avale avec les alimens; et par leurs rapports intimes avec toutes les parties, ces organes participent assez souvent de l'indisposition générale : aussi doit-on y être très-attentif, et me suis-je toujours bien trouvé des vomitifs dans les affections mêmes qui semblaient n'être que catarrhales. On peut croire que dans beaucoup de circonstances les alimens et les boissons de mauvaise qualité introduisent dans le sang des molécules étrangères, qui altèrent la constitution de cette humeur, et exercent une irritation ou une influence sédative sur le cœur, les vaisseaux, le système nerveux, sur les tissus les plus sensibles, et même sur les muscles qui, puisant immédiatement dans le sang les matériaux dont ils sont composés, et n'y trouvant qu'une substance peu propre à entretenir leur action, sont les premiers à se ressentir des effets de la maladie, et perdent de leur contractilité. Cette pathologie, enseignée pareillement par M. *Broussais*, pour expliquer les phénomènes du scorbut (tomes 3.ᵉ et 4.ᵉ du Journal complémentaire), me paraît d'autant plus vraie que, les mouvemens fébriles à part, il y a une grande analogie entre cette maladie et la fièvre putride ou adynamique; qu'elle est conforme à ce qu'a entendu toute l'antiquité par les qualifications de fièvre putride des premières voies et fièvre putride des secondes voies (passage et différence que nous observons avec la plus grande évidence dans l'empoisonnement), et qu'enfin, dans le scorbut, nous voyons très-souvent qu'un changement dans la nature des alimens, que quelques oranges, quelques citrons, quelques poignées de plantes dites antiscorbutiques, suffisent pour faire changer très-promptement de face à la maladie, ce qui n'arriverait pas si ces substances n'exerçaient pas une influence salutaire dès leur première entrée dans le sang.

§. 106. Il ne faudrait donc pas avoir de doute sur la possibilité de la formation des maladies et de leur siège dans le système sanguin ; ce qui est une conséquence de l'introduction des agens délétères, non-seulement par les organes digestifs, mais encore par celle des vaisseaux lymphatiques et des vaisseaux rouges dans le torrent

de la circulation : ces derniers même, si nombreux, comparativement aux premiers, dans
toutes les surfaces extérieures et intérieures,
paraissent être une des voies d'absorption les
plus promptes et les plus étendues. A dire vrai,
cette faculté avait été enlevée au système veineux lors de l'enthousiasme que produisirent les
travaux de *Mascagni* et autres sur les vaisseaux
lymphatiques ; mais elle leur a été restituée
d'abord par l'observation de la rapidité des
phénomènes, ensuite par les expériences directes de MM. *Brodie*, *Emmert*, et de plusieurs
autres physiologistes. Dans la séance de l'Académie des sciences de Paris, du 29 Mars 1819,
M. *Magendie* a lu un Mémoire sur les vaisseaux
lymphatiques des oiseaux, dans lequel, d'après
des recherches sur l'oie et sur quatre-vingts autres espèces d'oiseaux, il a démontré, contre
Hewson et *Hunter*, que les oiseaux ont bien
des vaisseaux lymphatiques cervicaux, mais qu'ils
n'en ont pas de thorachiques, et que, quant aux
reptiles et aux poissons, ils ne présentent aucune trace de ces vaisseaux. Or, ces recherches
d'anatomie comparée viennent très-bien à l'appui de la théorie, aussi admise par ce savant, sur
l'absorption du système veineux, qu'il a confirmée depuis par de nouvelles expériences, et
que je crois généralement adoptée aujourd'hui
par les esprits judicieux qui sont au courant de
la science. Mais les fluides étant les excitans naturels du cœur, des vaisseaux et de tout le système, il résulte naturellement de leur altéra-

tion, qui est tantôt effet et tantôt cause, des irritations, des affaissemens et autres désordres de l'économie vitale, et d'autant plus facilement qu'il résulte du recueil nombreux d'expériences insérées dans le Traité des poisons de M. *Orfila*, qu'effectivement les médicamens et les substances vénéneuses, injectés dans les veines, ou simplement appliqués sur la peau dénuée d'épiderme, agissent avec beaucoup plus de promptitude que quand on les introduit dans l'économie par la voie du canal digestif.

§. 107. L'effet, avons-nous dit, de cette application des élémens morbifiques sur nos organes ou de leur introduction dans le sang, est d'irriter, c'est-à-dire, d'occasioner un mal-aise. Il n'y a que ce qui a vie qui puisse être irrité : or, l'effet le plus commun de l'irritation est d'attirer les humeurs, de produire une fluxion, d'où résulte l'inflammation. Mais cet effet n'est pas produit par toutes les causes ni dans tous les corps : l'irritation n'a quelquefois d'autres résultats que des taches gangréneuses, sans épaississement de tissus et sans inflammation, parfois avec réduction de la membrane muqueuse en une sorte de bouillie, ce qu'on a pris pour des ulcères, et toujours avec un collapsus général des forces vitales. Enfin, un effet ordinaire de l'irritation, telle que nous l'entendons, est de déterminer cette altération générale des fonctions connue sous le nom de *fièvre*, soit qu'il existe une lésion organique déterminée, ou que l'irritation soit générale, d'après une mo-

dification morbide du système nerveux. Ces diverses manières d'être méritent bien que nous
les considérions en particulier.

§. 108. Nous avons de ces inflammations fugaces qui n'ont qu'un ou deux caractères de
l'altération de la vie des organes, semblables
au hâle imprimé par le soleil sur des peaux
blanches et qui est également l'effet d'une irritation ; et nous en avons de fixes, qui suivent
un cours déterminé, qui exigent une fluxion
préalable et qui n'ont pas lieu si on guérit la
fluxion.

Ce n'est qu'en considérant cette dernière sous
ce point de vue, qu'on peut se rendre raison
de l'effet des stimulans directs ou indirects
contre l'inflammation ; de l'utilité, par exemple,
du poivre cubèbe et du baume de Copahu, employés à haute dose par M. le professeur *Delpech*,
à l'hôpital de S. Éloy, de Montpellier, contre la
gonorrhée récente (Revue médicale, tome VII,
page 403 et suivante), lesquels ont bien vérita-
blement une action stimulante sur les voies urinaires ; comme aussi de l'effet curatif des drastiques dans la même maladie, lesquels agissent
indirectement, en détournant l'irritation sur
un autre organe. Il en est de même du rhum,
du vin chaud, etc., employés depuis long-temps
contre les rhumes et les autres affections de la
poitrine. La faveur que le vulgaire a accordée
à ces remèdes, vient de ce qu'ils l'ont souvent
débarrassé de l'ennui et des suites des terminaisons ordinaires de l'inflammation : elle en a donc

souvent été, non guérie, car cela n'est pas possible quand elle existe déjà*, mais prévenue; souvent aussi l'on a joué *à quitte ou double.* Cette distinction des inflammations, sur laquelle je reviendrai au chapitre suivant, est nécessaire pour concevoir certains effets des irritations, et pour ne pas faire une médecine à contre-sens.

§. 109. Mais gardons-nous de penser qu'une inflammation directe suive toujours l'irritation. Mille et mille exemples nous ont fait voir qu'il est des cas qui exigent de suite, pour ranimer, l'emploi des incitans internes et externes les plus énergiques. Il peut s'élever, sans doute, du sein même de cet affaissement, une réaction avec douleur et apparence inflammatoire; mais, loin que cette action secondaire exige toujours un traitement antiphlogistique, il faut quelquefois au contraire administrer des cordiaux pour rendre diffuse la sensibilité qui s'est concentrée sur un seul point, et qui en amènerait la gangrène. Nous avons en preuve divers cas de fièvres malignes; les fièvres pernicieuses compliquées; les coliques, les choléra-morbus, et divers flux intestinaux des pays chauds. Il a été lu, dans les séances des 27 Avril et 4 Mai 1820 de la Société royale de Londres, par M. *Hood,* chirurgien, un Mémoire sur une diarrhée qu'il appelle *asthénique,* endémique, chaque année, sur les côtes de Malabar et de Coromandel, et qui commence avec les moussons. Ce flux est accompagné de spasme des intestins et des muscles fléchisseurs des jambes, de syncopes, faiblesses, etc. ; le pouls est lent et petit : à ces symptômes, qui sont les premiers, succèdent un accès de frisson et une soif excessive. On s'est avisé, trompé par les apparences, d'employer des rafraîchissans : mais le pouls n'a pas tardé de s'affaiblir encore ; le visage se décomposait, les douleurs devenaient violentes, et une affection comateuse emportait le malade en peu d'heures. Les malades sont, au contraire, soulagés et guéris par l'application des sinapismes sur la région de l'estomac et aux extrémités, et en prenant, au moment de l'invasion, deux onces d'eau-de-vie avec dix gouttes d'acide sulfurique dans une demi-pinte d'eau froide ; boisson qu'on réitère aux intervalles convenables. On a pareillement obtenu des succès en employant les amers et les astringens. Cette médication n'a rien de neuf, et nous aurons plusieurs fois l'occasion, en entrant dans les détails, de montrer à combien de méprises irréparables on s'est exposé en se laissant entraîner, par la douleur et une apparence inflammatoire, à relâcher et à tirer du sang, ou vers un traitement tonique et échauffant, par une apparence de faiblesse.

Il est au reste des signes tirés de l'observation clinique, qui mettent de suite le praticien à même de juger de la véritable nature de la maladie, et les suivans m'ont rarement trompé ; savoir : qu'une langue pâle, aplatie, muqueuse, indique l'absence de toute irritation phlogistique ; qu'au contraire une langue épaisse, globuleuse, rouge, est un indice d'irritation et d'inflammation vraie; que l'alongement des traits du visage est toujours un signe de fai- blesse et de relâchement, tandis que la figure ramassée, grippée, annonce la souffrance et l'irritation.

§. 110. La fièvre est une suite naturelle de la réaction vitale contre les causes mal-faisantes. Les organes du sentiment, irrités par la présence de cette cause, produisent un ébranlement dans le système circulatoire, local, si cette cause n'est pour ainsi dire que mécanique; général, si cette cause est de la nature de celles qui éten- dent leur influence sur toute l'économie, ou si la partie affectée est une de celles qui ne peu- vent souffrir sans faire souffrir en même temps toutes les autres parties. Le système nerveux est bien certainement le premier moteur de la fièvre; car, si le cerveau est embarrassé, le phé- nomène n'a plus lieu, et loin que le mouvement du système sanguin soit accéléré, il est au con- traire ralenti, interverti : la fièvre n'est donc que l'ombre des maladies; ainsi nous avons des fièvres locales, résultat de l'inflammation d'un œil, d'un doigt, etc. De cette affection organique, propagée au loin, naît une fièvre générale, qui ne cesse pas toujours avec l'extinction de l'af- fection organique. Enfin, le résultat de l'action d'une cause morbifique quelconque, qui s'exerce à la fois sur toute l'économie vivante, c'est la fièvre dite *essentielle,* parce qu'il n'y a encore aucun organe, aucun tissu particulier qui soit plus spécialement affecté, et parce que, dans certaines de ces fièvres, loin qu'il y ait addition de cause étrangère, il y a, au contraire, soustraction de choses nécessaires au besoin de l'économie; ou bien l'élément primitif a été une passion fâcheuse, telle que le chagrin, circonstances qui n'en sont pas moins des causes morbifiques.

Mais y a-t-il des fièvres essentielles? Cette question, ridicule autrefois, ne l'est plus aujourd'hui, dans la capitale et ailleurs où l'on se dispute sérieusement sur le pour et le contre. Il n'est pourtant aucun praticien qui, en partant de l'observation clinique, puisse se méprendre sur ce fait, lorsqu'il aura occasion de voir des malades chez lesquels toutes les fonctions offrent un trouble plus ou moins grand, sans qu'aucun organe paraisse plus affecté qu'un autre; lorsqu'il verra la physionomie et l'attitude exprimer le mal-aise, les mouvemens vitaux affaiblis ou plus exaltés que de coutume, les sensations peu précises, les facultés intellectuelles et affectives obscurcies, la digestion, la respiration et le pouls dérangés, la chaleur et les sécrétions altérées, etc. : état qui est survenu rapidement, qui dure un certain nombre de jours, qui cesse par degrés et presque tout à coup; où le rétablissement de l'individu, s'il survit, et où l'autopsie, s'il succombe, ne permettent pas de croire qu'aucun organe ait été primitivement atteint. Les fièvres d'accès simples en offrent des exemples fréquens; les fièvres continues, putrides et malignes en présentent aussi (§. 79). Nous avons nombre de fièvres lentes ou hectiques produites par épuisement, comme par défaut de nourriture, par une trop grande émission de sang ou de semence, par un allaitement trop fort ou trop prolongé, où non-seulement on ne peut pas supposer des phlegmasies, mais où les analeptiques, les toniques, le vin généreux même, sont les seuls moyens de faire cesser l'état fébrile. En vérité, répèterai-je encore, quand on a passé sa vie à observer et à étudier les maladies, pourra-t-on admettre qu'il n'y a que des fièvres phlegmasiques? pourra-t-on l'admettre, quand on aura vu, surtout, des fièvres d'accès suspendre la marche des névroses, et se suppléer réciproquement les unes les autres? Et *Réveillon*, qui fut hypocondriaque au suprême degré, et qui rapporte que, durant le cours d'une fièvre intermittente qui dura six mois, il ne ressentit aucun symptôme de son hypocondrie, laquelle reparut quinze jours après la terminaison de la fièvre intermittente; ce médecin observateur, dis-je, aurait-il jamais pensé qu'il n'était travaillé que d'une phlegmasie?

Aussi, sur cette question, qui a été donnée pour sujet de prix, en 1819, par la Société de médecine de Paris : *Peut-on mettre en doute l'existence des fièvres essentielles?* sur neuf concurrens, trois seulement ont été pour ne considérer la fièvre que comme un symptôme, et les six autres l'ont déclarée une et identique par sa nature, pouvant appartenir à une affection générale ou locale de l'économie, due à l'action du système nerveux, pouvant être quelquefois sous l'influence d'une affection locale déterminée, par conséquent symptomatique, mais étant le plus souvent l'effet de la lésion des forces vitales en général ; et qu'alors, bien que dans les fièvres on rencontre assez souvent des congestions locales, des désorganisations, des inflammations, cependant la fièvre n'en est pas moins primitive, générale, essentielle, ces altérations n'étant que secondaires et consécutives. Toutefois, comme l'on devait s'y attendre, aucun des concurrens n'a été proclamé digne de la palme, et la même question fut remise au concours pour le 30 Septembre 1821 : l'on n'en a plus entendu parler ; mais il était facile de juger à l'avance qu'il y aurait nécessairement toujours la même proportion d'opinions. (Voyez le procès-verbal de la séance du 2 Mai 1820 de cette compagnie, dans son Journal général, tom. 72, pag. 74 et suiv.)

§. 111. Je n'entreprendrai pas de définir la fièvre ; elle est comme tant d'autres maladies qui ne veulent que des descriptions, tant leurs signes pathognomoniques sont peu constans. Tous les praticiens doivent avoir eu, comme moi, l'occasion de remarquer combien le signe du pouls est souvent peu conséquent, puisqu'on observe des fièvres rémittentes dans le redoublement desquelles le pouls est moins fréquent, et qui ne se font reconnaître qu'à l'augmentation de la rougeur du visage, au mal de tête plus violent, à de plus grandes anxiétés, etc. Même dans la plupart des fièvres malignes et dans les lentes nerveuses, le pouls augmente de force et de fréquence avec le rétablissement du malade, loin de nous servir d'indice de l'augmentation et de la gravité de la fièvre. Ces vérités ont été depuis long-temps démontrées par *Werlhof* et *Sarcone*, et m'ont servi de premier guide dès ma jeunesse. La chaleur n'est pas davantage un signe constant de la fièvre ; car, dans les fièvres algides, le malade est dans un très-grand danger, et l'on a beaucoup de peine à le réchauffer : d'une autre part, ainsi que *Dehaen* l'a plusieurs fois signalé, la chaleur n'est pas toujours en raison directe de la circulation, particulièrement dans quelques intermittentes, et il y a des agonisans chez lesquels il y a une grande chaleur, quoique avec un pouls extrêmement faible.

Est-elle toujours un instrument de la *nature médicatrice ? Hippocrate* cherchait à l'exciter, dans les cas de tétanos et de convulsions, par le moyen de l'eau froide, jetée subitement sur les reins : les modernes, imbus de la même idée, ont pareillement tâché de se procurer ce remède naturel, en excitant une perturbation, en procurant à la fois des selles et des sueurs, par le moyen de sels purgatifs donnés au malade pendant qu'il était dans un lit chaud. D'autres médecins, et *Werlhof* lui-même, ont cherché à la rappeler, quand ils la jugeaient nécessaire, en donnant des sels neutres, des amers, le quinquina même, *fracta dosi.* Mais je trouve ces idées bien hypothétiques : je doute

que les mouvemens perturbateurs qu'on occasionne chez les malades, soient la véritable
fièvre; et je doute aussi que cet état pathologique soit aussi souvent salutaire qu'on le prétend, d'autant plus que la pratique des maladies chroniques ne nous apprend que trop qu'il
ne reste plus d'espoir, quand la fièvre vient
s'ajouter à la longue file des autres symptômes.
Aussi *Torti*, cet excellent observateur, avait-il
déjà mis des limites à cette croyance, en aver-
tissant que la fièvre, soit naturelle, soit provo-
quée par l'art, occasionait souvent des crises imparfaites et agravait le mal : vérité rendue plus
sensible encore depuis que la connaissance de
la nature des lésions organiques et de plusieurs
maladies chroniques s'est perfectionnée (§§. 80
et 81); et les bons praticiens, loin d'attendre
des effets merveilleux de quelques accès de plus,
s'empressent, au contraire, de les faire cesser.

Je ne dirai cependant pas que la fièvre soit
toujours inutile ; l'observation prouve souvent
le contraire. 1.° Comme elle existe toutes les
fois qu'un principe irritant, fixe ou mobile, se
trouve logé dans nos solides ou dans nos liquides, ce mouvement anormal nous avertit alors
de la présence de ce principe. Assez souvent
cet avertissement est peu avantageux pour le
retour à la santé, et les forces s'épuisent en
vains efforts; mais il n'en est pas de même
quand le principe est mobile, et la fièvre
devient alors réellement *fièvre dépuratoire.*
De quel autre nom, en effet, appellera-t-on

les fièvres exanthématiques (§. 92)? 2.° Chez
plusieurs enfans et autres personnes qui se
nourrissent mal, nous voyons, tous les matins,
de petits mouvemens fébriles qui leur sont
avantageux en changeant leur mauvaise constitution : cette fièvre est catarrhale, et se
guérit par les sueurs. De même, les ivrognes
et les gens fatigués éprouvent souvent un
accès fébrile qui les fait revenir à leur état
naturel.

§. 112. Il ne nous reste donc, à mon avis,
pour comprendre la fièvre, qu'à la considérer, abstraction faite des phénomènes qui
l'accompagnent, comme une soustraction de
l'équilibre des forces vitales (§. 79), comme un
état tumultueux de la puissance qui les régit,
duquel dépend le désordre de toutes les fonctions; trouble, désordre, qui sont produits tout
autant par des causes affaiblissantes, que par
celles qui sont propres à les exciter. Il était
déja connu de *Galien*, que les longues abstinences sont très-dangereuses dans les tempéramens secs et bilieux, et qu'elles produisent souvent la fièvre : quand cette fièvre arrivait, surtout aux convalescens, l'illustre médecin de
Pergame donnait dans le frisson du pain et du
vin chaud, ce qui guérissait la fièvre. *De Gorter*
fait remarquer qu'*Hippocrate* avait vu des fébricitans guéris par des passions d'ame, et surtout
par de vives inquiétudes, ce qui se comprend
aisément par la tension qui ramène vers un
seul point la puissance vitale, pour ainsi dire

vagabonde. *Grant* employait avec succès des sinapismes à la plante des pieds dans une très-forte fièvre accompagnée d'une grande chaleur; il diminuait apparemment ainsi l'impétuosité des humeurs des parties supérieures, et tendait par là à rétablir l'équilibre.

Ces idées, qui n'expriment qu'une modification de notre être, n'empêchent pas que, pour l'utilité pratique, nous ne considérions la fièvre avec le cortége des symptômes qui l'accompagnent, et que nous ne la distinguions, d'après ces symptômes, en fièvre inflammatoire, lorsqu'une irritation manifeste est développée dans l'appareil vasculaire; en fièvre accompagnant une inflammation du cerveau, des poumons, du foie, de l'estomac, etc.; en fièvre gastrique, lorsque des indices de saburre sont évidens; en fièvre bilieuse, lorsque tout fait pressentir une irritation des organes biliaires; en fièvre chaude-bilieuse, lorsque cette irritation a lieu chez des sujets très-riches en sang; en fièvre catarrhale, lorsque l'éternument, le larmoiement, la toux, le besoin d'expectorer, etc., annoncent que les membranes muqueuses sont spécialement affectées; en fièvre putride ou adynamique, lorsque l'altération des humeurs et la lésion des fonctions des muscles donnent des signes manifestes de leur existence, etc.

Nous remarquerons au surplus, en terminant ce chapitre, 1.° que les fièvres graves changent assez souvent de caractère en très-peu de temps: la fièvre catarrhale, par exemple, se change

assez souvent en mésentérique, celle-ci en putride, et enfin en maligne, c'est-à-dire, en fièvre
insidieuse, qui fait périr au moment où l'on s'y
attend le moins ; variations qui exigent toute
l'attention des médecins. 2.° Que la diversité de
constitution des malades entoure souvent de
nuages épais le caractère primordial des fièvres :
ce qui a donné naissance à l'idée d'élémens
appelés inflammatoire, bilieux, nerveux, ataxi-
que, adynamique, que l'on suppose, lorsqu'un
cas est difficile, être venus compliquer la maladie. Mais ces élémens n'existent pas par eux-
mêmes, et ne sont qu'une fiction. L'inflammatoire, le bilieux et le nerveux, appartiennent à la
constitution propre du sujet, ou à l'essence, à la
marche de sa maladie, sans être venus d'ailleurs.
L'*ataxie* n'est qu'un mot, qui veut dire *irrégularité*, et qui, d'après ce qu'on vient de voir,
appartient d'abord à toutes les fièvres, puis spécialement à celles qui sont accompagnées d'affections graves du système sensitif, ou bien à des
fébricitans d'une nature très-mobile et très-irri-
table. Quant à l'adynamie, elle peut être effectivement ou l'effet de causes pathogéniques qui
agissent de suite en détruisant les forces de la
vie, ou une forme de la constitution du malade ;
ou bien, comme il a déjà été dit plusieurs fois,
le résultat de la lésion inflammatoire d'un viscère
essentiel. On se tromperait donc fort en diri-
geant des remèdes suivant ces prétendus élémens : que l'imagination s'abandonne tant qu'elle
voudra avec délices aux êtres qu'elle a créés ;

le fait est qu'on ne guérit avec certitude que d'après la considération de l'état réel des organes destinés aux principales fonctions chez les différens individus. Mais ce sera là le sujet de nos méditations dans les chapitres suivans, ainsi que dans les sections consacrées aux maladies en particulier.

CHAPITRE VI.

Thérapeutique générale des maladies épidémiques.

§. 113. Nous avons dit plus haut (§. 87) que la nature guérissait la maladie, et nous ne saurions le nier, puisque nous en avons des preuves journalières ; mais cela ne veut pas dire que la médecine soit inutile, et cette assertion, *natura morborum medicatrix*, prise dans un sens trop absolu, et séparée de cette autre, *medicus naturæ minister*, serait non-seulement absurde et flétrissante pour la raison humaine, mais encore très-funeste à la vie des hommes vivant dans l'état de société. L'on ne saurait admettre, que ces efforts naturels pour la conservation de l'individu et pour l'expulsion des élémens délétères soient mus par une intelligence, et qu'ils soient toujours dirigés de manière à ne pas amener, au contraire, une plus prompte destruction. Nous devons les considérer comme les passions, bonnes en elles-mêmes, nécessaires pour accomplir la fin à laquelle chacun de nous est destiné; mais qui, dans le plus grand nombre des cas, ont besoin d'être dirigées par la raison, pour ne pas devenir nuisibles. Sans doute les efforts naturels parviennent assez souvent à un heureux résultat, sans régulateur étranger; mais ils y parviennent plus sûrement et plus fréquemment avec ce secours, et l'on peut dire qu'une sage médecine est réellement la raison de la nature en souffrance. D'une autre part, il est bien évident que plusieurs maladies ne sauraient guérir sans le secours de l'art : la nature seule ne guérit pas la maladie de la pierre et autres de ce genre, où il faut faire ablation d'un corps devenu étranger; elle ne guérit pas la syphilis ni le scorbut, la gale ni diverses affections cutanées; seule, elle ne guérit pas l'empoisonnement ni, par diminutif, les maladies qui résultent d'un embarras gastrique, etc.

Mais, si celui qui resterait simple spectateur auprès des malades, celui qui se contenterait d'observer la nature, sans jamais agir, passerait à juste titre pour mauvais médecin; si l'on a reproché, non sans raison, aux livres des Maladies populaires d'*Hippocrate*, de ne présenter que des nécrologes, le même reproche tombe, et peut-être avec encore plus de droit, sur ceux qui ignorent ou feignent d'ignorer les ressources de la nature, et qui la négligent pour mettre à sa place un système qu'ils ont forgé; qui vous disent : *J'ai ouvert un tel corps, j'y ai trouvé telle lésion; donc le malade avait été traité suivant les règles,* etc. Malheureux, lui répondrat-on, prouvez-nous que votre règle était bonne, non par les morts, mais par les vivans; car plus vous nous donnerez de ces preuves de votre façon, plus votre art nous paraîtra funeste. Nous ne manquerons pas d'occasions de rapporter de bien tristes et honteux exemples de ce sinistre entêtement. Nous en puiserons un, entre autres, quand il en sera temps, relatif à la trop fameuse *gastro-entérite,* dans le tome 75 du Journal général de médecine de Paris.

Le sujet, jeune soldat de vingt-quatre ans, avait succombé sous cent vingt sangsues; et je venais de lire un livre dont l'auteur, en haine de la nouvelle doctrine, avait perdu plusieurs malades, même de ses amis, forts, robustes, pleins de sang, qu'il s'était opiniâtré à ne vouloir pas saigner, et qu'il avait gorgés de vomitifs et de prétendus antiseptiques. Pauvres humains! quand cessera-t-on de fabriquer des livres de physiologie et de pathologie où rien n'est oublié, excepté les phénomènes de la vie, excepté la cause des maux dont on est soi-même l'auteur ou le complice? Quand est-ce que toute la milice d'Esculape ne sera plus composée que de gens capables de penser par eux-mêmes? Quand est-ce que l'humanité, rassurée autant que peuvent l'être de chétives créatures dont l'existence est si bornée, verra sur le frontispice de nos ouvrages fastueux (au lieu du titre : *La médecine éclairée par l'ouverture des corps*): *La médecine rendue plus certaine par un plus grand nombre de guérisons?*

§. 114. Essayons, dans ce chapitre, de faire la part de l'art et celle de la nature, de montrer les écueils et de concilier les opinions, en tirant de l'un et de l'autre, par la filière de l'expérience, ce qu'ils ont de vérité, ce qu'ils ont d'utile à l'avancement de la médecine pratique; et d'abord nous devons revenir à la distinction des causes des maladies en générales et locales.

Il est clair que les effets de ces dernières ne sauraient être empêchés ni guéris par les efforts de la seule nature : telles sont les diverses substances fixées sur un organe quelconque, sur lequel elles produisent, non une simple *excitation*, mais une véritable *irritation*, comme, par exemple, un grain de sable dans l'œil, un calcul dans la vessie, des vers dans les intestins, l'étranglement d'une hernie, la distension de l'estomac par des vents ou des alimens trop copieux, etc. Certainement ici il n'y a pas changement dans le reste de la machine; mais il y a trouble, perturbation de la vie par une cause organique. C'est envain qu'on combattrait les phénomènes morbides produits par cette cause : on ne parvient à faire cesser le trouble qu'en enlevant la cause; et tout aussitôt, à moins qu'il n'y ait déjà un état maladif général, ce qui arrive quelquefois quand on a trop tardé, la machine animale passe, comme d'un saut, à l'état de santé parfaite. On parviendra bien, avant d'avoir enlevé cette cause, à endormir momentanément la douleur par la saignée, l'opium et autres choses semblables; on pourra même la dévier, en apparence, par une contre-irritation, et fixer ainsi l'attention sur une autre sensation : mais le mal ne sera pas guéri.

Dans les épidémies nous avons un exemple familier et bien simple de ces causes locales qui se dissipent aussi par des remèdes locaux.

1.° Dans les fièvres gastriques, occasionées par la mauvaise qualité de la nourriture ou des boissons. Ici, un point d'irritation s'est établi sur la surface d'organes très-sensibles, et s'est propagé, comme par irradiation, sur toute l'économie : évacuez au plus tôt la matière qui irrite par un vomitif, et les douleurs de tête, des membres, l'angoisse, l'inquiétude, tous les symptômes, enfin, se dissipent comme par enchantement ; si vous avez trop tardé, il se sera produit une maladie générale, et alors la médication locale ne suffira plus. La sensibilité de l'estomac et son action sympathique sont telles que tous les symptômes d'une indigestion ou d'un état de gastricité peuvent être réveillés, si ce viscère est surchargé d'un trop grand poids de liquides même aqueux; que, dans les maladies, comme *Baglivi* est je crois le premier qui l'ait fait remarquer, la coction et les crachats en sont arrêtés. On a par conséquent ici, *à priori*, pour ainsi dire, une cause morbifique aussi simple que le moyen de rétablir l'équilibre.

2.° La même simplicité se montre dans le traitement de la pustule maligne et du charbon. La maladie est occasionée par une matière septique qui s'est déposée sur un point quelconque de la peau. Elle tend à détruire ce point et, de proche en proche, jusqu'aux sources de la vie : cautérisez promptement, et la maladie a cessé ; autrement vous aurez une fièvre maligne qui se termine le plus souvent par la mort.

3.° Elle se montre encore dans toutes les conditions spéciales et locales de la fibre animale, causes ou effets d'une irritation qui se propage sur le tout organisé : à quoi l'on peut rapporter comme causes ou effets, les obstructions ou irritations des capillaires de *Boerhaave* et de M. *Broussais*, la répercussion de la transpiration dans un espace donné, et l'action d'une puissance externe, chimique ou mécanique, d'où résulte une fièvre locale. Dans ces cas, des topiques émolliens, des sangsues et des ventouses appliquées sur l'endroit souffrant ou dans son voisinage, suffisent presque toujours à la guérison radicale. C'est ainsi que j'ai souvent dissipé par ces moyens des panaris, des pleurodinies, des ophthalmies, etc.

4.° Les inflammations primitives des viscères, nées avant la fièvre, qu'on peut guérir immédiatement, si l'on s'y prend de bonne heure, par des saignées générales, des applications de sangsues et de topiques, telles que la gastrite, la pleurétite, la méningite, etc. Je dis, avant la fièvre ; car ce point est essentiel à observer, puisqu'il est plusieurs inflammations qui n'arrivent qu'après la manifestation de la fièvre, ce qui fait une maladie différente.

5.° Cette simplicité n'a pas moins lieu dans la concentration de sensibilité sur un organe avec spasme et douleur, comme il arrive dans le *cholera-morbus*, dans la colique sèche des pays chauds, dans la gastrodinie, dans le tic douloureux, etc. Ces maladies, dont le siége se trouve dans des organes pourvus de beaucoup de nerfs et éminemment sensibles, produisent les symptômes les plus effrayans, et quelques-unes sont promptement mortelles : donnez l'opium à large main, comme cela m'est arrivé un grand nombre de fois, et le malade sera retiré avec la même promptitude des portes du tombeau, soit que l'opium ait consumé l'excès de la sensibilité, soit qu'il l'ait rendue plus diffuse.

6.° Dans l'irritation qu'éprouvent les tissus membraneux, lorsqu'ils sont dépouillés de la mucosité qui les lubréfiait et qui les rendait moins sensibles. En effet, nos organes peuvent être irrités autant par des humeurs exemptes de toute âcreté, s'ils sont dénudés, que par ces mêmes humeurs devenues âcres. Nous en avons la preuve dans les membranes muqueuses, à la suite de longues toux et expectorations, de diarrhée et de dyssenterie. Alors, le lait et les mucilagineux remplacent le mucus, remédient promptement à la maladie; et c'est ce qui fait que les loochs blancs, quoique d'une apparence insignifiante pour ceux qui ne sont pas praticiens, produisent fort souvent un grand soulagement dans les maladies catarrhales.

Nous sommes loin d'avoir épuisé les espèces

de maladies où le médecin peut agir *à priori*, ou, si l'on veut, celles auxquelles l'empirisme est applicable ; mais, comme les détails se trouveront dans les sections suivantes, nous devons pour le moment y renvoyer. Quelques auteurs ont encore placé dans la même catégorie certains cas où ils prétendent qu'on peut guérir radicalement sans éloigner aucune cause. Par exemple, disent-ils, si l'on est affaibli (*contrestimulé*) par défaut d'alimentation, un bon repas ne tarde pas à nous ramener à l'état normal ; si l'on est malade pour avoir pris une forte dose d'eau de laurier-cerise, quoique cette eau soit encore dans l'estomac, ses effets seront empêchés par une dose suffisante de bon vin, d'alcool ou d'éther ; si l'alcool nous a plongés dans l'ivresse ou une affection soporeuse, les acides nous rendront à la santé, avant même que l'alcool soit sorti de l'estomac, etc. Nous ne saurions offrir, comme présentant assez de certitude, cette manière de voir, analogue aux contre-poisons directs, proposés par M. *Orfila* et autres chimistes ; d'autant plus que, si nous exceptons l'application à la thérapeutique de la loi d'affinité des acides envers les alcalis et terres alcalines, et réciproquement, le reste mérite fort peu de confiance. L'observation a prouvé que les meilleurs contre-poisons sont dans les évacuans des premières voies, et par conséquent la plupart des cas dont il vient d'être question se rapportent à notre première espèce de causes locales.

§. 115. Nous allons maintenant passer à un autre ordre de choses bien plus compliqué, d'une étude plus difficile, où nous ne pouvons agir qu'*à posteriori*, en observant la nature pas à pas. Ce précepte des anciens de faire attention *quo natura vergit*, ne doit pas être entendu uniquement des crises; mais nos connaissances actuelles nous font une loi de l'appliquer spécialement à l'observation de la tendance que peuvent avoir les forces vitales, troublées, à produire la lésion de tel ou tel organe. Déjà *Galien* avait très-bien remarqué que le médecin ne peut pas suppléer aux crises spontanées, et que tout son devoir consiste à ne pas les empêcher, et à ne pas les troubler : vérité dont il est utile que soient bien convaincus tant de gens qui tourmentent les malades à pure perte, dans la persuasion où ils sont qu'ils peuvent se mettre à la place des forces de la vie.

Le lecteur a déjà compris qu'il s'agit ici des maladies générales, de celles dont la cause est diffuse par tout le système, qu'on pourrait presque diviser en deux grandes classes : *angéioitiches*, quand c'est le système vasculaire qui paraît spécialement affecté; *neuritiches* ou névroses, quand le cerveau, l'épine ou les nerfs semblent, d'après les symptômes, être les principaux siéges de la maladie : mais nous nous garderons bien d'adopter, à cet égard, une division quelconque, qui pourrait n'être qu'arbitraire.

Or, quand la cause de la maladie est ainsi diffuse, il arrive quelquefois, qu'avant même la période d'invasion cette cause, quelle qu'elle soit, miasmatique ou contagieuse, soit chassée au dehors par une abondante transpiration : on en a des exemples assez familiers dans les épidémies de typhus, de peste, de fièvre jaune, de fièvres catarrhales et de fièvres d'accès. Le peuple et les médecins eux-mêmes ont cru pouvoir en cela imiter la nature; et de là la vogue des *falltranks* ou plantes médicinales, du vin chaud aromatique, du vin et vinaigre thériacal, et de l'alcali volatil, employé à l'intérieur à la dose de cinq à six gouttes dans un petit verre d'eau, donné comme excitant et sudorifique. Mais, dès qu'on en est déjà à la période d'invasion, la maladie est inévitable, les sudorifiques sont inutiles, et l'art consiste à se tenir sur ses gardes, pour voir quels seront le degré et la direction des mouvemens abnormaux des forces vitales, afin de les modérer s'ils sont trop violens, de les détourner, par tous les moyens possibles, des organes dont l'intégrité est le plus nécessaire à l'existence, et de les animer s'ils sont trop faibles; car, enfin, je le répète encore, dans les fièvres dont le siége n'est pas d'abord fixe et déterminé, c'est la nature qui guérit, au moyen de la coction et de la dépuration, et ces opérations sont le fruit de ces troubles extraordinaires, comme le vin et la lie sont le fruit de la fermentation vineuse : par conséquent point de dépuration et point de guérison complète sans ces mouvemens. Un point principal et sur lequel je ne saurais assez insister, c'est d'être attentif à la constitution du sujet, et de ne pas traiter de la même manière les forts et les faibles : quoique ce précepte soit trivial, il n'en est pas plus suivi pour cela par la majorité de ceux qui se mêlent de guérir, et nous avons vu dans plus d'une épidémie, tant dans la pratique civile que dans celle des hôpitaux, tous les malades traités de la même manière, tous par le quinquina, ou tous par les sangsues, suivant le parti adopté par le prétendu guérisseur. Il est d'observation générale que dans les typhus l'on a toujours beaucoup plus perdu de personnes robustes que de personnes faibles, et l'on devait s'y attendre, puisque la réaction est nécessairement proportionnée à l'action et à la force du sujet : pour moi, s'il est permis de me citer, j'ai été moins malheureux, pour m'être conformé religieusement au précepte que je viens d'énoncer. Une seconde considération, non moins importante, c'est d'être attentif à la complication gastrique et vermineuse, sans cependant prendre pour signes absolus de saburre les colorations diverses de la langue, qui suivent l'état de rémission fébrile ou d'exacerbation. Enfin, une troisième considération, c'est de saisir l'à-propos de l'application des médicamens, de ne pas augmenter le trouble quand il n'est déjà que trop grand, et de ne pas interrompre la nature dans ses mouvemens salutaires.

§. 116. Il me semble, d'après ce qui vient d'être exposé, que la question de la localisation des maladies, qui a aujourd'hui tant de partisans, et celle de leur généralisation, ainsi que la question des cas où les remèdes locaux peuvent suffire ou ne le peuvent pas, se trouvent parfaitement résolues. On les résoudra encore avec plus de promptitude en faisant seulement attention si, dans le cas donné, il y a eu des prodromes ou non.

En effet, dans les fièvres essentielles générales, l'invasion est le plus souvent précédée d'incubation, soit de prodromes plus ou moins longs; tandis que les fièvres produites par une inflammation, ou toute autre cause locale, se manifestent immédiatement et sans prodromes. Ainsi, par exemple, sont fièvres locales, qu'on guérit le plus souvent par des remèdes soustracteurs de la cause, les fièvres gastriques, vermineuses, la phrénite, la pleuritite, la péripneumonite, etc., primitives; et sont fièvres essentielles, les fièvres d'accès, putrides, malignes, etc., qui parcourent leur temps sans que nous puissions l'abréger, excepté celui des premières, et qui ne sauraient être jugées que par des crises: distinction dont je laisse aux penseurs désintéressés à apprécier toute l'utilité.

§. 117. Après ces préliminaires, nous allons passer en revue les principaux moyens médicamenteux qui sont en nos mains, et qui sont la saignée, les vomitifs, les purgatifs, le spécifique de la périodicité, ou le quinquina, les révulsifs et les dérivatifs, les cordiaux, les alimens, et leur opportunité. Mais, avant tout, puisque la nature elle-même nous montre l'art de faire avorter les maladies au moyen des sueurs, et que même, dans ces derniers temps, l'un des membres de la commission française envoyée à Barcelonne nous apprend avoir été garanti par une abondante sueur de la fièvre jaune, dont il croyait avoir gagné le germe; nous penserions avoir omis une chose essentielle, si nous ne présentions quelques considérations sur l'emploi des sudorifiques, comme préservatifs, d'autant plus que ces moyens, auxquels on a une grande confiance qui n'est pas toujours méritée, ne sont pas des remèdes indifférens, comme on le croit trop généralement.

1.° Ils sont loin d'être utiles dans la première période de la maladie, celle d'invasion; ils peuvent même devenir très-nuisibles alors, en augmentant le trouble qui est déjà très-grand.

2.° Il faut bien se garder de prendre une sueur symptomatique ou une sueur forcée pour une sueur critique; les premières doivent être arrêtées, tandis qu'il faut favoriser cette dernière.

3.° La provocation à la sueur pourrait fort bien être nuisible dans un corps très-pléthorique, ou dans un état décidé de saburres gastriques; elle pourrait faire naître une inflammation dans le premier cas, et dans le second la fièvre putride, par le passage de matières impures des premières voies dans les secondes: c'est pourquoi la saignée pourra trouver sa place dans la première circonstance, et dans la seconde il conviendra d'administrer un vomitif. L'émétique est d'autant mieux indiqué dans ces cas-là, qu'outre sa propriété évacuante il a celle de provoquer, peu après le vomissement, la transpiration et la sueur, ce qui lui donne une grande efficacité comme préservatif.

4.° Il est bon d'observer que les plus forts diaphorétiques ne sont pas toujours ceux qui font le mieux suer : *Alexandre*, chirurgien anglais, a fait remarquer, depuis long-temps, que tous les hommes ont un degré de chaleur moyen, qui diffère non-seulement dans les divers individus, mais encore dans les mêmes en différens temps, et que, par conséquent, plus la chaleur est éloignée de ce degré moyen, plus l'éruption des sueurs est difficile. Aussi expliquons-nous par là pourquoi, pour faire suer, il faut quelquefois se servir de rafraîchissans. Parmi ces rafraîchissans, l'eau même à la glace, dont se servaient les Arabes et *Rhasés* en particulier, est souvent d'un grand avantage dans les pays chauds, pour obtenir ce degré moyen : dans le cas de chaleur très-considérable, on se règle pour la quantité, suivant que la boisson passe plus ou moins par quelque émonctoire.

§. 118. On ne saurait oublier que le sang est le premier et le principal excitant du cœur et des vaisseaux; que la richesse de sa constitution en fibrine et en albumine produit un état de plénitude et d'excitation considérable, comme on le voit dans les sujets d'un tempérament sanguin et qui ont coutume de se bien nourrir; que cette excitation, portée trop loin, peut devenir une irritation; que l'irritation peut de même avoir lieu par l'altération des principes constitutifs du sang, ou par cette humeur, dans son état naturel, si le cœur et les vaisseaux sont disposés à l'irritation, ce qui a lieu principalement dans le cas de plénitude du système sanguin.

La pratique nous oblige, à cet égard, de continuer la distinction lumineuse que les anciens avaient faite de la pléthore en vraie et en fausse, ou *ad vasa.* Sans m'étendre sur ce point au-delà des bornes que je me suis prescrites, je dois dire qu'il est plus que probable, soit d'après la comparaison de l'état du pouls durant la vie, soit d'après l'énorme distension des vaisseaux qu'offre l'anatomie des *fébricitans*, que le sang subit une raréfaction par la chaleur de la fièvre, ce qui en augmente par conséquent le volume et devient une cause prochaine des congestions.

Or, je ne sache pas qu'il y ait de moyen équivalent à la saignée, dans de semblables circonstances, pour calmer ou prévenir l'irritation du système sanguin et par suite celle du système nerveux, et pour prévenir les congestions. Il s'agit maintenant de comparer la raison pour laquelle je loue la saignée générale, avec la méthode de la secte qui a substitué les sangsues à la lancette, pour voir si, par la piqûre de ces animaux ou par les ventouses scarifiées, l'on obtient cet effet déplétif de tout le système qui enlève un surcroît d'excitation, de même que l'émétique enlève à l'estomac un corps étranger qui le surchargeait. La saignée, dans bien des

cas, est fort au-dessus de l'opium, comme remède sédatif; elle guérit, à elle seule, plusieurs
maladies, et devient un puissant auxiliaire à
grand nombre de médicamens à qui elle prépare des succès, et qui eussent été funestes (surtout l'émétique et les toniques), si l'on n'eût
auparavant, par une déplétion convenable,
abattu l'éréthisme, apaisé l'irritation. La plupart des praticiens heureux des villes et des
campagnes ne l'ont été que par l'usage des saignées faites à propos et avec les restrictions
convenables.

La fièvre inflammatoire, soit qu'elle dépende
d'une simple irritation du système vasculaire,
de son inflammation, de l'inflammation du sang
ou de celle de quelque viscère, est surtout la
maladie qui demande spécialement l'usage de
la saignée : elle est indiquée au commencement
quand le malade a toutes ses forces, que son
pouls est tendu, vif et violent, et que la chaleur n'est pas encore à son plus haut degré. Ses
résultats sont moins assurés quand le pouls est
déjà moins fort, et que la chaleur est extrême.
Dans les sujets qui sont tombés dans cette fièvre
après des excès dans les plaisirs de l'amour, ou
toute autre cause épuisante, ce grand moyen
pourrait devenir dangereux, et on lui substitue
avantageusement les bains tièdes de tout le
corps et l'usage abondant du petit-lait; à moins
pourtant que quelque viscère noble ne soit
enflammé, car alors rien ne peut remplacer la
saignée.

Une règle essentielle, et qui m'a toujours réussi, pour tirer tout l'avantage possible du régime antiphlogistique dans les fièvres continues avec caractère inflammatoire et douleur locale qui fait pressentir la lésion d'un organe, c'est celle de distinguer si l'inflammation particulière domine la fièvre, ou si elle est dominée par elle, deux conditions qui s'observent journellement : ainsi, nous avons des phrénites ou la phrénésie, et la fièvre phrénétique; la péripneumonie, et la fièvre péripneumonique; l'hépatite, et la fièvre hépatique, etc. Quand l'inflammation est *dominante* ou primitive, la douleur et les autres symptômes restent les mêmes durant la rémission, tandis que, lorsque l'inflammation est *dominée* ou secondaire, ses symptômes augmentent et diminuent avec la marche de la fièvre, et le pouls est plus faible et moins tendu. Dans le premier cas, la saignée générale ne doit pas être épargnée, au lieu que le second cas la supporte beaucoup moins, qu'il exige plutôt les saignées locales et les vésicatoires, et qu'il demande d'aider la nature à bien ménager le travail fébrile pour la résolution. Il n'est pas moins très-important de distinguer la fièvre hépatique de la péripneumonique : on les confond assez souvent dans les épidémies, surtout dans les pays marécageux, où les affections du foie sont fréquentes. Si l'on ne fait cette distinction, on pourrait nuire en continuant pour la fièvre hépatique les remèdes antiphlogistiques employés contre la péripneumonie, lesquels conviennent beaucoup moins dans la première : en outre, dans l'hépatitis primitive on doit attendre la fin de l'inflammation pour purger, au lieu qu'il est d'expérience qu'il est utile, dans la fièvre hépatique, de purger au commencement, à moins qu'il n'y ait contre-indication. Quant à la fièvre péripneumonique, nous verrons qu'il en a régné des épidémies où, loin de saigner, il fallait administrer des toniques et des cordiaux.

Conduits par la simple observation des maladies, les anciens ont distingué trois nuances de l'effet de la surexcitation et de l'irritation des organes : *fluxion, ardeur, inflammation*. Les modernes ont réduit les deux premières au mot *phlegmasie*, et la dernière à celui de *phlegmon*. Je doute encore que cette synonymie soit équivalente, et, pour en dire ma pensée, les nuances du mode inflammatoire sont même beaucoup plus nombreuses que ne les ont établies les anciens et les modernes. Dans le cas de fluxion, les anciens employaient avec succès les répercussifs et les astringens appliqués à la partie : c'est encore ce qui réussit à la chirurgie dans les luxations et dans les brûlures, et nous avons déjà dit (§. 108) que la médecine interne n'en a pas moins souvent fait son profit ; ce qui est très-éloigné de la manière de voir de certaines gens qui se disent exclusivement physiologistes.

Il y a bien souvent des caractères d'inflammation, quoiqu'il n'y ait pas tumeur, et c'est ce que les anciens appelaient *ardeur*. On peut

considérer celle-ci comme un mode inflammatoire fugace, et moins décidé que celui qui constitue l'inflammation complète et même l'érysipèle. Par là on explique comment des symptômes
inflammatoires paraissent dans un accès, cessent
ensuite pour reparaître dans l'accès suivant;
comment la poitrine se prend, sans qu'il y ait
crachats, souvent pas même douleur, mais seulement ardeur et difficulté de respirer; enfin,
pourquoi il y a souvent douleur circonscrite à
la région de l'estomac, avec ardeur, accompagnées de signes phlogistiques du pouls, ce
qu'on observe pareillement durant la vie dans
d'autres viscères, sans que l'ouverture des cadavres en donne des marques. Telle a été une
fièvre épidémique, décrite par *Azenhoff*, sous
le nom de fièvre inflammatoire d'estomac, et
celle de la tête, décrite par *Pringle*. Cette inflammation incomplète, qui peut dégénérer en
gangrène, est sans doute ce qui a fait dire à
Morgagni qu'il y avait des gangrènes qui n'é-
taient pas précédées d'inflammation. Les auteurs
que j'ai cités, ainsi que *Baglivi*, employaient
contre ces inflammations le camphre, le nitre,
les amers, etc. ; et quoiqu'ils n'eussent pas réussi,
ils n'en ont pas moins été suivis par leurs successeurs, qui s'imaginaient ne pouvoir faire mieux,
parce que les phénomènes adynamiques qui résultaient de cette tendance à la gangrène, et
qui allaient en croissant, semblaient exiger
l'usage des toniques et des moyens nommés
antiseptiques. C'est ici que M. *Broussais*, quoi-

que dans une autre intention, a fait faire un pas à l'art, en signalant cette cause d'adynamie, ainsi que les avantages des saignées locales. En effet, la saignée générale, déplétive de tout le système, pourrait être très-nuisible dans ce genre d'inflammation chez des sujets non pléthoriques, dont les forces sont déjà épuisées, et chez lesquels l'inflammation ne s'est pas fixée au commencement de la maladie. Or, du moment que cette inflammation est fixée, la déplétion des capillaires par les sangsues et l'application des émolliens sont, dans bien des circonstances, l'unique moyen de prévenir la gangrène. Je m'explique : *dans bien des circonstances*, pour ne pas dire *toujours*, parce que, encore une fois, il est plusieurs cas, surtout dans les épidémies, dont nous parlerons plus bas, où cette méthode serait certainement pernicieuse, si l'on voulait y recourir.

La saignée n'est pas toujours inutile dans le traitement des fièvres intermittentes, et il s'est présenté à ma pratique plusieurs occasions où j'ai dû y avoir recours : là, où il y a pléthore, inflammation, suppression quelconque, le quinquina doit toujours être précédé de la saignée, de même que chez les sujets hectiques, disposés à la fièvre lente ou très-irritables, et chez les femmes enceintes. *Cleygorne* et *Astruc* saignaient lors du chaud universel ; mais cette époque est indifférente, et l'on peut saigner avec le même succès dans les intervalles. Il est certain que, sans cette précaution, les fièvres d'accès, traitées de suite par le spécifique, chez des jeunes gens forts et robustes, passent au type continu, ce qu'on reconnaît à ce que, de claires qu'elles étaient avant l'accès, les urines deviennent safranées. Ce sont particulièrement la fièvre quotidienne et la double tierce qui exigent le plus la saignée, parce qu'elles approchent le plus des continues, même dans la fièvre bilieuse rémittente de *Pringle*, où le quinquina à grandes doses était le seul spécifique. Cet auteur célèbre fait remarquer que la saignée et les évacuans devaient le précéder, si l'on ne voulait voir ce remède causer la plus grande irritation dans le canal alimentaire, et changer la rémittente en continue.

Après les malignes intermittentes, il est peu de fièvres, comme les malignes continues, *ataxiques* des modernes, qui donnent un exemple aussi évident de ce trouble indécis et vagabond qui caractérise les fievres essentielles avant de se fixer quelque part; et il n'en est aucune qui prouve mieux combien l'on doit connaître les temps de la maladie pour l'application des remèdes appropriés à chaque temps. Le premier état de cette fièvre paraît d'abord simple, ainsi que nous le verrons en parlant du typhus; mais il succède un état d'irritation, d'inflammation, vague, diffuse, qui, à mesure qu'il s'affaiblit, décide une fluxion inflammatoire particulière sur divers organes. On voit souvent, dans ces fièvres livrées à elles-mêmes, la mort être à la porte, quand il paraît des abcès gangréneux et autres crises imparfaites, surtout dans les hôpitaux, où les crises, pour plusieurs raisons, s'exécutent mal. Mais il pourrait devenir fatal au malade que le médecin restât spectateur, et l'art a trouvé que les saignées, soit générales, soit locales, sont souvent bien placées dans ce second état, au lieu que dans le premier les scarifications même sont dangereuses et les hémorrhagies nuisibles. J'ai vu plus d'une fois d'habiles médecins tenter la saignée du pied dans ce second état où le cerveau était déjà occupé, et opérer merveilles.

L'on a dit que la saignée est contre-indiquée dans les pays trop chauds, parce qu'elle affaiblit trop et qu'elle provoque un plus grand développement de bile : mais je ne saurais exclure nulle part la saignée à cause de ces craintes, lorsqu'elle est indiquée; au contraire, ainsi que je l'avais appris de la lecture des ouvrages de *Lind*, j'ai éprouvé plus de cent fois que ce remède est d'autant plus utile dans les pays chauds, que les maladies aiguës y passent plus promptement qu'ailleurs de l'inflammation à la gangrène. Mais il faut y renoncer quand les symptômes précédens ont été de grandes évacuations, que la fièvre a fait dans peu de temps des progrès très-rapides, et qu'il y a déjà prostration des forces.

§. 119. Les sectateurs de la prétendue nouvelle doctrine, ne sachant comment concilier les avantages incontestables de l'émétique dans plusieurs maladies, et surtout dans les fièvres muqueuses et bilieuses, avec l'existence des phlegmasies, comme causes constantes des fièvres, ont cherché à en restreindre l'opportunité, en établissant, 1.º que ses bons effets sont d'autant plus certains que la *gastro-entérite* est plus légère ; 2.º qu'il réussit mieux chez les individus gras, lymphatiques, peu irritables, que chez les hommes secs, nerveux, très-irritables ; 3.º qu'il offre plus de chances de succès dans les contrées du Nord que dans le Midi, dans les saisons froides et surtout humides, que dans les saisons chaudes et sèches. (*Réfutation*, etc., par M. *L. Ch. Roches.*) Je ferai d'abord remarquer que, s'il y avait *gastro-entérite*, quelque légère qu'elle fût, les effets de l'émétique ne seraient jamais bons : en second lieu, qu'il est à regretter que le médecin de Paris n'ait pas observé dans le Midi de la France, où il n'y a presque que des hommes secs et irritables, et où l'émétique est donné journellement avec le plus grand succès ; car il aurait assurément tenu un autre langage. Je le demande à tout homme de sens, lorsqu'un état saburral surcharge et irrite l'estomac, ce médicament peut-il être suppléé par les sangsues ? Les gens du Midi ne sont-ils pas exposés à cette surcharge aussi bien que ceux du Nord, et même davantage ; et quand ils le sont, déjà très-irritables d'eux-mêmes, ne le deviendraient-ils pas encore plus par la présence d'un corps étranger qu'on ne leur ferait pas rejeter par le vomissement ? Ces grands remèdes sont donc utiles et nuisibles dans tous les pays, suivant les circonstances plus ou moins favorables dans lesquelles on les emploie.

Pour moi, qui ai pratiqué long-temps dans le Midi, je déclare avoir toujours employé l'émétique avec le plus grand succès contre les fièvres intermittentes, les fièvres gastriques, bilieuses, pléthoriques-bilieuses, fièvres chaudes, *causus* des anciens, dans les fièvres catarrhales, dans la fièvre phrénétique (quand par un mouvement automatique le malade porte la main tantôt à la tête, tantôt à l'estomac), et dans bien d'autres cas, même d'une apparence inflammatoire, après avoir pris les précautions convenables. Je l'emploie de même tous les jours à Strasbourg, chaque fois qu'il est indiqué, et avec le même succès. Enfin, les praticiens sans préjugés penseront avec moi que, dans bien des occasions, sans ce médicament il nous serait difficile de faire la médecine.

On ne saurait contester aux évacuans des premières voies et à l'émétique en particulier une spécificité pour guérir plusieurs maladies, tant lorsque la cause unique en est dans l'appareil digestif, que lorsqu'elle n'est qu'une complication ; et comme dans les épidémies catarrhales, surtout dans les saisons humides, la membrane muqueuse de l'appareil ci-dessus est presque toujours recouverte d'une couche visqueuse d'un blanc sâle ou jaunâtre, l'on ne saurait être étonné des succès que *Stoll* a obtenus dans ces épidémies, succès devenus communs, depuis lui, à tous les praticiens : car on ne lit plus guère maintenant d'histoire d'épidémie dans laquelle l'émétique n'ait joué le principal rôle. Les sympathies de cette membrane avec la peau, le cerveau et tous les viscères (§. 85), font que ce médicament dissipe souvent en un clin d'œil les symptômes qui effrayaient le plus et qui tenaient à un état saburral. L'illustre *Stahl*, parlant des pétéchies, dont il avait vu une épidémie à Mayence, avertissait déjà les médecins qu'il y avait des exanthèmes qui dépendaient entièrement de la putridité des premières voies, qu'on pouvait aisément distinguer des critiques, parce qu'elles arrivaient en tout temps de la maladie et qu'elles ne soulageaient pas, et dont les évacuans étaient les seuls remèdes; ce qui s'applique à une multitude d'autres exanthèmes. Dans les fièvres bilieuses nous voyons souvent un délire furieux s'emparer du malade. Distinguons si le délire est au commencement ou à la fin. Si c'est au commencement, la cause en est dans les premières voies, et l'émétique l'enlève comme par enchantement ; vous aurez fait ici la médecine à *priori* (§. 114). Si le délire ne vient qu'à la fin, l'émétique est nuisible : il y a déjà transport au cerveau, non de bile, comme le disaient les anciens, mais de sang ; il y a un état inflammatoire, qu'il faut combattre par la saignée générale ou locale, suivant les forces, et vous ne faites plus que la médecine à *posteriori*. (§. 115.)

Dans la fièvre inflammatoire l'émétique est, à la vérité, contre-indiqué par la tendance des viscères à l'inflammation ; et pourtant, s'il y a complication de gastricité, vous ne guérirez pas si vous ne réduisez la fièvre à sa simplicité : c'est alors le cas de suivre à la lettre le conseil d'*Hippocrate*, de diviser, d'amollir et de relâcher, avant d'employer les évacuans. Nous ne manquons pas d'exemples d'inflammation de poitrine où l'émétique a été utile : le fameux *Dumoulin*, médecin de Paris, l'employait beaucoup dans ces maladies, et disait s'en être toujours bien trouvé. De notre temps on a publié plusieurs écrits pour prouver que les vomitifs l'emportaient sur la saignée dans les pleurésies et les péripneumonies ; mais je crois qu'on a exagéré leurs avantages, et qu'on a confondu les affections catarrhales et symptomatiques avec l'état vraiment inflammatoire des organes de la respiration : toutefois, dans cet état même, lorsqu'il y a complication de gastricité, lorsque tant de signes commémoratifs présens et apparens annoncent la saburre des premières voies, alors, quoiqu'il y ait même crachement de sang, il faut donner l'émétique après avoir pratiqué la saignée.

Je parle de l'émétique de préférence à l'ipécacuanha, parce que ce dernier est ordinairement astringent après avoir fait vomir, tandis que le premier vide pareillement les intestins. L'émétique a encore l'avantage de pousser à la peau, après sa première action, et, comme nous l'exposerons par la suite, donné à doses brisées il a quelquefois la propriété de favoriser les crises, ce qui en fait un remède très-précieux.

Quant aux purgatifs, qu'on employait autrefois beaucoup plus qu'à présent, on en a reconnu l'abus depuis bien long-temps, surtout
dans le commencement des maladies, et ce n'est
guère qu'à la fin qu'ils peuvent avoir leur utilité. *Baglivi* a été un des premiers qui ont démontré que les purgatifs, même minoratifs, sont
dangereux au commencement de la fièvre bilieuse : il a fait remarquer qu'ils produisaient
souvent une colliquation dont on n'était plus le
maître ; il a surtout proscrit la manne, d'après
l'avis de *Salius diversus*, que les minoratifs
d'une saveur douce favorisent la dégénération
de la bile, même dans les fièvres d'indigestion.
L'observation prouve que les purgatifs ne font
que les prolonger, en détruisant le ton de l'es-
tcmac et des intestins : il vaut mieux d'abord
faire vomir le malade, aider ensuite la nature
par des stomachiques légers, et favoriser l'excrétion alvine par des lavemens. Cependant il
est quelques maladies où les purgatifs sont utiles
au commencement, par exemple, dans la fièvre
hépatique. Mais encore alors, comme dans toutes les inflammations, doit-on admettre comme
une règle, que plus la fièvre est dominante
(§. 118), moins ils sont nuisibles, et qu'au contraire, plus l'inflammation domine, plus ils
nuisent.

Du reste, nous sommes loin de nous pas-
sionner pour l'émétique, pas plus que pour la
saignée et les autres médicamens dont nous parlerons par la suite, et nous devons aussi en

I.   28

signaler les inconvéniens. Nous rapporterons bientôt des cas dans lesquels les symptômes de saburre ne sont qu'apparens, produits par la fièvre, et se dissipant avec elle : nous préviendrons, dans l'historique de plusieurs maladies, de bien se garder de prendre pour des signes indiquant l'émétique, des signes d'irritation de l'estomac, sans matières, et dans laquelle les vomitifs produiraient une violente inflammation. Ils sont souvent contre-indiqués, dans les pays très-chauds, chez les sujets fort irritables, et chez ceux où le foie et la rate sont dans une sorte d'état de putréfaction ou de suppuration, sans compter les diverses situations morbides dans lesquelles les malades peuvent se trouver, et qui seraient aggravées par les secousses du vomissement, surtout quand il y a risque d'inflammation des intestins et que l'on a sujet de craindre d'accélérer par trop la circulation. Néanmoins, comme dans bien des cas rien ne peut remplacer les vomitifs, il sera souvent possible de lever la contre-indication, soit en pratiquant préalablement une saignée, soit en y préparant les malades par l'usage des émolliens, des bains, et même de légères doses de sédatifs. On peut aussi faire vomir dans le bain même, à l'exemple de *Pujol de Castres*, que j'ai souvent imité, et qui administrait dans le bain, aux sujets attaqués de calculs biliaires, les divers purgatifs, remèdes auxquels on doit appliquer toutes les restrictions et les précautions dont je viens de parler concernant l'émétique.

§. 120. L'ordre des fièvres périodiques, tant intermittentes que rémittentes, simples ou compliquées, formant une des branches les plus étendues des maladies épidémiques, et le quinquina étant le premier et le principal remède de toutes les espèces de cette classe, l'on ne saurait trop s'appliquer à fixer et à corroborer l'esprit des jeunes médecins sur l'administration de ce remède, leur aplanir les difficultés, et leur donner une juste hardiesse dans bien des cas où les apparences seraient contre l'usage de cette écorce, vraiment tutélaire, quand on sait bien s'en servir.

Le quinquina se présente à nos sens comme amer et astringent; ce n'est cependant pas par là qu'il guérit, puisque nous avons des amers et des astringens plus pro noncés, qui sont loin d'avoir la même efficacité, soit seuls, soit combinés. La découverte de la *cinquonine* ou du principe actif dont quelques grains ont suffi à MM. les docteurs *Double* et *Chomel,* et à moi-même, pour guérir des fièvres d'accès et des névroses, prouve de reste ce que je viens de dire, et complète la démonstration, que cette production agit comme *spécifique de la périodicité* plutôt que de toute autre manière, et que c'est également faire la médecine *à priori,* que de combattre cette modification de la puissance vitale par l'application d'un moyen qui lui est directement opposé. Mais comment expliquer l'action d'un agent physique sur une simple modification ? Pas autrement que par la puissance connue de plusieurs corps de rétablir l'équilibre vital, ce qui a été, ce me semble, très-bien rendu, pour le quinquina, par plusieurs médecins qui ont dit *que cette écorce était un moyen de conserver l'irritabilité; qu'elle l'augmentait où il y en avait peu, et la diminuait où il y en avait trop.* Mais il ne suffit pas de cette découverte, due entièrement à l'empirisme ; il a fallu en étudier l'application, et c'est ce que l'on a fait avec tant de bonheur pour l'espèce humaine , que sur ce point la médecine a acquis autant de certitude qu'on peut en rencontrer dans une science exacte quelconque.

L'action spécifique de ce remède contre les fièvres intermittentes n'a jamais pu être révoquée en doute depuis son introduction en Europe; mais il a eu le sort de tous les remèdes nouveaux: on l'a accusé de plusieurs méfaits, et quoique l'on en ait reconnu la fausseté , cependant le préjugé a subsisté long-temps et subsiste encore même parmi ceux qui n'ont pas à ce sujet une grande pratique. Je dirai donc que l'expérience prouve chaque jour ce qui avait déjà été démontré dès le commencement du siècle dernier, contre les assertions de *Baglivi* qui n'aimait pas le quinquina ; savoir : 1.° qu'il est faux que ce médicament donne des obstructions; qu'elles sont, au contraire, un symptôme concomitant de la fièvre ; qu'elles augmentent à mesure que les accès se prolongent, et qu'on les prévient en guérissant celle-ci le plus tôt possible; 2.° que ce médicament n'est pas l'auteur de la conti-

nuité des rémittentes dans les mois de Juillet et
d'Août; qu'il ôte, au contraire, cette tendance,
que ces mois donnent aux fièvres ; 3.º qu'il n'est
pas vrai que le quinquina soit contre-indiqué
dans toutes les apparences de saburre des premières voies, pourvu qu'elles ne soient pas la
maladie dominante ; car, lorsque c'est la fièvre
intermittente ou rémittente qui domine, on
voit ces signes de saburre se retirer avec la
fièvre et revenir avec elle : or, c'est en prévenir
la formation que d'arrêter les mouvemens fébriles, et c'est la favoriser que de les laisser
suivre leur cours ; 4.º qu'il n'est pas plus
nuisible toutes les fois qu'il y a des signes
d'inflammation, lorsque ces signes ne sont que
fugaces. Si l'on considère, en effet, une sensibilité périodique qui se réveille à chaque accès,
on comprendra qu'à chaque accès l'inflammation peut s'établir ou augmenter, au lieu que le
quinquina prévient l'inflammation en guérissant
l'accès.

Je pourrais rapporter en preuve des exemples,
tirés de ma propre pratique, de congestions à
la tête, aux poumons, au foie, etc., augmentant
à chaque accès, et sous lesquelles les malades
auraient succombé si je n'eusse promptement
recouru au spécifique ; mais ces faits sont trop
connus aujourd'hui, et surtout depuis la pu-
blication du traité *ex professo* des fièvres à
période, de M. le docteur *Alibert* : je me contenterai de rappeler le témoignage de *Sarcone,* qui a décrit une épidémie de fièvre

rémittente péripneumonique du royaume de Naples. Dans cette fièvre, le *vigor* était très-bien marqué au commencement de chaque accès, et à chaque reprise le poumon se chargeait d'un nouvel amas d'humeurs, qui devaient être chassées par l'expectoration dans la rémission suivante : quelquefois il survenait *une sorte d'apoplexie* du poumon, qui emportait le malade, si on ne la prévenait en donnant l'extrait de quinquina dans du bon vin, et en appliquant les vésicatoires aux jambes; seuls remèdes efficaces dans cette maladie.

. Si l'on n'est appelé qu'après que l'inflammation locale, qui dépendait de la fièvre, est devenue cause à son tour des symptômes les plus alarmans, ou si l'on n'a pu prévenir cette fixation, alors, certainement, le quinquina est inutile et peut même être dangereux. Il faut, avant d'y revenir, tâcher de remédier à l'inflammation par des saignées locales, et préparer le corps par les délayans et les relâchans. Du reste, je conviens qu'il faut une grande sagacité dans les fièvres rémittentes compliquées d'inflammation, pour distinguer le caractère qui domine, et choisir la médication la mieux appropriée. On reconnaît ordinairement la domination du caractère intermittent aux signes suivans : 1.° en ce que les rémissions et les exacerbations sont bien marquées; 2.° en ce que les symptômes inflammatoires, quoique continus, sont beaucoup plus forts dans le paroxisme, sans aucune cause manifeste et sans crise. 3.° On reconnaît surtout

» qu'on a à faire à une maladie périodique, si la
» fièvre avait commencé par être intermittente
» et avait conservé quelque temps sa forme, avant
» de devenir rémittente. Alors, sans s'arrêter à la
» dénomination de rémittente dépuratoire, que
Torti avait encore eu la faiblesse de conserver,
il faut toujours donner le quinquina, et le
donner dès le commencement, de peur que,
comme *Werlhof* nous en avertit, les symptômes
putrides ou inflammatoires, de dominés, ne deviennent dominans; mutation dans laquelle il
serait inutile et même nuisible. Dans le cas contraire, c'est-à-dire, lorsque la marche décrite
ci-dessus n'a pas été remarquée, ou que la fièvre
rémittente tend à devenir continue, et à plus
forte raison lorsqu'elle l'est déjà, nous devons
nous abstenir de donner le quinquina et traiter
la maladie d'après les indications qu'elle présente.

J'ai eu lieu quelquefois d'observer, sur les
bords du *Mincio*, de l'*Oglio*, de l'étang de *Berra*
et ailleurs, la fièvre rémittente compliquée avec
la continue; complication très-difficile, déjà
signalée par *Torti* et par *Lother*, médecin de
Vienne en Autriche, dans son Histoire des épidémies de cette ville, de 1759, 1760 et 1761. La
continuation de la fréquence du pouls, quoiqu'il y ait une rémission, les caractères spasmodiques dans la reprise des accès, la régularité
de ceux-ci, le froid, la lividité des ongles, et les
urines briquetées, fournissent des signes de cette
complication. Le quinquina, dans ce cas, ou

n'aboutit à rien, ou souvent il chasse la rémittente, laissant la continue, qu'il faut traiter par
les remèdes appropriés : elle peut être maligne,
c'est-à-dire, opérer une grande prostration de
forces, et alors le quinquina doit être joint
aux cordiaux, si l'on veut qu'il soit utile; elle
peut être compliquée d'inflammation, ce qui
demande le régime antiphlogistique, durant
lequel il faut s'abstenir du quinquina. Ainsi
le quinquina est contre-indiqué toutes les fois
que l'inflammation existe, qu'elle est réelle, fixe
et primitive. Il arrive assez souvent, dans les
contrées où les fièvres sont endémiques, de rencontrer l'inflammation primitive d'un organe, à
laquelle une fièvre d'accès s'est ajoutée ; car
une pleurésie, une péripneumonie ou une hépatite n'empêchent pas qu'on ne puisse encore
être affligé d'une fièvre d'accès : alors, nécessairement, il faut faire précéder l'usage du quinquina par des remèdes contre l'inflammation.
Il est d'ailleurs plusieurs circonstances où ce
médicament doit être précédé ou accompagné
d'autres médications. Nous avons déjà dit que
souvent il doit être précédé de la saignée. Dans
les cas de très-grande irritabilité, souvent le
malade ne le garde pas, ou il ne peut le supporter : on le combine alors très-utilement avec
les antispasmodiques, comme l'opium, le musc,
etc. Dans la plénitude réelle des premières
voies, ou bien l'on fait précéder le quinquina
d'un vomitif, ou, s'il y a urgence, on le marie
à la rhubarbe, et dans les temps chauds,

chez les sujets bilieux, au sel d'Epsom. Dans les fièvres rémittentes marécageuses on est presque toujours obligé, suivant l'avis de *Guidetti*, de *Lancisi*, *Méad* et *Ludwig*, de combiner, dans les commencemens, le quinquina avec les purgatifs, dont le meilleur est la rhubarbe, qu'on peut corriger avec le nitre, dans le cas d'irritation. J'ai vu fort souvent la fièvre catarrhale, accompagnée d'une toux violente, compliquée de la fièvre double et triple tierce : ici, le quinquina augmente la toux ; et cependant il est instant de guérir cette dernière fièvre ; alors, il faut savoir combiner le quinquina en décoction avec les adoucissans, les gommeux, les loochs, pour terminer insensiblement l'une et l'autre maladie. *Floyer* et *Stork* ont déconseillé le quinquina dans les fièvres intermittentes et rémittentes accompagnées d'asthme et d'autres symptômes d'affection de poitrine, à moins qu'on n'ait fait précéder les émolliens, et même les narcotiques, le soir. Cet avis est sage, si la fièvre n'est qu'accessoire à une maladie déjà existante ; mais on perdrait, en le suivant, un temps précieux, si l'affection des organes respiratoires n'était qu'un symptôme de la fièvre.

§. 121. Dans notre médecine actuelle il n'est plus guère question des *révulsifs* et des *dérivatifs,* deux mots que les anciens employaient, le premier, lorsqu'il s'agissait de détourner une fluxion et de l'attirer vers une partie entièrement opposée ; le second, lorsque, la fluxion étant formée sur un organe, il s'agissait de le dégager, de le désemplir, en attirant dans son voisinage le plus d'humeurs possible. Les modernes agissent aussi quelquefois dans une intention de révulsion; mais, comme ils comptent pour peu de choses les fluides, ils ne cherchent qu'à remplacer une douleur par une autre douleur, un spasme par un autre spasme; et, s'il y a fluxion, congestion, inflammation, ils saignent de préférence sur l'organe enflammé, sans avoir égard si la fluxion est achevée ou non, et par ce moyen il arrive souvent qu'ils la fixent davantage. Combien de fois n'ai-je pas vu des inflammations cruelles se fixer aux intestins, à la tête ou à la poitrine, par des applications immédiates de sangsues sur l'endroit douloureux? inflammations qui auraient été évitées par une saignée du bras, et celle de la tête par une saignée du pied.

Nous aurions à embrasser toute la série des principaux médicamens, des vomitifs et purgatifs, des diurétiques et diaphorétiques, etc., qu'on emploie assez souvent comme révulsifs, autant que comme évacuans, puisqu'en effet ils peuvent en faire l'office; mais, s'agissant ici spécialement d'une classe de maladies qui n'a besoin que d'un petit nombre de remèdes, je me bornerai à considérer, sous le rapport de la révulsion et de la dérivation, les émissions sanguines, les vésicatoires et les bains.

Quoiqu'au jugement de nos sens la circulation soit la même partout, il est cependant vrai qu'on arrêtera plus facilement, par exemple, une hémorrhagie active de l'utérus par une saignée du bras que par des sangsues aux cuisses ou une saignée du pied. J'ai déjà dit que des saignées de cette espèce avaient été d'une grande efficacité dans des fièvres malignes où la tête était prise : ainsi, dans la phrénésie, l'indication est de saigner du pied pour détourner la fluxion, puis à la jugulaire, ou bien d'appliquer plusieurs sangsues aux tempes, comme moyen dérivatif, pour dégager le plus complétement possible les vaisseaux cérébraux. Dans la gastrite et l'hépatite il faut saigner du bras pour opérer la révulsion, et ensuite, comme dérivation, si les symptômes inflammatoires persistent, faire mordre des sangsues à l'épigastre ou à la région du foie. Dans la fièvre hépatique, quand le foie présente déjà de la douleur, il est très-avantageux d'ouvrir la saphène ou d'appliquer des sangsues à l'anus, pour dégorger la veine-porte. Cette marche est très-certainement plus sûre que celle des émissions sanguines pratiquées immédiatement dans le voisinage même du viscère.

Les vésicatoires, remèdes dont l'observation me prouve chaque jour l'utilité, tant dans les maladies aiguës que dans les chroniques, et dont je ne saurais me passer, sont indiqués toutes les fois qu'il faut ramener du centre à la circonférence une humeur quelconque qui est rentrée, diviser la sensibilité, résoudre un spasme intérieur, et détourner une fluxion qui accablerait un organe dont l'intégrité est essentielle à la vie. Ils sont par conséquent de fort bons adjuvans des saignées révulsives ; ils font merveille, appliqués de bonne heure dans cette intention, lorsqu'il n'y a pas une résolution radicale des forces, qu'il n'y a pas beaucoup d'ardeur, de chaleur générale, et qu'il y a contraction des forces dans quelque organe particulier. Ils sont quelquefois, dans les fièvres malignes, ataxiques, si l'on veut, notre seule ressource. A l'exemple de *Lind* et *Monro*, je m'en suis servi avec succès dans les commencemens, quand la tête n'était pas encore prise de délires forts, d'inflammation violente. On les applique aux jambes ; mais une couple ne suffit pas : il faut prendre son temps, et en appliquer successivement par tout le corps.

Quelques médecins considèrent encore ces topiques comme toniques et incitans ; mais l'expérience prouve qu'ils se trompent : ils sont, ou sans effet, ou pernicieux, dans les cas d'altération radicale des forces, portée à l'excès, surtout chez les sujets scorbutiques ; quand la fièvre a été causée par l'abus des plaisirs de l'amour, et dans l'extrême prostration des forces. Les sinapismes même, auxquels on donne souvent la préférence, parce qu'ils agissent plus promptement, ne produisent aucune rougeur à la peau dans cet état de résolution extrême des forces, et s'il s'y produit un changement, tant avec ces topiques qu'avec les vésicatoires, c'est une couleur qui annonce la mortification de la partie. Du reste, je profiterai de cette occasion pour avertir qu'on a tort de mettre sur la même ligne de médication les sinapismes, l'eau bouillante, le cautère et les vésicatoires. La poudre de cantharides est une substance dont l'action est très-énergique sur le système sensitif et moteur, qui produit et guérit des névroses: or, lorsqu'on considère que son application, pendant huit heures, sur la peau, ne peut avoir lieu sans qu'il y ait absorption, on en conclura facilement que l'effet du vésicatoire ne se borne pas à une irritation extérieure.

J'ai éprouvé l'action bienfaisante de ces remèdes dans plusieurs cas de dyssenterie, comme révulsifs du mouvement péristaltique des intestins. *Tissot* et *Restaurand* les avaient également trouvés très-utiles, pourvu qu'il n'y eût pas fonte d'humeurs. On les applique avec succès au voisinage de tout viscère dont on craint l'inflammation, et qu'on a déjà cherché à dégager par les saignées générales et locales : ils procurent l'oscillation des vaisseaux, et par là une révulsion et une dérivation avantageuses. Mais, s'il y a spasme violent, et que l'inflammation n'ait pu être empêchée, les vésicatoires sont dangereux; car, ne pouvant résoudre l'inflammation, ils l'aggravent : *Geminant spasmum, ni solvant.*

Les bains entiers, les demi-bains et les pédiluves, à la température de 20 à 25 degrés Réaumur, les lotions et les fomentations émollientes, agissent comme révulsifs, relâchans du tissu cutané, calmans et sudorifiques. Les bains entiers conviennent toutes les fois qu'il y a irritation générale , menace d'inflammation d'un viscère, qu'on n'est plus à temps de pratiquer la saignée, ou que le sujet est trop faible pour la supporter: ils peuvent remplacer les émissions sanguines, et l'on en fait certainement trop peu d'usage dans les campagnes ; mais ils sont contre-indiqués par une trop grande résolution des forces, et les simples lotions des jambes, dans les fièvres nerveuses malignes, agissent quelquefois comme narcotiques , et sont par conséquent dangereuses.

§. 122. L'observation ne prouve que trop qu'il est des cas où la cause pathogénique agit en produisant de suite un affaissement profond dans toute l'économie animale. Ici les remèdes dont je viens de parler ne sont d'aucun avantage, pas même le quinquina, s'il n'est combiné avec les cordiaux. C'est une erreur dans laquelle on est tombé trop généralement, à cause de ses effets divins dans les fièvres intermittentes pernicieuses, que de croire que le quinquina soit aussi un tonique et un incitant par excellence dans les fièvres malignes continues. Il est rare que le danger d'une fièvre périodique se montre au premier accès, et la rémission qui le suit annonce la nécessité du spécifique antipériodique ; au contraire, dans la fièvre maligne continue le danger presse le danger, et chaque moment est autant d'enlevé aux forces de la nature. Il faut recourir promptement aux excitans diffusibles, aux spiritueux, aux plantes fortement aromatiques, aux huiles volatiles, autant à l'intérieur qu'en lavemens, en lotions et en fomentations. Ces médicamens ont été nommés à juste titre *cordiaux*; car, après avoir ranimé la sensibilité, ils excitent la circulation, ils donnent lieu à une réaction qui n'aurait pu se faire sans leur secours, et ils provoquent enfin des crises qui sont ordinairement, dans ce genre de maladies, opérées par les sueurs.

Pringle et *Lind*, après avoir pratiqué une saignée ou donné un vomitif, s'ils les jugeaient indiqués (et je crois que cette indication se présente rarement), administraient aussitôt après, dans les cas extrêmes, un bol sudorifique, fait avec la thériaque et le sel volatil de corne de cerf, ou bien la mixture nervine de *Stahl*. *Monro* rapporte, dans les mêmes cas, des effets merveilleux de l'alcali volatil, soit seul, soit dans sa combinaison avec le vinaigre, et nous le regardons aussi nous-mêmes comme un puissant remède. Mais le vin généreux nous a encore paru l'emporter sur tous les autres, et son usage, associé avec les décoctions de sauge, de serpentaire, avec les mixtures camphrées et autres analogues, est ce qui me semble devoir toujours l'emporter sur les cordiaux les plus accrédités. Le laudanum liquide et la liqueur anodine minérale sont quelquefois associés au vin avec grand avantage, et les malades en supportent fort bien des doses qui auraient été trop fortes pour eux dans l'état de santé. Quant au quinquina, il n'est guère utile ici que vers le déclin; car, lorsqu'on est parvenu à mitiger les symptômes et à donner un certain ton aux forces vitales, la tendance de la fièvre est vers la rémittence, et alors la teinture de quinquina d'*Huxham* s'associe fort bien aux autres cordiaux.

On peut placer parmi les moyens propres à s'opposer à la résolution des forces, à les centraliser, et à procurer une réaction, les lotions et les aspersions d'eau froide, même l'eau à la glace, administrée intérieurement : les malades désirent eux-mêmes ardemment les boissons d'eau froide, qui les soulagent momentanément et qu'on peut de temps à autre leur accorder sans inconvénient. On doit d'ailleurs se régler, pour cet article, sur ce qui a été dit plus haut (§. 117), ne pouvant y avoir aucune règle absolue à cet égard. Quant aux lotions et aux aspersions d'eau froide, qui ont eu une grande vogue sur la fin du siècle dernier, je n'en puis rien dire de positif, parce que je les ai peu employées; mais, si je considère qu'il n'en est presque plus question, j'ai lieu d'en induire que les avantages attribués à cette pratique sont dus à quelque circonstance heureuse, et qu'elle ne doit pas nous détourner des méthodes approuvées par une longue expérience.

§. 123. La plupart des remèdes spécifiés ci-dessus, ainsi que plusieurs autres, ont pris le nom d'antiseptiques, moins encore parce qu'en s'opposant à la résolution des forces ils ont empêché une terminaison fatale et la dissolution putride qui la suit de près dans les fièvres malignes, que d'après les expériences *in vitro* des chimiàtres et de *Pringle* lui-même. Mais, quoiqu'il ne soit pas parfaitement exact de dire que cette dissolution ne peut pas attaquer le corps tant qu'il lui reste un soufle de vie, puisque plusieurs agonisans exhalent déjà une odeur cadavérique, il n'en est pas moins vrai que la dégénérescence des humeurs (quant à l'odeur, la couleur et la consistance), que l'on a trop souvent comparée à la putridité des corps inorganiques, en est très-différente; que les médicamens n'agissent pas suivant la théorie générale sur ces corps, et que nous n'avons point en médecine des antiseptiques absolus. Nos véritables antiseptiques sont *les moyens de rétablir l'équilibre de la vitalité*, et nous y parvenons, soit par les évacuans des premières voies, soit par la saignée, soit par les antispasmodiques et l'opium, soit par les spécifiques de la périodicité, soit par les relàchans et les émolliens, par les révulsifs, les stimulans et les cordiaux, suivant que chacun de ces remèdes se trouve indiqué. Le quinquina, la serpentaire, la camomille, le camphre, les acides minéraux, etc., placés à la tête des antiseptiques, *in vitro*, deviennent des puissances contraires, étant mis en usage contre la raison; et il en est de même des évacuans, des relàchans, etc., lorsqu'ils sont mal employés. C'est ce que l'illustre *Quesnai* avait déjà si bien détaillé, il y a près de 5o ans, dans son beau Mémoire sur la gangrène.

Nous avons vu plus haut que l'inflammation de certains tissus, portée très-loin, finit par produire des phénomènes adynamiques. Or, les antiseptiques absolus ne hâteront-ils pas la terminaison gangréneuse, qui en est le résultat, quand on ne s'est pas rendu maître de l'inflammation; et ne voyons-nous pas tous les jours que leur emploi, que l'emploi des excitans sont sans efficacité, quand la maladie est parvenue à cette terminaison? Ce sont ces considérations qui justifient la défaveur dans laquelle sont tombées la dénomination de fièvre putride et les nomenclatures qu'on lui a substituées, et que je n'admets pas davantage, à cause des erreurs dans lesquelles elles peuvent induire : si j'ai conservé ce titre, on doit entendre avec moi un état fébrile dans lequel il y a altération des solides et des fluides, accompagné de prostration, laquelle peut tout aussi bien dépendre d'une cause qui opprime directement les forces, que d'une cause qui irrite, qui enflamme un organe quelconque essentiel à la vie et dont la lésion agit sympathiquement sur tout le reste du système.

Sans égard à cette dernière condition, qui pourtant peut se rencontrer assez souvent, l'on trouve répété dans tous les livres, que les acides sont d'excellens antiseptiques; on ne fait même aucune différence entre eux, et l'on trouve dans les dispensaires la limonade *minérale* à côté de la végétale. Tous les praticiens vulgaires ont recours aux acides, aussitôt qu'ils supposent de

la putridité, et surtout aux acides minéraux.
Cependant *Tissot* et *Barthez*, deux illustres praticiens, ont enseigné depuis long-temps que les
acides sont contre-indiqués par l'état visqueux
des humeurs, par les obstructions des viscères,
par l'inflammation ou phlogose de l'estomac et
des intestins, et par les affections de poitrine
que déjà par eux-mêmes ils sont capables d'occasioner. Les chimiâtres sont ceux qui ont mis
les acides minéraux en vogue, et pourtant les
médecins-praticiens de cette secte ne tardèrent
pas à s'apercevoir que souvent ils étaient nuisibles, et ils conseillèrent d'adoucir l'esprit de
sel, qu'ils vantaient comme excellent en cas de
faiblesse et de septicité, avec les alcalis fixes :
d'où naquit le sel fébrifuge de *Sylvius*. Oui, les
acides sont irritans, et surtout les minéraux, et
l'on ne doit en faire usage que dans les cas de
faiblesse réelle et primitive.

§. 124. La nature de l'alimentation et le
temps d'alimenter formaient un des principaux
chapitres de la thérapeutique des anciens; et à
peine en est-il question dans l'enseignement
actuel, quoique chacun doive bien penser que
ce n'est pas là la partie la moins essentielle du
traitement des maladies. Nous avons fait remarquer (§. 85) que souvent dans cet état les alimens les plus sains produisent des impressions
fâcheuses; mais cela ne veut pas dire qu'il faille
toujours tenir le malade dans une abstinence
absolue, et qu'il n'y ait point de différence à
mettre dans les alimens, suivant la nature des

maladies. Le mot *diète* voulait dire, chez les pères de l'art, règle d'alimenter, et le commun des médecins ne l'a que trop traduit par celui de *privation*. Cependant je crois avoir déjà fait remarquer que les longues abstinences sont très-dangereuses dans les tempéramens secs et bilieux, et qu'elles produisent souvent la fièvre, loin de la faire cesser. Les gros mangeurs, les personnes qui croissent, et les sujets vaporeux, sont loin de pouvoir supporter, dans quelque maladie que ce soit, une privation absolue de nourriture.

Il faut choisir ici dans les deux règnes organiques, suivant la nature des maux : dans tous les cas d'inflammation et d'irritation les alimens doivent être tirés des végétaux, comme des substances qui stimulent le moins; au contraire, dans ceux de faiblesse réelle et primitive, ils doivent être pris dans le règne animal, comme celui dont les principes produisent plus d'excitation et fortifient le plus. Il est certain qu'un bouillon de viande est plus excitant et plus nourrissant qu'une crême de fécule de pommes de terre ou de riz. On a reconnu, chez les herbivores attaqués de fièvre putride, que les bouillons de viande, donnés soit à l'intérieur soit en lavemens, étaient de bons fortifians, et l'on devait d'autant plus s'y attendre, que ces animaux y étaient moins accoutumés. Ces préceptes, comme l'on voit, ne coïncident pas avec la doctrine ordinaire de la putridité, où l'on redoute la nourriture animale; mais il est évident, d'après ce qui a été exposé au paragraphe précédent,

que cette crainte vient de la même source, de
ce qu'on a confondu la tendance à la putréfaction des substances mortes avec la dégénérescence des humeurs dans les corps encore pourvus de la vie. Du reste, il est souvent bon de
suivre les inclinations des malades; l'on sait
qu'il est assez commun de les voir manifester
une répugnance extrême pour tels alimens ou
boissons, et un désir extrême pour telle ou telle
nourriture : lorsque ces instincts ne sont pas
tout-à-fait contre la raison, ils peuvent être des
indications qu'il n'est pas toujours sage de dédaigner.

Les symptômes de gastricité contre-indiquent
toute nourriture, tant qu'ils subsistent : ensuite,
lorsque les premières voies ont été débarrassées,
le temps d'alimenter est, pour toutes les fièvres,
celui de la rémission. *Celse* l'a conseillé dans
l'hémitritée, et son judicieux axiome, *Optimum
medicamen in acutis esse cibum opportune datum,*
se trouve évidemment d'une application bien
plus étendue : ajoutons pourtant que, dans le
cas où l'on craindrait que le malade ne mourût
de faiblesse dans une suite violente d'accès, le
précepte d'attendre la rémission doit avoir des
exceptions nonobstant la continuité.

Je ne saurais alonger davantage ce chapitre
sans m'exposer à faire des répétitions ; mais
telles sont les idées d'après lesquelles se trouvera constituée la thérapeutique spéciale de
chaque maladie. Toutefois je serai loin d'avoir
prévu et d'avoir dit tout ce qu'il faut faire. Les

livres donnent la doctrine, et la pratique s'apprend auprès des malades : c'est là, c'est dans la longue fréquentation des êtres qui souffrent, qui guérissent et qui meurent, que s'acquiert ce tact médical, ce coup d'œil perçant, qui seuls nous font saisir les véritables indications. On a beau être savant, on est toujours indécis, si l'on ne pratique pas beaucoup ; et moi-même, quoique bientôt à la fin de ma carrière, je découvre chaque jour de plus en plus combien il y a de vérité dans la sentence du divin vieillard : *Experimentum periculosum ; judicium difficile.*

CHAPITRE VII,

De la prédisposition,

§. 125. Quelle que soit la justesse de l'esprit humain dans les règles générales qu'il croit pouvoir poser, il ne tarde pas à s'apercevoir des exceptions nombreuses qui contrarient ces règles et dont il ne lui est pas facile de deviner la raison. Il nous suffirait, à la rigueur, de connaître ces exceptions pour nous tenir en garde ; mais l'espoir de tirer encore quelques lumières de nouvelles recherches, réuni à la curiosité, nous engage sans cesse à examiner à quel enchaînement de circonstances les exceptions doivent leur existence.

Les fastes de la médecine sont remplis de ces singularités, et pour les choses et pour les personnes. La peste, que nous croyons tenir à une insalubrité particulière à la Basse-Égypte, n'y règne cependant pas toujours, excepté par contagion ; et Alexandrette, ville entourée de marais, en est souvent exempte, quoique ses environs en soient attaqués. De même, les régions équinoxiales, les plus sujettes à la fièvre jaune, sont quelquefois plusieurs années sans s'en ressentir, quoiqu'il n'y ait rien de changé, et je n'ai pu qu'être étonné, dans les pays où j'ai vécu et où les fièvres sont endémiques, de voir les mêmes intempéries de l'atmosphère, l'air humide, les vapeurs des marais, les mauvais alimens, auxquels j'avais attribué, et avec raison, des épidémies précédentes, exister dans toute leur force et cependant ne plus en produire : contradiction qui, peut-être, serait éclaircie en admettant l'animation des miasmes dont j'ai parlé au chapitre de la contagion, et par leur assimilation à la production des insectes.

Ce qui ne surprend pas moins, c'est de voir la maladie, soit épidémique, soit contagieuse, attaquer certains sujets préférablement à d'autres, quoique tous soient exposés aux mêmes influences de l'air, du climat, des alimens, du régime de vie, etc. ; de voir des individus échapper cent fois à la peste, à la petite vérole, etc., et en être infectés au moment où ils ne s'y attendaient plus ; et ces maladies, ainsi que d'autres, tantôt assaillir seulement les habitans du pays où elles règnent et respecter les étrangers, tantôt faire des ravages parmi ces derniers et respecter les premiers ; s'exerçant de préférence sur les gens de telle ou telle nation, de telle ou telle couleur, etc., quoique tous également plongés dans le même foyer. Ainsi *Fabrice de Hilden*, en parlant de la peste de Bâle, dit qu'elle n'attaqua que les Suisses, et épargna les Allemands, les Français et les Italiens qui habitaient la même ville ; ainsi, suivant *Jean Utenhowe*, celle de Copenhague ne sévit que contre les Danois, respectant les Anglais, les Belges et les Allemands. Au rapport de *Degner*, la dyssenterie de Nimègue ne toucha ni aux Français ni aux Juifs. D'après le docteur *Valli*, qui a tant étudié les fièvres typhodes et qui en est mort victime, la peste, au Levant, commence presque toujours par sévir contre les Juifs, puis contre les Grecs, et seulement en dernier lieu contre les Turcs. En Amérique, les blancs sont affectés de plusieurs maladies qui n'attaquent pas les nègres, et, à leur tour, ceux-ci ont des maux que les blancs ne contractent pas. Il fallait bien, enfin, dans les grandes calamités, qu'une partie de la population en fût exempte, pour pouvoir donner des secours à l'autre. Nous l'avons déjà dit dans la première section, les causes des épidémies ne sont pas comme les poisons proprement dits : ceux-ci détruisent tous les êtres, quels qu'ils soient, dans lesquels ils sont introduits ; celles-là ont besoin de trouver des corps disposés pour produire leur effet.

§. 126. Cette disposition tient à la même condition qui fait que toutes les maladies sont

individuelles, à cette *individualité* de laquelle
résulte non-seulement que, de deux à trois personnes exposées à la même maladie, l'une ne
s'en ressentira pas, la seconde en sera peu in-
commodée et la troisième en mourra, mais
encore qui fait que, posé le cas d'une affection semblable chez trois malades, la même
méthode de traitement sera efficace chez l'un,
dangereuse chez l'autre et peut-être mortelle
chez un troisième : à cette *individualité*, qui fait
que chaque race d'animaux, chaque individu
dans la même race, digère, extrait et assimile
d'une manière différente ; que, de deux hommes
qui descendront au fond des mers dans la cloche
des plongeurs, l'un sera très-abattu et l'autre
très-excité, etc. Je ne dis rien ici dont je n'aie
été acteur et spectateur, et je conçois facilement l'embarras de ceux qui ont concouru pour
le prix proposé par la Société de médecine de
Paris sur cette question : *Établir une classification des médicamens, fondée sur leurs propriétés
médicinales.* Les auteurs des Mémoires qui ont
paru le plus mériter, ont résolu la question né-
gativement, après avoir signalé les difficultés
immenses et presque insurmontables qui s'oppo-
seront toujours à l'établissement d'une classification parfaite. (Journal général de médecine,
tom. 74, pag. 289 et suiv.)

L'individualité qui prédispose ou non aux
maladies, se compose de l'âge, du sexe, du tempérament, des dispositions héréditaires, du degré
de civilisation, de l'habitude du climat, des ma-

ladies et des alimens, et des impressions longue-
ment reçues par telle ou telle modification de
l'air et des lieux.

§. 127. L'âge de l'enfance et de l'adolescence
est évidemment celui qui est le plus disposé aux
maladies exanthématiques, que les médecins du
moyen âge comparaient à la faculté qu'ont les
arbres de bourgeonner plus ou moins facilement
suivant leurs âges; les diverses espèces d'angines
et la coqueluche, et les maladies muqueuses et
vermineuses se montrent aussi plus fréquemment chez les enfans et les adolescens que dans
les âges plus avancés. Le grand développement
et la sensibilité des membranes muqueuses des
premiers âges de la vie en rendent les individus
très-susceptibles d'affections et de fièvres catarrhales, ainsi que je l'observe journellement dans
les établissemens d'instruction publique dont
le service de santé m'est confié : j'y observe que
depuis l'âge de huit jusqu'à vingt-cinq ans cette
susceptibilité va en diminuant, quoique ces
premiers âges ne soient pas à l'abri des fièvres
contagieuses non exanthématiques. Ce sont cependant les âges de la jeunesse et de la virilité
qui présentent un plus grand nombre de malades. Quant aux vieillards, plus disposés aux
maladies passives qu'aux maladies actives, ils
paraissent en général plus à l'abri de recevoir
les contagions, parce que la rigidité ou l'atonie
de leurs fibres a diminué chez eux l'énergie du
système absorbant; mais aussi cet état des solides les rend de nouveau sujets, comme dans

les premiers âges, aux maladies catarrhales, non
plus par excès de sensibilité ou de développement des muqueuses, ce qu'il faut bien distinguer, mais parce qu'il diminue la transpiration,
et que les humeurs séreuses, n'étant plus portées
du centre à la circonférence, s'accumulent dans
les cavités et sont un poids incommode aux différens tissus, si les fluides ne sont pas éliminés
par les urines, émonctoire naturel de la vieillesse et vers lequel nos efforts doivent alors se
diriger.

Pour les sexes, tous les deux ont une égale
disposition aux maladies des premiers âges. La
femme est moins sujette que l'homme aux fièvres
inflammatoires et bilieuses : mais elle l'est davantage, du moins d'après ce que j'ai vu, aux fièvres
gastriques, vermineuses, putrides ; aux affections
muqueuses et catarrhales, dont elle est susceptible toute sa vie ; aux fièvres périodiques : elle
est aussi plus sujette que l'homme à l'inflammation du péritoine. Un sexe n'est pas plus exempt
que l'autre des maladies régnantes ; mais c'est
un point parfaitement établi par nos épidémies
de typhus et par ce qu'on observe dans la fièvre
jaune, que les femmes offrent beaucoup plus
d'exemples de guérisons que les hommes. Ainsi
nous lisons dans la description de la fièvre jaune
qui régna dans diverses villes de l'Andalousie,
en 1800, 1801, 1803 et 1804, par *Jean-Manuel
de Arejula*, traduite par M. *Mazet*, que, le Gouvernement ayant ordonné un état comparatif
de mortalité pour les sexes, cet état donna à

Cadix le résultat suivant : sur la totalité des morts, qui fut de 7387 en 1804, il y eut 5810 hommes et 1577 femmes, ce qui établit sur 100 morts la proportion de 78 pour les hommes et de 21 pour les femmes. La même recherche ayant aussi été faite avec distinction des âges dans chaque sexe, on observa sur cent malades que la plus grande mortalité eut lieu, pour les hommes, entre vingt-un et quarante ans, et pour les femmes entre un et dix ans (Journal complémentaire, tom. IX, pag. 352) : ce qui semble indiquer que la ténacité de vie est moins grande, du moins en Andalousie, chez les petites filles que chez les garçons.

§. 128. Quant aux tempéramens, il n'est que trop avéré que les sujets en apparence les plus forts, et surtout ceux du tempérament sanguin, sont les plus susceptibles des maladies épidémiques, et en même temps ceux qui y succombent le plus ordinairement. M. *David Hosack*, dont j'ai déjà parlé, professeur à New-Yorck, dans son Mémoire sur la contagion (inséré au tome III de la Bibliothèque universelle, pag. 38 — 186), rempli d'un grand nombre de preuves incontestables de la propriété contagieuse de la peste, de la dyssenterie, des fièvres typhodes et de la fièvre jaune, prouve par plusieurs exemples que les gens forts et robustes prennent beaucoup plus les maladies dans un air impur, que les gens faibles ou qui y sont accoutumés; et j'en ai eu à Nice, en 1801, un exemple sensible qui m'a été très-douloureux. Des fièvres putrides

régnaient dans cette ville, et je fus chargé, con-
jointement avec un habile chirurgien, nommé
M. *Ranché*, membre, comme moi, d'une commission de santé, d'aller visiter le cimetière que
nous soupçonnions être la cause de ces fièvres.
Ce chirurgien était de mon âge, mais d'un tempérament sanguin, d'une constitution forte et
replète, et aimant la bonne chère; j'étais, au
contraire, alors d'un tempérament pituiteux,
d'une constitution grêle et usant d'un régime de
vie extrêmement sobre. Nous parcourûmes tous
les deux le cimetière, puis nous nous arrêtâmes
à certaine distance pour considérer une vapeur
qui s'élevait de plusieurs fosses. En nous en re-
tournant, nous nous plaignîmes tous les deux
d'une douleur sourde susorbitaire, qui se dissipa
très-vite chez moi, mais qui obligea mon collègue
à se mettre au lit, qu'il ne quitta plus, ayant
succombé le quatorzième jour à la fièvre putride.
Nous pouvons dire ici, en passant, que ces observations sont directement opposées à ce qu'aurait
voulu insinuer M. *Magendie* par ses expériences
sur les animaux vivans, savoir, que la plénitude
des vaisseaux ou la pléthore est un obstacle à
l'absorption des virus et des poisons; opposées
aussi à ceux qui pensent que le vin et les liqueurs
sont de bons préservatifs, et qui les recomman-
dent sans distinction dans toutes les épidémies.

Le tempérament sanguin et l'usage d'une
bonne table sont très-certainement des causes
prédisposantes aux maladies inflammatoires:
Heister et, après lui, *Van-Swieten* ont parlé,

comme d'une rareté, d'une fièvre synoque qu'ils ont nommée *fièvre de l'université d'Altorff*, qui se montra parmi les professeurs et les étudians de cette université dans le printemps de 1711, et qui épargna, du moins en grande partie, les autres habitans de cette petite ville. Rougeur au visage, violente céphalalgie, forte fièvre, avec pouls plein, dur et vibrant, précédée d'un frisson, douleurs articulaires, etc.; terminaison spontanée, du onzième au quatorzième jour, par des hémorrhagies nasales ou par des sueurs, n'exigeant d'autre traitement que l'emploi des rafraîchissans et des tempérans. Elle attaqua particulièrement les sujets d'un tempérament sanguin, et ceux adonnés au vin et à la bonne chère; et c'est ce qui explique de soi-même tout le merveilleux de la préférence qu'elle donna aux personnes de l'université sur les autres habitans de la ville. Un cas semblable, que nous avons classé en ses lieu et place, s'est montré à l'école militaire de Saint-Cyr sur la fin de Décembre 1821.

Les tempéramens secs, aux cheveux noirs et crépus, au teint hâlé, ou aux cheveux rouges et à peau tachetée, auxquels on a donné le nom de tempérament bilieux, peuvent être considérés comme causes prédisposantes aux fièvres bilieuses, intermittentes, et, en général, à toute sorte de fièvres; non point, comme l'entendait *Hippocrate*, que la fièvre est toujours produite par la bile, mais en tant que les organes digestifs et biliaires, dans ce tempérament, étant

très-irritables, il s'y fait facilement par la moindre cause une grande sécrétion de bile, laquelle
peut produire une dégénération particulière
dans le reste des humeurs, et devient cause secondaire d'irritation gastro-intestinale : d'où
résulte que ce tempérament est spécialement
sujet à la fièvre. Il faut y joindre la puissance
de l'habitude, qui se montre aussi beaucoup
dans ce tempérament, comme dans le sanguin.
Les tempéramens accompagnés d'une grande
vivacité, d'une extrême sensibilité et de beaucoup d'irritabilité, paraissent plus susceptibles
de recevoir les fièvres typhodes que les tempéramens contraires, peut-être par la raison que
dans ces fièvres le cerveau et ses dépendances
sont le plus ordinairement affectés ; du moins
ai-je observé que les études opiniâtres, les chagrins et les inquiétudes y disposent singulièrement. Pour ma part, après avoir traité des
milliers de ces malades dans deux épidémies
précédentes, sans aucune incommodité, et me
croyant bien à l'abri de la contagion, j'ai été
saisi dans une troisième, ce dont je commençai
à être averti par des vertiges inusités qui me
prenaient en montant l'escalier de l'hôpital :
or, en m'examinant de près, je ne pus trouver
d'autre raison du changement qui s'était opéré
en moi, que dans des chagrins cuisans qui m'a-
vaient obsédé plusieurs jours auparavant. Quant
aux sujets d'une constitution lâche et lymphatique, nous les voyons plus particulièrement
disposés aux fièvres muqueuses d'une longue

durée; et s'ils contractent les maladies contagieuses, il est d'observation qu'elles sont moins
aiguës, et qu'ils s'en tirent plus facilement que
les individus d'un tempérament robuste.

§. 129. Les médecins se trompent tous les
jours dans les conclusions qu'ils tirent de la
configuration de telle ou telle partie du corps:
par exemple, on vous dit, pour l'apoplexie,
qu'une grosse tête et un cou court y disposent
particulièrement; et nous voyons des hommes
ainsi organisés lui échapper pendant toute leur
vie, et d'autres, bien proportionnés et même
d'une stature grêle, en être frappés. C'est qu'ils
y avaient une disposition héréditaire, disposition dépendante de la contexture intime des
parties, cachée à nos sens, excepté dans ses
effets, et de laquelle résulte qu'il est rare que
les maladies des articulations et des principaux
viscères, dont les pères ont été attaqués, ne se
transmettent pas à leurs enfans; à plus forte
raison en reçoit-on le tempérament qui nous
rend plus ou moins susceptibles de telle ou telle
fièvre, et il n'est pas rare de voir un choix pour
ainsi dire de familles dans lesquelles les épidémies cherchent constamment leurs victimes.
Mais il y a, à cet égard, quelque chose de
plus: c'est que, les organes faibles étant ceux
sur lesquels se dirigent spécialement les mouvemens fébriles, ceux qui les ont ainsi héréditai-
rement sont le plus exposés à succomber; ou
bien il pourra arriver, comme le rapportent
quelques anciens auteurs de la peste, qu'il se

fera dans l'organisme un changement propre à la guérison de certaines maladies chroniques; mais cette chance heureuse n'est, à mon avis, contre la première que comme un est à cent mille.

Il est presque inutile de rappeler que tous nos organes prennent un développement et une activité relative à l'exercice qu'on leur fait faire. C'est là une vérité physiologique qui, au temps présent, n'a plus besoin de démonstration. Cette activité, cette aptitude, se propagent évidemment par la génération, et, indépendamment de tout pouvoir de l'esprit d'imitation, je tiens que les enfans, par exemple, des sauteurs et des danseurs de corde sont plus aptes que d'autres à continuer le métier de leurs pères. Il serait inconséquent de refuser la même prérogative à l'appareil des organes du sentiment : non que je pense que la vie intellectuelle en ait été augmentée, car nous n'avons ni plus d'esprit ni plus de génie que nos pères, et je suis convaincu que le cerveau n'est que l'instrument de l'être indivisible capable de penser; mais les branches et le tronc de cet arbre sont plus développés et dans une habitude plus constante d'activité. Sans donner plus de force tonique à l'appareil fibrineux, les extrémités de cet arbre lui confèrent plus de mobilité, et, répandues avec profusion, concurremment avec les extrémités capillaires des vaisseaux, sur ces surfaces immenses nommées membranes muqueuses, elles leur donnent une sensibilité exquise, bien plus grande que celle de nos aïeux : de là cet état irritatif actuel (état morbide selon nous), qui a changé, en partie, chez tout ce qui n'est pas laboureur ou homme de peine, la forme des maladies, et qui déjà, dès la plus tendre enfance, porte la génération actuelle à l'onanisme, penchant indomptable autrement que par des moyens physiques qui en rendent l'acte impossible, et sur lequel nous jetterons quelques considérations en traitant de la phthisie pulmonaire, parce que nous croyons qu'il a la plus grande part à son développement et à sa fréquence.

§. 150. L'article précédent est déjà par lui-même une explication de ce que nous allons dire sur les effets de la civilisation comme cause prédisposante à telles ou telles maladies.

Il est certain qu'il y a eu à cet égard un grand changement parmi les peuples de l'Europe, à mesure qu'ils sont devenus plus civilisés, et qu'il s'en opère continuellement en Asie et en Afrique, où nous avons porté nos mœurs et nos maximes, à mesure que les indigènes les mettent à la place de leurs anciens usages et habitudes. Quoique nous ne puissions douter que nos ancêtres n'aient été plus forts et plus audacieux que nous, l'histoire de la médecine nous les montre très-fréquemment atteints de maladies accompagnées du plus grand affaissement dans les facultés physiques et morales, telles que les fièvres putrides, le scorbut, l'hydropisie par atonie, la dyssenterie, etc. L'activité donnée aux facultés

de l'esprit a produit successivement une modification de l'encéphale, des ganglions et des
nerfs (à la vérité, d'une nature encore inconnue et appréciable par les effets seulement),
qui a changé en grande partie la constitution
physique de la race humaine : il en est résulté
une plus grande exaltation de la sensibilité, et
l'augmentation du nombre des maladies irritatives. Les maux de nerfs et l'inflammation sont
certainement plus fréquens maintenant qu'ils
ne l'étaient autrefois, et en considérant les
différens peuples et les différens hommes, nous
voyons plus de disposition à ces maladies à
proportion de la hauteur de l'échelle à laquelle
on est parvenu.

Il n'en était nullement question parmi ces
Numides, soldats et esclaves de Jugurtha, malgré
les fatigues incroyables et les privations qu'ils
éprouvaient dans leurs déserts brûlans, pas plus
que parmi les Eskimaux arctiques, découverts
dernièrement, et parmi les Tartares-Nogais et
les divers peuples nomades. Nous apprenons
d'un voyage au Brésil fait tout récemment par
M. *Raddi*, naturaliste florentin, qu'il existe encore sur les bords du *Rio grande*, à peu de distance de Rio-Janeiro, une peuplade des anciens
naturels du pays, nommés *Coroados*, dont les
femmes, lorsqu'elles sont près d'accoucher, se
retirent seules dans les bois voisins, où elles
accouchent sans secours, puis ne tardent pas de
revenir avec leur enfant (Bibliothèque universelle, tom. XVII). Or, quel contraste entre ces

femmes qui ont conservé leurs mœurs sauvages, et les dames, leurs voisines, de la capitale du Brésil! Je lis aussi dans une Histoire des peuples de l'archipel indien, de Java, etc., par M. *John Crawfurd*, qui a vécu plusieurs années avec eux, que les Javanais, peuple qui manque de vivacité et dont la civilisation a encore fait peu de progrès, sont exempts de presque toutes les maladies inflammatoires; qu'ils se rétablissent avec promptitude d'accidens et d'opérations qui feraient périr un Européen, et que les fréquentes amputations des bras, des mains, des pieds, des jambes, qui sont ordonnées en punition des crimes, se guérissent sans appareil (Nouvelles Annales des voyages, tom. X, 1.re partie): ce que l'on voit d'ailleurs également arriver dans l'empire de Maroc. De même, si nous nous transportons dans l'Amérique septentrionale, chez des peuplades nouvellement découvertes qui habitent le long du fleuve de la *Columbia*, dans les *Rocky Mountains*, nous les voyons exemptes de maladies épidémiques et contagieuses. (*Idem*, 2.e partie, pag. 109.)

Or, ne résulte-t-il pas de ces faits que l'homme peu civilisé n'a pour ainsi dire qu'une vie végétative, qu'il est semblable aux sauvageons, bien plus ténaces que les arbres qui ont été greffés, et que la civilisation est à l'homme ce que la greffe est aux végétaux? Les animaux domestiques, aussi, sont bien plus susceptibles de maladies que ceux qui errent encore dans les forêts. Puis, quand je considère que les élémens de la fièvre jaune régnèrent dans les régions équinoxiales de temps immémorial, capables de détruire tous les aborigènes, qui changeaient si souvent de lieu et qui pourtant n'en furent pas atteints ; quand je me rappelle encore que dans toutes les grandes épidémies les hommes les plus intelligens et les mieux éduqués sont presque toujours ceux qui en sont frappés de préférence, je ne puis révoquer en doute qu'un plus grand degré de civilisation ne soit une cause prédisposante à certaines affections.

Ceci se rapportera, si l'on veut, à ce que j'ai déjà dit plus haut du tempérament le plus susceptible des fièvres typhodes (§. 128), ou à ce que nous ferons encore remarquer dans les paragraphes suivans ; et il est démontré pour nous, tant de ce que nous avons observé nous-mêmes à ce sujet, que du résultat de nos lectures, qu'effectivement une éducation très-soignée donne plus de tendance à l'irritation et à l'inflammation : d'où s'en suit l'action plus efficace des germes des maladies, qui ne font très-souvent que glisser pour ainsi dire sur les hommes grossiers, dont la sensibilité est concentrée dans la vie des organes.

Un écrivain a dit, à l'occasion d'un traité récent sur le croup, publié par M. *Desruelles* (sur lequel je reviendrai en son lieu), que quelques médecins, et notamment l'auteur que je viens de nommer, pensent que le croup ne paraît être plus fréquent aujourd'hui que parce qu'on s'en occupe davantage et qu'on cherche

à l'observer ; mais « que cette opinion n'est
« basée sur aucun fait, et n'est soutenue par
« aucun raisonnement; qu'en jetant ses regards
« sur les travaux divers des personnes qui ont
« cherché à déduire des lois générales de la
« population quelques conséquences applica-
« bles à l'économie publique, on trouve que
« la mortalité de nos jours est loin d'avoir di-
« minué en raison de la diminution excessive
« des ravages de la peste et de la disparition
« de la lèpre, de l'éléphantiasis, etc., ce qui
« oblige d'admettre l'invasion récente de quel-
« que fléau nouveau; qu'on en a surtout une
« preuve pour ce qui regarde les dix premières
« années de la vie, époque où se manifeste le
« croup, dans le parallèle des décès qu'ont
« offerts plusieurs villes capitales, telles que
« Paris, Londres, Vienne, pendant les vingt
« dernières années du siècle dernier et les vingt
« premières de celui-ci. La mortalité, dans le
« second cas, n'est guère inférieure que d'un
« vingtième à ce qu'elle était dans le premier;
« et cependant l'éducation de la première en-
« fance a fait d'immenses progrès: les victimes
« de la petite vérole, au lieu d'être de trois sur
« douze, ne sont au plus que de huit sur cent.
« Que si l'on veut savoir par quel genre de
« maladies cette malheureuse compensation se
« trouve établie, on découvre que c'est en ma-
« jeure partie par les affections du système mu-
« queux, et la forme épidémique dont se sont re-
« vêtues la plupart d'entre elles; et que, comme

« c'est à cet ordre qu'on est ordinairement
« convenu de rapporter le croup, de là des
« motifs suffisans pour conclure, contre l'opi-
« nion généralement admise, qu'on ne s'occupe
« aujourd'hui du croup que parce qu'il est
« réellement plus fréquent qu'autrefois. » (Revue
médicale, tom. VIII, pag. 415—416.)

Nous ne partageons pas l'opinion de cet écrivain sur la plus grande fréquence du croup ;
mais nous regardons ses autres assertions comme
vraies, comme méritant l'attention pour la direction des vues hygiéniques et thérapeutiques,
bien entendu, cependant, que cette tendance
plus grande vers l'état inflammatoire ne regarde
pas seulement les membranes muqueuses, mais
les autres membranes, mais les différens appareils sensitif, moteur, respiratoire, circulatoire,
sécrétoire et excrétoire, qui ont tous une part
égale au maintien de la vie et de la santé.

§. 131. La puissance de l'habitude pour nous
garantir de certaines maladies, dont nous avons
déjà entretenu plusieurs fois nos lecteurs, et les
changemens qui surviennent quand nous nous
y soustrayons, sont des points sur lesquels les
moralistes et les médecins ne sauraient assez
insister. Pour notre objet, nous avons mille
preuves que ces choses peuvent être des moyens
de disposition aux maladies. Nos organes, accoutumés à un stimulus, n'en souffrent pas facilement un nouveau, surtout s'il est très-inusité,
et, d'après cette puissance, le bien se change en
mal et réciproquement. Ceci s'applique plus

particulièrement à l'air et aux alimens; mais, ce qu'il y a de plus étrange, c'est que la même application a lieu pour les maladies, auxquelles nous nous accoutumons fort bien; et j'ai vu plus d'une fois, comme *Tissot* et *J. P. Frank* l'ont pareillement remarqué, des femmes hystériques, en qui j'ai fait manquer l'accès par le moyen de la compression ou autrement, être plus souffrantes que si elles avaient eu leur paroxisme ordinaire. L'effet prodigieux de l'inusitation du stimulus se remarque dans toutes les occasions d'invasion de peste et de fièvre jaune, beaucoup plus meurtrières en Europe que dans leur pays natal; il ne se remarque pas moins dans la supériorité médicamenteuse des substances exotiques, qu'il est impossible de nier, et qu'il a plu à un médecin allemand de la secte des *réalistes* d'attribuer à l'opposition des poles. Le phénomène est confirmé par la diminution de la puissance à mesure que nous nous y accoutumons; et la syphilis, ainsi que la variole, quoique étrangères d'origine, sont beaucoup moins redoutables aujourd'hui. Il n'est que trop confirmé encore par la perte annuelle que fait l'Europe de ses habitans transportés par la guerre ou par l'amour du gain dans des régions lointaines, et dont le petit nombre qui survit doit ce privilége à l'assuéfaction.

Il est rare qu'on n'éprouve pas en Europe des sensations diverses quand on se transporte d'un pays à un autre, et cela est encore plus commun dans les régions équatoriales (§§. 10

et 18), où les émanations très-actives du sol, reçues dans un air constamment plus raréfié que dans nos contrées, rendent chaque île, chaque district, pour ainsi dire, un climat nouveau ; à plus forte raison, quand des climats d'Europe on passe en Afrique et en Amérique, divisions de la terre qui ressemblent encore moins à notre patrie que l'Asie. L'habitude de fréquenter souvent les mêmes lieux, quoique foyers d'infection, devient évidemment un préservatif pour ces personnes. Cependant, si nous considérons que les places de commerce dans les deux mondes, le plus fréquentées par les étrangers, sont les points d'où partent le plus souvent les contagions, nous ne pourrons nous refuser à admettre que cette fusion de différens peuples nés sous des climats divers est très-propre à mettre en activité et à propager les causes des maladies. On a fait depuis long-temps la remarque que les habitans des îles Hébrides, peu fréquentées par ceux du continent, deviennent enrhumés, quand ces derniers les visitent : ce qui a fortifié *Cullen* dans son opinion sur la contagion du catarrhe, disant que les habitans du continent portent avec eux un principe contagieux permanent, auquel ils sont accoutumés, tandis que les insulaires qui le reçoivent n'en ont pas l'habitude et en sont plus fortement affectés. Cette idée, qui a eu pour premier auteur un ancien médecin nommé *Kenneth-Macouley*, adoptée aussi pour la fièvre jaune par quelques médecins espagnols, et par M. Mo-

reau de Jonnès, mais dans un sens opposé, savoir, que les peuples du continent recevraient cette fièvre des habitans des Antilles et des régions équatoriales, qui en portent avec eux les miasmes, mais qui n'en souffrent pas, parce qu'ils y sont accoutumés; cette idée, dis-je, n'est pas dénuée de tout fondement, et mérite, à mon avis, qu'on la prenne en considération.

Ainsi donc, 1.°, être originaire d'un climat différent, forme déjà une grande prédisposition aux maladies épidémiques. 2.° Changer de température du tout au tout dans son propre pays, n'est pas moins une cause prédisposante : nous avons déjà vu, en effet (§. 44), que les habitans des pays froids sont plus gravement malades quand ils éprouvent l'action des miasmes marécageux développés par une chaleur insolite. 3.° Les indigènes eux-mêmes des pays insalubres, quoique toujours exposés aux mêmes causes, restent souvent quelques années sans épidémies, puis ils en éprouvent tout à coup, dont ils ont beaucoup à souffrir. Une des raisons de cette singularité n'est-elle pas qu'ils avaient perdu l'habitude de la fièvre? Tant cette familiarité avec les maux et les causes pathogéniques est utile pour les supporter plus facilement, et tant leur influence se fait ressentir avec toute son intensité quand nous avons cessé d'y être habitués.

Il faut avoir suivi avec attention les personnes valétudinaires ou attaquées de maladies de nerfs, pour se convaincre qu'il n'y a rien d'absolu dans les qualités de l'air que nous appelons bonnes ou mauvaises dans nos livres d'hygiène; que ce qui est bon pour l'un est mauvais pour l'autre, et qu'un changement qu'on croit en bien est souvent cause d'un mal et réciproquement. Tous les jours nous voyons de pareils individus se trouver très-bien d'un air renfermé, rempli d'exhalaisons presque suffoquantes pour ceux qui viennent les visiter, et se trouver mal lorsqu'on les transporte dans un air plus vif et plus pur. Souvent dans les pays chauds marécageux on a un plus grand nombre de malades quand l'atmosphère est rafraîchie par les pluies, que dans les plus grandes chaleurs de l'été. C'est ce qui me donne l'explication du phénomène suivant. D'après un Mémoire météorologique publié en 1818 par M. *Schina*, professeur à Palerme, le *sirocco* s'annonce en printemps et en automne par un voile blanc et mince qui s'étend sur tout le ciel de la Sicile, sans couvrir les étoiles, et il descend peu à peu des régions supérieures par bouffées très-chaudes. Il produit un affaiblissement extraordinaire sur les individus les plus robustes, et il agit sur la peau en empêchant la transpiration. Cependant les personnes d'une constitution faible et même mauvaise n'en éprouvent aucune sensation désagréable, et *il leur procure des forces et de la gaieté*. Le physicien, ayant observé que ce vent rend inertes les machines électriques, en a conclu naturellement que cet air était utile aux valétudinaires, parce qu'il est dépourvu d'électricité. Nous ne nions pas la possibilité de la chose, mais nous préférons dire que ces personnes se trouvent bien dans cet air, parce qu'elles sont dans leur élément convenable.

Le changement d'habitude, par rapport aux alimens et aux boissons, n'est pas moins une cause prédisposante. Celui qui ne buvait que de l'eau et qui boit du vin, dont la nourriture était végétale et qui ne se nourrit maintenant que de viandes, deviendra prédisposé aux maladies inflammatoires. Il arrive assez souvent que des personnes aisées, qui prennent soin de leur santé et qui sont bien nourries, soient les premières à être assaillies par les émanations putrides, et que leurs domestiques, qui avant d'être au service auraient bravé les plus fâcheuses exhalaisons, portent la peine de la gourmandise et du bien-être qu'ils se sont procurés. Réciproquement, le changement d'alimens nourrissans contre une nourriture peu substantielle prédispose aux fièvres muqueuses et aux maladies de langueur. Des substances alimentaires nouvellement introduites dans un pays produisent dans le système gastrique un stimulus inusité, d'où peuvent résulter des maladies, et c'est ce que j'ai remarqué, il y a vingt-cinq à vingt-six ans, de la pomme de terre, dans les provinces méridionales de la France.

§. 132. Nous disons tous les jours, ou entendons dire : Voyez comme tel mauvais air, tels mauvais alimens, etc., ne font rien à la santé des habitans! Oui, bien : ils ne sont pas encore malades; mais attendez. Les gaz hydrogène, carboné, sulfuré et autres, qui se développent à chaque instant du jour dans les pays tourbeux, marécageux; les vapeurs humides dont est sans cesse imprégnée l'atmosphère des pays d'étangs, tiennent leurs habitans dans un état d'inertie et de langueur des systèmes nerveux, artériel et musculaire, qui forme leur constitution habituelle, avec laquelle ils ont l'air de se bien porter; mais à la moindre cause, et souvent dans l'espace d'une nuit, qui est toujours très-fraîche dans ces contrées, il se manifeste tout à coup plusieurs fièvres intermittentes, putrides, pétéchiales, etc. Durant les siéges ou dans les disettes, le peuple se nourrit de viandes corrompues, de racines, d'herbes, de fruits de toute espèce, et il ne paraît point de maladie : l'imagination, tendue par les événemens, balance les effets d'une nourriture débile; mais, les choses revenant a leur place, il ne reste qu'une nature vapide, que des humeurs altérées, prêtes à produire des maladies par la simple variation dans la température et dans l'état hygrométrique de l'air. Une forte excitation de l'esprit est certainement très-propre à éloigner les maladies : c'est par là que s'expliquent le pouvoir des amulettes contre la peste et la rareté des épidémies durant les premières années de la révolution française; mais que tout revienne à sa place, qu'on soit frappé de crainte, ou de la verge du despotisme, ce pouvoir magique cesse. Alors naissent des fièvres muqueuses, vermineuses, des maladies du foie, des dyssenteries, des fausses péripneumonies, etc.; elles naissent par une conséquence de l'axiome dont nous avons déjà parlé, que la faiblesse est une prédisposition au spasme et à l'irritation. Ainsi, les plaies considérables, les grandes opérations de chirurgie, les affections de l'ame, prédisposent également à recevoir la fièvre, et font dégénérer une fièvre simple en pernicieuse; ainsi, la grossesse et les douleurs de l'enfantement sont des causes prédisposantes à gagner les maladies épidémiques et contagieuses, et à tomber dans cette terrible affection qu'on a nommée *fièvre puerpérale*. C'est ce qui fait que je ne saurais ajouter foi à ce que je trouve répété dans plusieurs auteurs, que les maladies chroniques, par les grandes révolutions qu'elles font chez les malades; que l'hystérie, l'hypocondrie, la goutte, la gale, la syphilis, les cautères aux jambes, etc., garantissent presque toujours de la peste et des autres fièvres contagieuses. Cette assertion ne s'est pas trouvée confirmée par mon expérience, pour les maladies que j'ai observées et traitées; elle a été formellement contredite, quant à la peste, par les médecins de l'armée française d'Orient, qui ont observé cette maladie en Égypte, et qui ont vu, au contraire, que les vérolés, ceux qui avaient des plaies en suppuration, ceux qui venaient de passer par les remèdes, et les convalescens, étaient les sujets

les plus susceptibles de gagner la contagion et
d'en être gravement affectés.

§. 133. Il est presque inutile d'ajouter qu'il est
dans la nature de nos organes de reprendre avec
facilité l'état morbide dont ils ont été une fois
attaqués, quoique paraissant revenus à une parfaite santé. C'est ainsi que l'apoplexie, l'angine,
la pleurésie, la péripneumonie, l'ophthalmie,
les coliques, les pertes utérines, etc., reparaissent à la moindre occasion, et que dans les épidémies l'on a à redouter l'action morbide sur
un organe qui a été une fois affaibli. Je puis
presque en dire autant de plusieurs fièvres,
tant continues que périodiques, qui laissent
une disposition fébrile parmi les habitans d'un
pays, lorsqu'elles y ont séjourné long-temps.
Le typhus, dont le propre est d'affaiblir le système nerveux, transmet le caractère de fièvres
nerveuses à la plupart des maladies fébriles,
lorsqu'il a été long-temps épidémique dans une
contrée : caractère qui se conserve pendant
plusieurs années, et c'est ce que j'ai cru apercevoir à Bar-le-Duc, dans le département de la
Meuse, à l'occasion de plusieurs fièvres accompagnées d'accidens graves, qui y sont station-
naires depuis le typhus de 1814, que j'ai eu
occasion d'observer en 1821, et sur lesquelles
je reviendrai ailleurs.

Enfin, voici encore une autre occasion de
disposition aux maladies, que l'observation vient
de me présenter, tant dans le pays que j'habite,
que dans plusieurs départemens que j'ai visités

cette automne pour la tenue des jurys; savoir, qu'ayant éprouvé pendant long-temps l'influence d'un certain état de l'air, les organes deviennent d'autant plus sujets à des affections morbides par le changement de cet état. Ainsi, la température de l'été ayant été partout très-élevée, avec une grande sécheresse, il y a eu néanmoins très-peu de maladies, même dans les contrées les plus insalubres, telles que les étangs de la Bresse; mais, l'atmosphère ayant été rafraîchie en Septembre par la pluie et des orages, la peau et les membranes muqueuses gastro-intestinales, affaiblies par cette longue application de la chaleur, devinrent le siége, la première, de plusieurs exanthèmes (à Marseille, de celui de la scarlatine, qui a été épidémique; à Lyon, d'éruptions diverses, boutons, dartres, etc.), et les secondes, de fièvres muqueuses, de flux diarrhoïques et dyssentériques (comme dans les départemens du Doubs, de la Côte-d'or, de l'Ain, etc.): choses que je rappellerai en détail, dans les volumes suivans, à leurs lieu et place. C'est, selon nous, de cette manière qu'on doit entendre la sentence du père de la médecine, qui dit que la saison qui précède prépare les maladies de la saison suivante.

§. 134. Les conclusions de ce chapitre sont:

1.° Que l'*individualité*, à part l'âge et le sexe, n'étant presque jamais la même à toutes les époques de la vie, nous ne pouvons jamais nous flatter, quelque expérience que nous en ayons faite, d'être entièrement à l'abri des maladies contagieuses et épidémiques ; car, la prédisposition étant une condition nécessaire et favorable pour les recevoir, elle peut nous manquer pendant vingt, trente, quarante ans, et nous arriver, sans que nous nous en doutions, par l'effet de circonstances fortuites qui produisent en nous des changemens dont nous ne sommes pas les maîtres, quelque régularité que nous nous efforcions d'avoir dans notre conduite. Ainsi l'on a vu des gens qui n'avaient jamais pu prendre la petite vérole en fréquentant les malades ou en se faisant inoculer, qui en avaient même été les porteurs chez d'autres individus sans le savoir, et qui l'ont ensuite contractée dans une extrême vieillesse : par conséquent il est toujours prudent et rationnel, pour ceux dont le devoir n'est pas de se dévouer, de prendre toutes les précautions possibles pour se garantir.

2.° Que, comme Hippocrate nous l'a déjà enseigné, tous les changemens brusques de nourriture, de climat, d'habitudes, sont nuisibles, lors même que nous croyons qu'ils se font en bien. Il devrait résulter de cet axiome une règle générale, pour les gouvernemens qui envoient des troupes et des colonies d'Européens dans les climats étrangers, de choisir des hommes nés sous une température qui se rapproche de celle du pays qu'ils sont destinés à aller habiter, et de ne les y faire arriver qu'après un long trajet et qu'après les avoir débarqués plusieurs fois sur des côtes dont le climat ait quelque conformité avec celui de leur destination. Le mépris de cette règle a déjà causé bien des malheurs, qui n'ont peut-être pas encore servi de leçon. M. *de Humboldt* a appris à l'Europe entière, que c'est toujours à l'arrivée des vaisseaux d'Europe que la fièvre jaune a fait le plus de ravages à la *Vera Cruz;* et de nos jours, en 1802, lorsqu'après la paix d'Amiens les Français se portèrent en foule en Amérique, l'on sait qu'ils furent presque tous moissonnés, tant ceux qui débarquèrent à la Martinique que ceux qui se rendirent à Saint-Domingue. Mais j'ai déjà touché ce sujet à la fin de la première section, et j'y reviendrai encore pour donner les détails que je croirai nécessaires. Je me hâte donc de finir ces généralités, afin d'en faire une application à chaque maladie épidémique particulière.

SECTION III.

ORDRE PREMIER.

Épidémies par le fait des alimens et des boissons.

CHAPITRE PREMIER.

PREMIÈRE ESPÈCE.

Fièvre gastrique simple.

§. 135. Ainsi nommée de ce que l'élément de la maladie est dans l'estomac et les intestins, de ce qu'on prévient la fièvre en enlevant de bonne heure cet élément, et de ce qu'on la guérit par les mêmes moyens qui l'auraient prévenue ; maladie très-commune, qui compose la moitié des épidémies dont j'ai lu les histoires, et qu'on doit néanmoins beaucoup étudier, parce que, comme il a été dit dans la section précédente, l'irritation de l'estomac produit une infinité de symptômes qui pourraient faire croire à l'existence d'une tout autre maladie. Nous allons la décrire, et dans ses commencemens, quand il n'y a encore point de fièvre proprement dite et qu'on pourrait la faire avorter, et dans les progrès du mal, lorsque, les commencemens ayant été négligés, la fièvre s'est élevée.

§. 136. Bouffées alternatives et insolites de frissons et de chaleurs, lassitudes ; pesanteur de tête, du dos, des lombes, des membres, avec apparence comme de douleurs rhumatismales; visage pâle et yeux un peu jaunes ; tension, enflure, oppression à l'épigastre ; diminution de l'appétit, dégoût des alimens, nausées, envies de vomir, rapports désagréables, vents puans, rots d'une saveur amère, acide, vomissement même de matières semblables ; bientôt après, halcine fétide, langue recouverte d'un mucus visqueux, blanc ou jaunâtre ; goût amer ou désagréable de tout ce qu'on met à la bouche; successivement trouble, borborygmes dans le bas-ventre, avec tension, enflure des hypocondres ; sensation de plénitude, d'un poids, de douleurs vagues, qui paraissent et disparaissent; constipation ou diarrhée bilieuse, fétide, écumeuse : tels sont les commencemens de la maladie, pendant lesquels les personnes fortes et qui négligent leur santé, ou les ouvriers qui ont besoin de travailler, traînent encore trois, quatre, cinq, six jours, plus ou moins, sans se mettre au lit.

Si la nature ou l'art ne procure point d'évacuations, les symptômes vont devenir plus généraux : nouveau frisson, qui pourtant n'a pas toujours lieu ; chaleur, soif, vertiges, augmentation de la céphalalgie, surtout au front, au-dessus des sourcils; pouls plus fréquent, quelquefois intermittent ; efforts continuels pour vomir; face rouge avec pâleur verdâtre vers les ailes du nez ; yeux brillans, remplis de larmes; délire, insomnie ou assoupissement; respiration plus fréquente, difficile, souvent accompagnée

de toux, tantôt sèche, tantôt humide, de douleur à la gorge, aux épaules, à la poitrine, et
presque toujours d'une grande prostration des
forces.

La maladie continuant d'être abandonnée à
elle-même, on observe au troisième ou quatrième
jour la rémission de quelques symptômes dans
la matinée, et une sueur légère qui couvre le
front et la poitrine; mais il y a exacerbation le
soir, précédée parfois de quelques frissons,
avec augmentation progressive de l'insomnie, de
l'inquiétude, du délire, de la soif, de la chaleur. La langue, chez les uns, est devenue plus
muqueuse et plus jaune; chez d'autres, elle est
sèche au milieu et d'une couleur brune. La
peau est âpre, sèche, brûlante, quelquefois
colorée en jaune; l'urine est rendue avec ardeur, d'un jaune foncé, jumenteuse, avec un
sédiment rosé, furfuracé; il coule parfois du
nez quelques gouttes de sang, dont le *crassa-
mentum* nage dans une sérosité jaunâtre. Tout
empire d'heure en heure : les rémissions mati-
nales disparaissent; la tension et l'élévation de
l'épigastre et des hypocondres augmentent et
s'accompagnent de douleur; l'anxiété, la soif,
la chaleur, la céphalée vont en croissant; le
délire est devenu presque continuel; la langue,
au milieu d'une bouche desséchée, couverte
d'un mucus tenace, de couleur brune, presque
noire, semble enveloppée d'un fourreau solide,
qui se fendille, et elle devient impropre à la pa-
role; les yeux sont devenus rouges; l'ouïe est

obtuse ; les artères temporales battent avec force, le pouls est contracté et très-fréquent ; les urines sont rares, épaisses, fétides, et coulent à l'insçu du malade ; déjections pareillement involontaires de matières liquides, verdâtres, porracées ou brunâtres, très-puantes ; le ventre est ballonné et résonne ; la peau reste sèche, aride, ou se couvre d'une sueur visqueuse, entremêlée de divers exanthèmes. A cette époque la fièvre gastrique s'est changée en fièvre putride, et elle en a les terminaisons. A l'ouverture des cadavres on trouve assez souvent des traces évidentes d'inflammation, au cerveau, à la poitrine, au foie, à l'estomac, dans les intestins, lesquels sont quelquefois aussi frappés de gangrène.

Chez quelques sujets les forces de la nature suffisent à surmonter la maladie : alors il se fait, au commencement ou vers son milieu, une évacuation spontanée par la bouche ou par les selles, avec une rémission des symptômes beaucoup plus longue et plus soutenue ; il se fait aussi quelquefois une crise par la sueur en même temps que par les selles, et l'on voit avec étonnement, au sortir d'un sommeil plus paisible, la langue s'humecter, se dépouiller de son enveloppe, en commençant par la pointe et en suivant sur les côtés. D'autres fois cette fièvre se termine par une intermittente, et pour lors, après quelques paroxismes, elle est complétement jugée par des sueurs égales, halitueuses, par des urines abondantes, qui déposent un sédiment d'un blanc rougeâtre, et par des selles copieuses et pultacées. Telle est la marche de la fièvre gastrique, abandonnée à elle-même ou mal soignée.

§. 137. D'après la dénomination de cette fièvre, il paraîtrait légitime de comprendre dans le même cadre toutes celles qui présentent des embarras gastriques, et de considérer comme telles, tant celles qui sont accompagnées de beaucoup de bile, de pituites ou mucosités, de vers, que celle dont la cause est uniquement saburrale ; mais je ne pense pas que la fièvre bilieuse proprement dite doive être considérée sous le même point de vue que celle-ci, et je me réserve de traiter ce sujet, qui est quelquefois très-complexe, dans un lieu plus convenable. Les vers sont une complication assez sérieuse de la fièvre gastrique, et méritent qu'on en traite à part. Quant à la pituite ou au mucus, nous nous en occuperons spécialement, soit à l'occasion de la fièvre vermineuse, soit en décrivant les épidémies catarrhales. Je sais bien que ces diverses causes se présentent quelquefois toutes ensemble ; mais je les ai souvent trouvées isolées, et je sais aussi qu'on s'expose à de graves erreurs en les confondant et en assignant à toutes ces maladies le même traitement. Nous entendons par conséquent ne nous occuper spécialement ici que de la fièvre gastrique occasionée par un état saburral primitif des premières voies.

Sans doute nous ne manquons pas d'exemples de fièvres qui proviennent des excès de table, et nous avons eu quelquefois occasion, dans les hôpitaux de l'armée, d'en traiter un grand nombre à la fois, après la victoire. Mais ce n'est pas là une cause fréquente d'épidémie : ce sont les alimens et les boissons de mauvaise qualité, la mauvaise eau; la privation de pain, de viande, les crudités; l'obligation de se nourrir de toutes les plantes, de toutes les racines, de tous les fruits, de toute substance, ordinairement indigeste, qu'on trouve sous la main, qui rendent la fièvre gastrique populaire : ce qui est d'autant plus évident, qu'elle est infiniment plus commune alors parmi les pauvres que parmi les riches ou les gens aisés. Dans des cas de cette nature, qui pourraient s'étendre ensuite indistinctement dans toutes les classes, il sera facile à l'observateur de voir par quelle maison ils ont commencé, et de se convaincre que ce n'est pas l'usage des substances animales qui donne lieu à la fièvre gastrique ou putride des premières voies, comme on l'appelait autrefois.

Le printemps, l'été, l'automne, la constitution chaude et humide de l'air, les vents du sud-ouest et du sud-est ; les âges de l'enfance, de l'adolescence et de la vieillesse; le sexe féminin, le tempérament mou et lymphatique; les maladies antérieures; les chagrins et toutes les affections tristes de l'ame ; la vie sédentaire ou les travaux qui épuisent les forces; l'habitation dans des lieux bas, humides, peu éclairés; des vêtemens qui ne garantissent pas de la fraîcheur nocturne et matinale, sont les causes

prédisposantes qui aident singulièrement les matières crues et indigestes à devenir cause occa-
sionelle de la fièvre gastrique.

§. 138. Cette fièvre n'est pas toujours simple :
elle peut se compliquer, 1.º de la fièvre intermittente, ce qu'on reconnaît lorsque le frisson
est plus marqué que d'ordinaire, que les rémissions et les exacerbations sont plus tranchées,
lorsqu'à la fin de chaque exacerbation il y a
une sueur marquée, avec des urines briquetées,
et que le lieu et la saison sont favorables à ces
fièvres : 2.º d'une affection contagieuse, ce qu'on
reconnaîtra, soit parce qu'il règne des maladies
de cette nature, soit par une plus grande prostration de forces que de coutume ; par la nature
du frisson, beaucoup plus long et plus intense ;
par l'assoupissement, ou des mouvemens convulsifs, qui s'annoncent de bonne heure ; par
les pétéchies, les miliaires, les pustules et autres exanthèmes, se montrant dès le commencement ; enfin, par les divers symptômes des
fièvres de mauvais caractère qui n'ont pas coutume de se faire voir dans la fièvre gastrique
simple ; 3.º de la fièvre inflammatoire, laquelle,
dans quelques sujets bien constitués et pléthoriques, peut, en effet, très-souvent compliquer la fièvre gastrique, outre que, comme
l'a fort bien remarqué *J. P. Frank*, dans les
saisons et dans les pays chauds, l'on est beaucoup plus exposé qu'ailleurs à la répercussion
de la transpiration, source, même chez les
sujets faibles, de la plupart des affections in-

flammatoires. On reconnaîtra cette complication, à ce qu'aux symptômes de la fièvre gastrique (§. 156) s'ajoutent les suivans : frisson plus
intense à l'invasion ; pouls plein, fort et fréquent; rougeur de la face et des yeux ; chaleur
et soif plus grandes; respiration plus accélérée,
plus pénible ; douleur fixe quelque part ; sang
tiré des veines, ou qui s'écoule du nez, plus
dense, couvert de la couenne phlogistique;
constipation plus rebelle ; urines très-enflam-
mées, presque rouges ; continuité plus opiniâtre des symptômes. Il est inutile d'avertir de
l'attention qu'il faut mettre à saisir ces complications.

§. 139. La gastrique simple offre peu de danger, si elle est traitée convenablement dès son
principe ; et très-souvent, malgré des symptômes
apparens de malignité que le malade avait d'a-
bord offerts, et qui épouvantaient les assistans,
on le voit entièrement rétabli en peu de jours.
Mais ici *la crise* est dans les mains du médecin
et non dans celles de la nature ; et, comme le
disait *J. P. Frank*, il faut se méfier de l'*expectation*, laquelle, dans ce genre de maladies, ne
peut faire que des victimes. Tous les jours nous
voyons un émétique donné à temps et à propos
réduire aussitôt au néant les symptômes qui
semblaient les plus alarmans ; au contraire,
moins les évacuations se hâtent de répondre à
l'action des émétiques et des purgatifs, plus
nous devons craindre que la maladie ne traîne
en longueur, et qu'elle ne se change en fièvre

putride. Il est rare que les exanthèmes constituent une crise dans cette fièvre, et lorsqu'ils
apparaissent dans les commencemens, ainsi que
les sueurs, on doit avoir les mêmes craintes que
lorsque les remèdes n'opèrent pas.

Des trois complications notées ci-devant,
celle de la fièvre intermittente est la plus favorable : en effet, plus les exacerbations sont pro-
noncées par le frisson et suivies de rémission
sensible, plus il y a de probabilité que la maladie se rapproche de la famille de ces fièvres
et qu'on en triomphe avec facilité. La complication d'affections contagieuses augmente naturellement le danger de la fièvre gastrique, et ce
danger a quelquefois une marche très-prompte,
se prolongeant d'autres fois pendant deux à
trois semaines. Du reste, le pronostic est le même
que celui de la maladie ajoutée à la fièvre gastrique, ou dont la gastricité est la complication.
La complication inflammatoire rend aussi la
fièvre gastrique beaucoup plus dangereuse. Il
peut exister dans cet état des choses une phlegmasie viscérale cachée, laquelle, faute d'attention, pourra déterminer une hydropisie aiguë,
ou passer à la gangrène. C'est dans ce genre de
complication qu'on observe le plus de terminaisons, heureuses ou funestes, par des métastases, des abcès ou des dépôts.

§. 140. Le traitement de la fièvre gastrique,
exempte de toute complication, est extrêmement
simple, si l'on est appelé dès le principe. Le malade s'est mis de lui-même à la diète, par l'aversion

qu'il éprouve pour les alimens, et on la lui fait continuer : la soif et la sécheresse l'ont pareillement obligé à prendre des boissons délayantes, et alors on peut administrer de suite l'émétique, à quelque heure que ce soit du jour ; dans le cas contraire on pourrait le retarder jusqu'au lendemain, pour y préparer le malade par des boissons aqueuses abondantes, telles que de l'eau de veau, de la limonade cuite, etc. Toutefois il est rarement utile ici de suivre l'ancien précepte d'attendre, pour évacuer, *la turgescence des matières*, et je n'ai qu'à me louer d'en avoir secoué le joug depuis grand nombre d'années. Le bon sens et l'expérience nous disent qu'il y a maladie, parce que sa cause est là, et que, plus long-temps celle-ci subsistera, plus elle occasionnera de ravages. Au surplus j'ai adopté un mode qui supplée à l'ancien usage : c'est celui de diviser les trois grains d'émétique, que je donne ordinairement en trois verres d'eau, et que le malade prend de quart d'heure en quart d'heure, si les trois grains lui sont nécessaires. Quant aux purgatifs, il est certain que, dans la fièvre gastrique, ils ne peuvent pas suppléer aux vomitifs, et que les malades sont beaucoup plus affaiblis par la diarrhée qui en résulte, que par les secousses du vomissement. En donnant d'ailleurs la préférence, comme cela doit toujours se faire dans cette maladie, à l'émétique sur l'ipécacuanha, on obtient ordinairement des selles après que le vomissement est terminé ; et, si l'on jugeait que la plénitude des intestins exigeât des évacuations alvines promptes, ainsi que cela se rencontre quelquefois, on donnerait un lavement après avoir fait prendre l'émétique, ou bien on administrerait en une seule fois une solution de deux à trois onces de manne et d'un à deux grains d'émétique, mélange qui réussit fort bien en pareil cas. On est vraiment satisfait de voir comment la langue, de sèche et rugueuse qu'elle pouvait être déjà, est devenue molle et humide après le vomissement, et, quoique très-souvent le malade n'ait vomi que peu de matière, on n'en observe pas moins un grand soulagement et une grande diminution de tous les symptômes.

Il n'est pas douteux qu'il n'y ait quelques circonstances qui contre-indiquent le vomissement; mais, d'une autre part, il faut se méfier de trop de timidité et d'indécision, et regarder comme une règle, lorsque nous avons reconnu la gastricité, que, plus la maladie est menaçante, moins il faut s'en laisser imposer par le nombre et le poids des contre-indications, et moins on doit sacrifier à des craintes incertaines une espérance de salut qui ne repose souvent que dans l'administration de l'émétique. Dans des cas urgens, ce serait même montrer un défaut de jugement que de se laisser arrêter, ou par une hernie, qu'on peut d'ailleurs contenir pendant le vomissement; ou par la crainte du retour d'une hémoptysie, qu'on a même vue souvent s'arrêter pendant que le malade vomissait; ou par la difficulté de respirer, ou une grande sensibilité à l'épigastre (à moins d'indices d'inflammation); ou par l'état de grossesse, et par l'âge trop tendre ou trop avancé. Ce n'est que quand le mal est peu grave que ces contre-indications doivent nous faire donner la préférence aux purgatifs; encore ai-je souvent eu lieu de sourire de mon extrême prudence, parce que le malade avait ensuite des vomissemens spontanés qui, loin d'aigrir ses indispositions, le soulageaient infiniment plus que mes remèdes.

Les vomitifs, les purgatifs et les lavemens, suivant que les uns ou les autres sont indiqués, doivent se répéter, à des intervalles convenables, jusqu'à l'entière disparition des signes de saburre, ou jusqu'à ce qu'un état de débilité indépendant de cette cause nous force à changer de conduite. L'émétique, donné à doses brisées, étendu dans du petit-lait, de la limonade cuite, de l'eau de veau, etc. (un grain par pot de liquide), remplit encore très-bien l'indication de tenir le ventre libre et d'exciter la sécrétion cutanée; et s'il ne suffit pas pour lâcher le ventre, on le combine avec des sels neutres, par exemple, avec deux gros de sulfate de soude dissous dans la même quantité de liquide, et on donne des lavemens. J'ai guéri plusieurs centaines de malades sans autres moyens que ceux que je viens de dire, auxquels je substituai, sur la fin, l'usage de trois à quatre tasses par jour d'une infusion amère et aromatique, comme de sauge, de camomille, etc. Que si cependant l'on

voit survenir des rémissions assez manifestes,
on devra remplacer ces infusions par la décoction de quinquina, laquelle sera d'autant plus
utile qu'on pourra entrevoir que la fièvre dont
il s'agit, quoique continue, se compose cependant de paroxismes de la famille des fièvres périodiques.

§. 141. Si l'on n'est appelé que vers le milieu
de la maladie, lorsque la fièvre peut déjà être
considérée comme putride des secondes voies,
et lorsque les évacuations ont été négligées, ou
bien que la fièvre gastrique se trouve compliquée d'affection contagieuse, on se conduira
comme nous le dirons aux chapitres de la fièvre
putride et du typhus. Cependant, nous croyons
ne devoir pas passer sous silence qu'il n'est
point de temps de la maladie où l'administration d'un vomitif ne puisse être utile, lorsqu'il
est indiqué par l'état de l'estomac, à moins d'une
extrême faiblesse ou de signes d'une inflammation déjà formée dans quelques-uns des viscères
du bas-ventre. Seulement, si la diarrhée s'était
déjà emparée du malade, il faudrait substituer
l'ipécacuanha à l'émétique.

Dans la complication inflammatoire (qu'il ne
faut cependant pas admettre légèrement et uniquement d'après la plénitude du pouls et l'apparence de quelque douleur ou de difficulté de
respirer, lesquelles ne sont souvent qu'une dé-
pendance de la présence des saburres), dans
cette complication, dis-je, la saignée est d'une
nécessité aussi absolue que l'émétique, et je ne

saurais dire combien de maux irréparables j'ai
vus arriver par son omission, dans différens pays;
surtout lorsque l'émétique a été donné avant
que l'état de pléthore, d'éréthisme, de phlegmasie de quelque organe, eût été calmé par la
saignée et par le régime antiphlogistique. L'on
est assez souvent embarrassé, dans ces cas-là,
pour savoir si l'on doit saigner avant ou après
l'administration du vomitif, surtout d'après la
crainte de la résorption dans les secondes voies
de la matière gastrique. L'on doit alors se guider
par la considération de ce qu'il y a de plus
dominant, ou de l'inflammation ou de la matière gastrique, d'après l'attention portée à la
saison, aux maladies régnantes et à l'état particulier des malades. Si l'on a à craindre l'inflammation de quelque viscère, l'émission sanguine devra toujours précéder l'administration
d'un évacuant quelconque; on la pratiquera
dès le principe, et la répètera au besoin :
sinon l'émétique ne manquera pas de produire
une exaspération qu'on ne maîtrisera que difficilement et qui pourrait devenir funeste. On
prépare, en attendant, le malade aux évacuations qu'on sera dans le cas de provoquer, par
l'usage des lavemens et des boissons délayantes,
laxatives, telles que le petit-lait contenant des
sels neutres, les décoctions de tamarins, de
crême de tartre, etc., les moins susceptibles de
produire de l'irritation. Le plus dangereux de
cette pratique, c'est de s'en laisser imposer par
une fausse inflammation, et d'enlever au malade

des forces qu'il n'est plus en notre pouvoir de
lui restituer. C'est pourquoi les meilleurs auteurs
conseillent, dans le doute, d'avoir les doigts sur
le pouls pendant que le sang coule; de le laisser
couler avec confiance, si l'on sent que durant
l'opération le pouls se relève, et de l'arrêter
dans le cas contraire : mais il faut convenir que
cette expérience est quelquefois infidèle, et que
ces cas sont de ceux qui ont le plus besoin de
toute la sagacité d'un praticien accompli. Du
reste, il est bon d'observer que, comme dans
cette complication les crises se font ordinairement sur la fin de la maladie, ou par des sueurs,
ou par des dépôts métastatiques, les premières
doivent être favorisées par de légers diaphorétiques, et les seconds amenés à suppuration par
des applications émollientes. Que si le dépôt
disparaissait pour se transporter sur un viscère,
on tâcherait d'en prévenir les fâcheuses conséquences par des vésicatoires, des laxatifs, ou
par une application de sangsues, suivant les
considérations nées de la nature de la maladie.

Je dois encore parler de deux cas où les
émissions sanguines sont utiles ou nuisibles dans
la fièvre gastrique : ce sont ceux de certaines
épidémies où la gastricité, quoique évidente,
est néanmoins accompagnée d'une inflammation,
locale ou topique, des yeux, de la gorge, de la
poitrine, des membres, etc., et ceux de la fièvre
gastrique dégénérée pour avoir été négligée.
Nous ne manquons pas d'exemples d'épidémies
d'ophthalmies, d'angines, de pleurésies ou pé-

ripneumonies, considérées par les historiens qui les ont décrites, les unes comme inflammatoires, les autres comme bilieuses. Il est certes alors de la plus haute importance de peser lequel des deux symptômes, ou l'inflammatoire ou le gastrique, est le dominant, et de recourir à la distinction que nous avons établie entre l'inflammation gouvernée par la fièvre, et la fièvre gouvernée par l'inflammation (§. 118). Dans cette seconde supposition, tout l'espoir consiste évidemment dans la saignée pratiquée avec hardiesse, au lieu que, quand les symptômes gastriques sont dominans et que l'inflammation suit la marche de la fièvre, le malade n'est soulagé que quand il a abondamment vomi. Pour ce qui est de la fièvre gastrique dégénérée, nous verrons, en traitant de la fièvre putride, qu'il y a souvent tension et douleur de la région de l'estomac et du foie, ce qui indique qu'il s'est formé une inflammation secondaire, contre laquelle les applications émollientes sont insuffisantes : or, dans ces circonstances, par lesquelles commence la perte de tant de malades, les émissions sanguines, sinon générales, si le malade est trop faible, du moins locales, par les sangsues, sont encore ce que nous avons de plus efficace pour le sauver.

§. 142. La fièvre d'indigestion appartient à la fièvre gastrique et exige les mêmes moyens de traitement. Les purgatifs qu'on administre dès le principe, ne font que la prolonger, en détruisant le ton de l'estomac : il vaut mieux d'abord faire vomir le malade, puis administrer des stomachiques légers, et favoriser l'excrétion alvine par des lavemens, ou tout au plus par des purgatifs très-doux. Il y aurait exception si l'indigestion était stercorale, c'est-à-dire qu'elle existât dans les intestins; car on rencontre des malades habituellement constipés (chez lesquels ces organes atoniés se remplissent d'excrémens dont ils ne peuvent se débarrasser) et qui sont pris d'indigestion grave, accompagnée des plus fâcheux symptômes, par la cause la plus légère et la plus innocente. Les vomitifs ne serviraient ici qu'à augmenter le mal, et il est évident qu'il faut chercher d'abord à débarrasser le tube intestinal par des lavemens actifs, par des douches ascendantes appropriées, même au moyen de la décoction ou de la fumée de tabac, lorsque l'insensibilité est telle qu'elle ne cède pas aux moyens ordinaires. L'empoisonnement par les champignons, qui atteint souvent à la fois un grand nombre de personnes, et qui ne se manifeste que plusieurs heures après le repas, exige souvent une semblable médication. Les animaux sont sujets comme l'homme à ce genre d'indigestion, et peut-être encore davantage. M. *Mangin*, vétérinaire, a publié tout récemment des observations relatives à l'*indigestion vertigineuse* chez le cheval, ou vertige dont le siége est dans l'abdomen (*vertigo*); maladie qui a fait beaucoup de ravages dans les départemens de la Moselle et de la Meuse, dans le courant de l'année 1817. Il résulta du traitement ordinaire qu'on fit à ces chevaux par les vomitifs, qu'ils périrent tous très-promptement. L'autopsie ayant fait remarquer à M. *Mangin* que l'estomac était vide, tandis que les gros intestins étaient remplis d'une très-grande quantité de matières excrémentitielles, il se détermina à renoncer aux vomitifs et à employer les purgatifs à grande dose, pratique qui fut couronnée de succès. L'auteur attribue cette épizootie aux fourrages récoltés par un temps pluvieux, à l'usage du trèfle mangé en vert pour toute nourriture, et à l'avoine nouvelle. (Voyez le Journal général de médecine, tom. 75, p. 184.)

Faut-il saigner dans l'indigestion? La réponse à cette question se rencontre également dans ce que nous venons de dire de la fièvre gastrique. Lorsque l'on a à traiter des malades robustes, sanguins, adonnés aux liqueurs spiritueuses et à la bonne chère, il n'est aucun doute qu'on ne doive recourir aux émissions sanguines; autrement les vomitifs et les purgatifs sont sans effet, et les malades sentent comme une barre qui leur serre le milieu du corps et qui s'oppose à toute évacuation. Je puis dire en avoir sauvé plusieurs par ce moyen : je me rappellerai toujours un maire de village, pour lequel on m'appela dans un temps de foire, et que je trouvai au milieu des pots et des verres, à côté de son médecin désespéré. Cet homme, qui avait bu et mangé toute la journée, avait été pris subitement d'une indigestion, à laquelle il était sujet; on lui avait administré l'émétique et force boissons : rien ne passait; tout le corps était enflé et d'un rouge violet. Je fis faire aussitôt une large saignée, qui fut bientôt suivie d'abondantes évacuations par haut et par bas, et le malade fut sauvé.

§. 143. En considérant les causes (§. 157) qui ont rendu la fièvre gastrique populaire, il est évident que nos premiers soins doivent s'exercer à procurer l'éloignement de ces causes et à les remplacer par un bon régime, un bon air, du linge, des vêtemens, du combustible et autres nécessités dont manquent les malades peu fortunés, et dont l'approvisionnement contribuera non-seulement à les guérir, mais encore à prévenir les rechutes et l'extension de la maladie.

Comme toutefois je reviendrai souvent sur ce sujet dans le cours de ce Traité, je dois me borner ici à faire observer qu'outre le repos de l'esprit, de bons alimens et un bon air, nécessaires à tous les convalescens, chacun d'eux exige encore des soins particuliers, appropriés à la nature de la maladie qu'il vient d'essuyer; et que l'état général de faiblesse qui accompagne toutes les convalescences, n'est pas une raison suffisante pour recommander indistinctement le même régime et le même remède à la fin d'une épidémie. L'observation nous a prouvé qu'il est des sujets qui exigent l'emploi d'un ou deux laxatifs, combinés avec des amers; d'autres qu'il faut bien se garder de purger, nonobstant un reste d'amertume à la bouche, mais qui ont besoin de toniques, particulièrement des préparations de quinquina ; les uns, à qui les vins généreux et les analeptiques conviennent spécialement ; d'autres qui, ayant passé par une complication inflammatoire, se trouvent, au contraire, très-mal des médicamens toniques et d'un régime trop corroborant ; et qu'il en est, enfin, à qui il est utile d'appliquer de temps à autre des vésicatoires, ou même d'ouvrir des cautères. Ces distinctions sont nécessaires pour prévenir les rechutes, et démontrent aux médecins des épidémies qu'ils n'ont pas tout fait quand ils ont traité la maladie, mais qu'il est encore de leur devoir de visiter plusieurs fois les convalescens, jusqu'à ce qu'ils soient en état de reprendre leurs occupations.

§. 144. Cette manière de concevoir et de traiter la fièvre gastrique est bien différente sans doute de la marche actuelle, de ces idées de *gastrites*, qui ont entraîné malgré eux plusieurs hommes que j'avais crus plus sages et moins accessibles à la mode : *gastrites* dont il est question partout, qu'on ne peut plus guérir (quelque revêche qu'on soit) sans *un peu de sangsues* ; aussi populaires que l'était le *croup*, lorsque ce mot fut entonné par la bouche de la renommée, et qui bientôt céderont à quelque autre nouvelle maladie, imaginée par quelque autre Esculape en crédit. Ma médecine, dis-je, est trop commune, surannée, sent *le vieux*, et quoiqu'elle guérisse à coup sûr, je ne suis pas certain qu'on n'ait pas un peu de honte de l'employer : c'est pourquoi je vais terminer ce premier tome par la mettre en parallèle avec le hochet du jour, en rapportant les deux faits suivans.

« Un soldat, âgé de vingt-quatre ans, d'un « tempérament sanguin, éprouve depuis quel- « ques jours un mal-aise, une lassitude dans les « jambes, bouche amère et dégoût pour les « alimens. Il entre à l'hôpital du Val-de-Grâce « le sixième jour depuis son indisposition, le « 4 Février 1821 : céphalalgie violente, yeux « abattus, un peu injectés, face fortement co- « lorée; langue très-rouge sur les bords et à la « pointe; soif vive; douleur épigastrique; pouls « excessivement petit, très-fréquent; peau sèche, « très-chaude; douleurs des jambes et des lom- « bes; constipation..... *Traitement:* cent vingt « sangsues appliquées successivement à l'épi- « gastre et au fondement; cataplasme émollient « et eau gommeuse pour boisson.... *Mort,* le « 22 Février, après des alternatives de bien et « de mal. A l'ouverture du corps, on trouve des « marques d'inflammation dans la tête et dans « la poitrine; le péritoine et l'estomac sont « sains, excepté qu'il y a une tache brune à « l'intérieur de ce viscère, vers son bas-fond; « les intestins sont remplis de bile. C'était, dit « l'auteur de l'observation, *une gastro-entérite* « *au plus haut degré, accompagnée d'une dia-* « *thèse inflammatoire remarquable, au-dessus* « *du pouvoir de l'art.* » (Journal général de mé- decine de Paris, tom. 75.)

Oui, bien au-dessus du pouvoir de cent vingt sangsues, de l'eau gommeuse et des cataplasmes, vous répondra un de ces praticiens que vous tournez en ridicule; mais non au-dessus d'une forte saignée générale, répétée au besoin. Celui-ci aurait regardé cette maladie comme une fièvre inflammatoire, compliquée dans son principe de gastricité, et qui eût pu être évitée, si l'on eût administré un vomitif dès le jour même où le malade sentit de l'amertume à la bouche, sauf à combattre en même temps la diathèse inflammatoire, si celle-ci existait. Ce praticien obscur aurait vraisemblablement guéri son malade; car ce sont là de ces maladies qu'on guérit tous les jours, et qu'on n'avait pas encore songé à mettre dans les journaux.

Deux étudians en médecine nous arrivèrent dans le mois de Juin dernier (1822) de l'école de Paris, pour terminer à celle de Strasbourg. L'un d'eux, âgé d'environ vingt-cinq ans, d'une constitution nerveuse et lymphatique, pâle de figure et bègue, m'envoya prier de lui donner des soins : langue sâle, limoneuse; nausées; douleur sus-orbitaire; légère douleur à l'épigastre, avec toux stomacale; lassitude générale; pouls fréquent, sans plénitude ni dureté; urines troubles, selles irrégulières; enfin, tous les symptômes d'une fièvre gastrique à sa première période. Le malade me demanda si ce n'était pas le cas de quelques sangsues à l'épigastre, et je lui répondis que non; que tous ses maux étaient symptomatiques de l'embarras gastrique très-évident, et qu'il en serait débarrassé avec certitude au bout de peu de jours

(comme je venais de le voir chez plusieurs autres) par un vomitif et des délayans, que je pres-
crivis en conséquence. Le lendemain, le malade
m'assura qu'il avait exécuté mon ordonnance, et
chaque jour il m'en assurait de même ; cependant
le mal empirait et me donnait de l'inquiétude.
« Eh ! Monsieur, vous êtes bien bon de vous
« inquiéter, me dit, vers le dixième jour de mes
« visites, le propriétaire de la chambre de ces
« étudians, honnête confiseur de cette ville ;
« vous ignorez sans doute qu'on n'a jamais rien
« fait de ce que vous avez dit, que le malade
« et son camarade se sont traités à leur manière,
« qu'on a appliqué plus de deux cents sangsues
« et pratiqué trois saignées du bras. » Le camarade entra durant cette conversation : tout confus et humilié de ses non-succès, il fut obligé
de convenir de la vérité, et il rejeta la faute sur
le malade, qui s'opiniâtrait, dit-il, à soutenir
que son mal était une gastro-entérite et une
inflammation de poitrine. Nouvelles sangsues et
nouvelles saignées. Mort, six jours après que
j'avais cessé de le voir. Le survivant fit l'autopsie, et fut très-satisfait de trouver effectivement quelques traces des effets de sa croyance
et de celle du défunt. Plus à plaindre qu'à
blâmer, ce dernier avait été comme ces pauvres
gens des siècles passés, qui se croyaient réellement sorciers et qui se laissaient brûler comme
tels. Tant toutes les superstitions et tous les fana-
tismes se ressemblent, et tant, en voyant notre
condition si souvent victime de l'erreur, l'on

est tenté de s'écrier avec amertume : *Fatis cedere æquum est ; commentis vero , durum et impium !*

CHAPITRE II.

DEUXIÈME ESPÈCE.

Fièvre gastrique vermineuse.

§. 145. Les vers sont par eux-mêmes la cause d'un grand nombre de maladies aiguës et chroniques, et ils en compliquent plusieurs dont ils augmentent le danger. Cette cause ou cette complication mérite bien un chapitre particulier dans l'étude des épidémies, puisqu'il en est fort peu où on ne l'ait rencontrée. Combien de fois, d'ailleurs, ne s'est-on pas trompé sur les symptômes excités par la présence des vers que l'on ne soupçonnait pas; sur la véritable cause de frayeurs, de convulsions, de difficulté d'avaler, d'aphonie, de ptyalisme, de tremblemens, de délire, de douleurs vagues ou fixes des articulations, de défaillance, de paralysie, de vomissement, de ténesme, etc. : phénomènes que l'observation a démontré, de tous les temps, pouvoir être produits par cette unique cause! Certes, on ne saurait la méconnaître quand on en rend de vivans ou de morts par la bouche, les narines ou par le fondement; mais l'on sait assez que, tandis que plusieurs personnes ont une tendance continuelle à soupçonner des vers, quoiqu'ils n'existent pas, et que d'autres fois l'on

n'a aucune certitude de leur existence, quoiqu'elle ait lieu, ces insectes se trouvent tout à
coup excités par la fièvre, sans s'être fait apercevoir auparavant. Je dis *excités par la fièvre,*
pour me conformer à l'usage, quoique l'opinion
pour laquelle je penche, soit qu'ils ont été
produits par la même cause qui a produit la
fièvre, soit externe, soit interne, ainsi que je
m'en expliquerai plus bas. L'on n'ignore pas non
plus la peine que l'on a souvent à les chasser,
tellement qu'après avoir résisté aux remèdes les
plus efficaces, on les voit, avec étonnement,
sortir seuls par un mouvement spontané, ou se
dissoudre et se mêler, dans cet état, avec les
excrémens.

Ces considérations nous font donc un devoir
d'éclairer autant que possible le diagnostic de
cette complication, d'abord en assignant la circonstance dans laquelle on est presque toujours
assuré de rencontrer des vers (j'entends ici
simplement des lombrics), ensuite en présentant
l'ensemble des signes qui établissent leur existence. Sans doute, comme nous venons de le
dire, ils peuvent s'observer dans les fièvres épidémiques quelconques ; mais la fièvre pituiteuse ou muqueuse est celle qui les favorise le
plus, produite autant par l'insalubrité des lieux
et par certaines intempéries de l'air, que par les
mauvais alimens. Nous reviendrons nécessairement à elle dans une des sections suivantes;
mais en attendant il convenait d'en commencer
ici l'histoire, tant pour la part qu'elle a dans les

effets des causes de gastricité, que parce qu'elle est elle-même une cause puissante de la pullulation vermineuse.

§. 146. Les phénomènes de la fièvre gastrique simple du chapitre précédent supposent bien un amas de sucs digestifs, bilieux, muqueux et autres; mais il suppose aussi un degré suffisant d'activité de la fibre vivante, qui en supporte difficilement la présence. Il est, au contraire, certaines conditions dépendant autant de l'individualité que des circonstances, où l'on observe pendant assez long-temps un mucus tenace, filamenteux, auquel les anciens ont donné, non sans raison, le nom de pituite, qui sert d'enduit à tout le canal digestif depuis la bouche jusqu'aux gros intestins, et qui s'accumule lentement sans donner de ces avertissemens prompts qu'on reçoit des saburres ordinaires (§. 117), produisant néanmoins des symptômes caractéristiques pour le médecin observateur.

Ces symptômes de saburre muqueuse gastrique ont plusieurs choses communes, dans le commencement, avec la fièvre muqueuse proprement dite, dont je donne l'histoire à la quatrième section, tels que la bouche et le gosier remplis de pituite, crachats copieux après plusieurs rots inodores, anorexie : cependant l'on mange encore. Mais, après le repas, fatigue comme d'indigestion, lourdeur, paresse, assoupissement; vents; plénitude; embarras des viscères; urines tantôt troubles, tantôt crues; point ou peu de soif; pouls lent, faible, quelquefois

cependant plein et un peu dur, etc. On préviendrait vraisemblablement tout développement
ultérieur de fièvre gastrique par l'administration
d'un vomitif et un régime convenable ; mais, si
on ne l'a pas fait, les malades ne tardent pas, au
bout de peu de jours, d'éprouver des symptômes
fébriles particuliers, analogues à la nature
froide et lente de ce levain gastrique, tels que
frissons et horripilations, chaleurs vagues, petites sueurs, peau ternie, pesanteur de tête,
avec stupidité, tintement, bourdonnement d'o-
reilles ; douleurs des membres ; vomissement
d'une matière blanchâtre, glutineuse, tantôt
insipide, tantôt acide, tantôt amère ; ventre
tendu, tuméfié, douloureux au toucher ; anxiété,
difficulté de respirer, toux opiniâtre ; indifférence à tout et prostration des forces ; quelquefois jaunisse, par l'obturation des conduits biliaires, occasionée par le mucus épais et par les
vents ; diarrhée muqueuse, et augmentation de
tous les symptômes vers la nuit. Abandonnée
à elle-même, la fièvre gastro-pituiteuse s'étend
assez souvent à quatre, à cinq semaines, et dégénère en fièvre hectique. Mais comme, lorsqu'elle
est épidémique, elle appartient visiblement à la
classe des maladies catarrhales, nous y renvoyons
sa description, et nous n'anticipons ici ce peu
de mots qu'à l'occasion de la diathèse vermineuse, que la pituite favorise évidemment beaucoup plus que toute autre saburre gastro-intestinale, quoique pourtant il faille avouer qu'il
n'en est aucune avec laquelle les vers ne puissent se rencontrer.

§. 147. Disons maintenant par quels signes on peut reconnaître que les vers existent réellement, et que par conséquent la fièvre gastrique exige une médication particulière, soit que ces insectes ne soient qu'une complication, soit qu'ils forment la maladie principale; car on en observe souvent de prodigieuses quantités dans des épidémies très-simples, caractérisées uniquement par la faiblesse, des nausées, des douleurs à la tête et à la région épigastrique, et par un frisson de quelques heures : symptômes qui disparaissent avec leur sortie, ce qui tient vraisemblablement à la prédisposition, sans laquelle souvent les causes occasionnelles ne seraient rien. (§§. 107 et suiv.)

Le diagnostic saute aux yeux de tout le monde, avons-nous déjà dit, s'il sort des vers ou par haut ou par bas; et lorsque les symptômes persistent ou sont même augmentés, nous pouvons croire que plusieurs de ces animaux restent encore cachés dans le corps : mais ce serait s'exposer beaucoup que d'attendre ce signe, d'autant plus que dans plusieurs épidémies les vers ne sortaient du corps des fébricitans que lorsqu'il n'y avait plus d'espoir. Il est infiniment plus heureux pour les malades et plus digne du médecin de savoir les pressentir par les symptômes, l'état du pouls, celui des urines, du visage, de la langue, etc.

Les symptômes de la fièvre vermineuse sont les suivans : enflure du bas-ventre, avec tension et douleurs vagues ou fixes, ou coliques;

des anxiétés, des nausées, des vomissemens, des défaillances; des douleurs à la racine des dents; une toux sèche et vive, qui est très-remarquable; le hoquet, et diverses convulsions, surtout le grincement de dents et la mastication durant le sommeil; une diarrhée muqueuse, grisâtre, et quelquefois, au contraire, la constipation; le prurit du nez, signe pourtant qui peut être équivoque et provenir d'une hémorrhagie imminente; odeur particulière de l'haleine et des sueurs du malade, qui n'est pas aigre comme on l'a dit, mais spécifique aux vers, qu'on aperçoit souvent dans la dissection des cadavres, avant d'avoir vu ces insectes, et qui ne peut être décrite. Il faut ajouter que, même dans les fièvres les plus graves, les malades éprouvent quelquefois un grand besoin de manger, et que plusieurs ont mangé peu avant de mourir; car des vers qu'on ne soupçonnait pas s'agitent violemment dans une longue diète, et c'est ce qui fait qu'on en voit sortir à la fin des maladies. La fièvre est ordinairement continue, mais avec un redoublement chaque soir, précédé d'un frisson.

Le pouls est inégal, petit, intermittent, et assez souvent embarrassé; la respiration est fréquente; les urines sont rares, souvent claires, et quelquefois épaisses et blanchâtres.

Le visage est ordinairement pâle, tirant sur le jaune, mais avec des alternatives de rougeur aux pommettes. La pupille est communément dilatée, et, en observant la paupière inférieure,

on la voit jaune ou bleuâtre. La langue est recouverte dans le principe d'un limon jaunâtre
ou grisâtre ; mais, à mesure qu'elle se dépouille,
elle devient rouge et parfois très-sèche : alors
on voit sa surface parsemée de petits points
rouges en forme de marbrure ; et tels sont les
signes dont chacun séparément ne dit rien, mais
qui, tous ensemble, et surtout comparés avec
les causes occasionnelles et prédisposantes, peuvent conduire le médecin à distinguer et à
traiter en connaisseur la fièvre vermineuse.

§. 148. La fièvre gastrique-muqueuse et vermineuse s'observe particulièrement sous les deux
modes épidémique et sporadique, dans les constitutions humides de l'air, tant au printemps
qu'en automne; dans les lieux bas et les pays
marécageux ; chez les sujets débiles, à fibre
lâche, qui ne se nourrissent que d'alimens visqueux, de pommes de terre, de farineux, de
fruits crus, de fromage, d'escargots, de champignons, de céréales et de racines récoltées dans
des années pluvieuses, avariées, etc.; qui n'usent
pour boisson que d'eau non vive, de bière ou
de mauvais cidre, et qui, avec ce régime, ne
font pas un grand exercice en plein air. Je
ne craindrais pas d'avancer que, de même que
nous verrons certaines circonstances être propres à solliciter d'énormes sécrétions de bile,
de même une pareille nourriture, long-temps
fixée sur les cryptes muqueuses des membranes
servant à la digestion, les excite à sécréter cette
quantité de mucosités qui, s'épaississant par le

séjour, deviennent des nids propices à la propagation et au développement des vers intestinaux. Ces insectes, à leur tour, par l'irritation
qu'ils produisent, augmentent cette sécrétion,
et d'autant plus que dans de pareils sujets les
humeurs blanches sont en grande abondance.

Vallisnéri a prouvé la dissimilitude des vers
intestinaux d'avec les lombrics terrestres et le
tænia des poissons, que *Rosen* et *Linnæus* avaient
dit être les mêmes. Mais, sans discuter dans un
ouvrage spécialement destiné à la médecine clinique, si ces insectes nous arrivent du dehors
sous forme d'œufs, ou s'ils sont le produit direct
de molécules organiques qui n'ont pu être
promptement absorbées par des estomacs faibles,
nous nous contenterons de dire ce qui nous
suffit; savoir : que nous les avons vus communs
dans toutes les fièvres, dans les vallées de *Sos-
pello* et de la *Visubie*, comté de Nice, pays où
le pain est rare, où l'on emploie peu de nourriture animale, et où le peuple se nourrit spécialement de figues sèches; que *Darluc*, médecin de la Provence, a consigné dans ses écrits
que l'abus des farineux et des fruits qui ne sont
pas mûrs, surtout lorsque l'été est chaud et humide, est une cause fréquente de vers, observation qu'aucun médecin de ce pays ne lui contestera; et que les malheureux cultivateurs, qui
vivent uniquement de pommes de terre, y sont
particulièrement sujets. Nous trouvons, sans
aller plus loin, dans l'histoire que nous donne
M. *Barrey*, habile médecin de Besançon, de

l'épidémie vermineuse du village de *Moncley*, automne de 1807, dans son Mémoire couronné par la Société de médecine de Montpellier, toutes les conditions qui produisent des fièvres vermineuses. L'été avait été très-chaud; les vents du sud-ouest avaient soufflé cent vingt-huit fois; Septembre fut chaud et très-humide. Montcley, bâti sur les bords de la rivière de l'Ognon, est un des villages, dit l'auteur, les moins bien bâtis; les habitations, toutes enfoncées, ne sont ni planchéiées, ni pavées; la terre est le lieu où sont placés les lits et les autres meubles. Il n'y a que trois ménages vivant de la culture de leurs terres; tous les autres habitans, potiers, tisserands, cordonniers, taillandiers, sont dans un mal-aise réel.

Ainsi donc, résumant toutes les histoires analogues, nous pouvons dire qu'une constitution humide de l'air, un séjour humide, une nourriture pauvre et la privation du vin, sont autant de causes de la génération des vers, et que la mollesse de la fibre, le tempérament lymphatique, les professions sédentaires, en sont autant de causes prédisposantes. Quel que soit le système qu'on adopte sur cette génération, l'on ne saurait nier que les circonstances dont je viens de parler ne soient infiniment propres à la favoriser, ce qui suffit pour se précautionner, lorsque nous les rencontrons. Nous lisons, par exemple, dans l'Histoire de l'Académie des sciences de Paris, année 1730, que tous les habitans de Beziers, sans distinction de classes, d'âge ni de sexe, furent en proie, cette année-là, à une si grande quantité de vers, que, malgré tous les secours possibles, on ne put empêcher quelques-uns d'y succomber, tout en rendant de ces insectes par la bouche et par le fondement. En parcourant les auteurs qui ont écrit sur les maladies des armées, et *Pringle* en particulier, on trouve plusieurs faits de cette nature; et en considérant les lieux où ils se sont passés, la saison, les alimens, les boissons, etc., l'esprit s'en rend de suite une raison suffisante pour les moyens d'application, quoique nous ne puissions nous flatter de tout expliquer.

§. 149. Le pronostic de cette maladie est moins certain que celui de la précédente, parce qu'il s'agit ici de sujets affaiblis, dont le traitement est beaucoup plus long et plus difficile; mais nous y reviendrons dans un autre lieu. Quant aux vers, qu'on les considère comme cause ou comme symptôme, ainsi que *Pringle* le voulait, il est certain qu'ils rendent la maladie beaucoup plus grave: d'abord, parce qu'on ne parvient pas toujours à les expulser entièrement, ainsi que nous venons d'en avoir un exemple dans l'épidémie de Béziers; ensuite, parce que, dans des corps déjà ruinés et frappés de débilité, ils produisent alternativement des symptômes d'irritation et de narcotisme qui achèvent de plonger le sujet dans la plus profonde adynamie, à un tel point qu'après avoir généralisé tous les effets que j'en ai observés, je n'hésite pas de les placer dans la classe des poisons narcotico-âcres. Je dirai, d'après cela, bien que la chose soit sujette à discussion, qu'il peut être, dans bien des occasions, plus utile aux malades de considérer les vers comme cause que comme symptôme, parce qu'en prenant contre eux des précautions avant que la fièvre se soit développée, dans les épidémies de ce genre, on peut quelquefois faire avorter la maladie. C'est ce qu'a fait très-sagement M. *Barrey*, cité ci-dessus : il a souvent prévenu le mal, en prescrivant une tisane de fougère mâle, et une infusion de *semen contra*, aux personnes du village en question, qui se plaignaient de mal-aise, qui étaient abattues, etc., et par conséquent prédisposées à la maladie.

§. 150. La fièvre gastrique vermineuse n'exige pas moins que la gastrique ordinaire de recourir promptement à l'usage des vomitifs, après avoir cherché pendant un jour ou deux, suivant l'occurrence, à rendre mobile cette humeur épaisse fixée sur les membranes, au moyen de boissons délayantes, composées de décoction de gramen, de chicorée, d'infusion de camomille, etc.; car les acides conviennent beaucoup moins ici. L'on est même obligé de répéter plus d'une fois les vomitifs; mais alors, crainte de la diarrhée, qu'il n'est pas toujours facile d'arrêter et qui est fâcheuse dans cette maladie, il convient de préférer l'ipécacuanha à l'émétique. On continue donc l'usage des délayans légèrement amers, et l'on procure un vomissement tous les deux jours, jusqu'à ce qu'on présume que l'estomac est débarrassé ; on donne en même temps des lavemens de même nature que les boissons, pour tenir le ventre libre. Après avoir nettoyé l'estomac, vient le tour des intestins : mais, toujours dans la crainte de provoquer la diarrhée et eu égard cependant à l'atonie de ces organes, on doit éviter les purgatifs drastiques, et recourir à ceux que l'observation démontre agir comme toniques après avoir évacué. La rhubarbe, jointe tantôt à l'ipécacuanha, tantôt à la magnésie, tantôt administrée seule ou combinée avec le quinquina, peut, dans cette intention, remplir plusieurs indications. Mais il ne peut y avoir, à cet égard, aucune règle générale, et j'ai souvent vu, dans ma pratique, que des doses brisées d'émétique, dissoutes dans le petit-lait, suffisaient, après les premières évacuations, pour conduire la maladie à une heureuse fin. Je dois faire observer, comme une chose très-importante, que, si les purgatifs sont utiles pour terminer la fièvre pituiteuse, leur abus est encore plus nuisible : quand les intestins ont été débarrassés du mucus et des glaires qui les tapissaient, ils deviennent rouges et éminemment sensibles ; alors, si on insiste sur les purgatifs, et même si on administre des toniques, on peut donner lieu à une phlegmasie et à une diarrhée consécutive.

Ce même traitement peut suffire pour expulser les vers lorsqu'ils ne sont qu'accessoires ; mais il est insuffisant quand ils forment le principal caractère de l'épidémie : l'addition des anthelmintiques est alors d'une absolue nécessité. On voit des cas très-prompts de convulsions et de suffocation, occasionées par ces insectes, qui exigent l'emploi immédiat de moyens propres à les stupéfier, en attendant qu'on puisse les chasser : tels sont l'eau salée, la solution de muriate-ammoniacal, l'éther sulfurique, l'huile de térébenthine, la teinture d'assa-fœtida ; il faut y avoir recours sur-le-champ. L'on sait que, parmi le grand nombre de substances considérées comme vermifuges, l'on compte particulièrement sur la mousse de Corse, la coralline officinale, la racine de fougère mâle, le mercure doux, l'huile de ricin, le *semen contra*, ou les semences de *l'artemisia santonica*. Ces dernières, que j'ai très-souvent employées à la dose d'un à deux gros en infusion, méritent bien leur réputation, et conviennent, à cause de leur bas prix, dans la médecine des pauvres et des campagnes : elles sont d'ailleurs plus sûres que les trois premières substances, que j'ai trouvées la plupart du temps inefficaces. Au surplus, il est un précepte très-ancien, dont il n'est pas prudent de s'écarter, et qui consiste à unir toujours les purgatifs aux vermifuges, de manière que les premiers soient assez forts pour chasser les vers, parce qu'autrement, comme l'a fait remarquer *Baglivi*, on ne fait que les irriter. Une once de sulfate de magnésie, et un gros et demi de *semen contra*, mis à infuser à chaud dans huit onces d'eau, forment un très-bon purgatif pour les adultes, qu'on répète plus ou moins souvent, suivant l'indication. Observons encore ici que le choix des purgatifs doit être déterminé par le degré d'irritation du tube intestinal : les laxatifs huileux, tels que les huiles d'olives, d'amandes douces, et surtout celles de ricin, doivent être préférées lorsque les intestins sont douloureux; ils sont d'ailleurs d'assez bons vermifuges, et c'est à tort qu'on s'est imaginé qu'ils pouvaient rancir dans l'estomac à cause de la chaleur animale et de leur mélange avec la bile. La préparation suivante est un bon remède dans la circonstance dont il s'agit : prenez huile de ricin (récoltée dans les pays chauds), deux onces; tartre émétique, d'un à deux grains; mucilage de gomme arabique préparé avec deux onces d'eau de fleurs d'oranger; mêlez et donnez une cuillerée toutes les heures. Le mercure doux, à la dose de six à douze grains, est encore un laxatif vermifuge qui n'irrite pas. Du reste, il arrive quelquefois qu'on ne peut réussir à expulser les vers par aucun médicament interne, et alors on doit recourir aux onctions amères anthelmintiques des anciens, négligées à tort par les modernes. On frotte le ventre avec l'onguent dit d'*arthanita*, composé, comme l'on sait, de racines de cyclame, de concombre sauvage, de coloquinte, de scammonée, d'euphorbe, de baies de *mezereum*, de fiel de taureau, d'aloès, etc., ayant soin d'en modérer l'usage, s'il en résulte de trop fortes purgations; ou bien l'on se contente de l'application suivante, qui a fort bien réussi à feu M. *Trousset* dans l'épidémie

de typhus de Grenoble, en 1799 (Histoire de
la fièvre, etc., §. 33), dans laquelle il y eut
souvent complication de vers : aloès-succotrin,
myrrhe, encens, de chaque un demi-gros, dé-
layés dans le vinaigre, chauffés et appliqués sur
le nombril, en guise de cataplasme, au moyen
d'un peu de coton qui sert à l'assujettir. Enfin,
il faut l'avouer, ces moyens même sont quelquefois encore inutiles, et *Baglivi* a vu une fièvre
vermineuse où le vin seul était spécifique; moyen
que par conséquent on ne devra pas non plus
négliger d'essayer, et qui conviendra surtout
dans le cas de fièvre maligne.

Il arrive assez souvent que, malgré l'expulsion des vers, la maladie ne cesse pas; qu'elle
prend, au contraire, un caractère asthénique,
qui oblige de recourir à l'usage des cordiaux
et des vésicatoires. On n'en sera pas étonné, si
l'on fait attention au genre d'influence que
nous avons dit plus haut qu'exercent les vers sur
notre économie. On emploîra alors avec succès
le vin généreux aromatisé, donné par cuille-
rées, ainsi que les potions camphrées et éthérées.
Si la diarrhée se joint à la débilité, on fera sur
le ventre des fomentations aromatiques, et on
donnera la thériaque dans le vin, à la dose d'un
gros pour huit onces de bon vin. Ce restant de
maladie se juge par les sueurs et par des selles
pultacées, du onzième au quatorzième jour.

§. 151. L'on conçoit facilement que la convalescence de la fièvre gastrique-vermineuse est
nécessairement très-longue, et que les malades

restent long-temps faibles et abattus. A l'exception des cas qui ont déjà été prévus au chapitre précédent (§. 124), le régime devra être analeptique et tonique, mais en procédant d'une manière insensible dans la qualité et la quantité des alimens ; car la sensibilité et l'irritabilité des voies digestives sont d'autant plus grandes qu'elles ont éprouvé une plus grande faiblesse. Les bouillons de viande et les soupes de pain grillé devront être d'abord les alimens préférés, et l'on passera successivement aux viandes rôties. On continuera l'usage du vin, mais en moindre quantité que durant les derniers jours de la maladie, et trempé. On s'abstiendra des purgatifs, et si les selles ne se montrent pas, on les sollicitera par un lavement d'eau simple, tous les trois jours. Les amers aromatiques, tels que la sauge, le chamédris, etc., pourront être utiles, administrés en infusion le soir et le matin : le quinquina lui-même trouvera souvent sa place dans ces convalescences d'automne, où les fièvres d'accès sont toujours à la porte ; et l'on terminera, vers le quinzième jour de la convalescence, par les eaux minérales ferrugineuses, si l'on est à leur portée, ou en buvant à ses repas de l'eau dans laquelle on aura éteint plusieurs fois un fer rougi au feu. On observera d'ailleurs la plus grande propreté dans les literies et dans les vêtemens, et l'on prendra autant que possible de l'exercice au grand air, en ayant soin de ne sortir qu'après le soleil levé et de rentrer à son coucher. Un point essentiel serait de changer d'air et de quitter les lieux bas, ce que pourront faire les personnes aisées. Mais que servirait-il de le recommander à la multitude, condamnée à naître, à vivre et à mourir là où le sort l'a jetée, et à retomber bientôt dans les mêmes maladies, produites par l'insalubrité de son logement, de ses occupations et de ses habitudes! On peut obtenir de la charité publique et de l'administration, du pain, du vin, du bouillon, du bois, du linge et des médicamens ; mais on ne peut pas changer les maisons, et jusqu'à ce que les Gouvernemens daignent s'occuper de l'architecture rustique, les paysans seront la victime de leur insouciance à se loger sainement.

§. 152. Les causes de la fièvre vermineuse et celles qui sont les plus favorables à la génération des vers (§. 148) étant connues, il est évident qu'il ne serait pas au-dessus du pouvoir de l'homme de s'en garantir. Mais quand est-ce que nous serons assez sages pour nous soumettre rigoureusement à la raison pratique, même pour préférer l'utile à l'agréable? Par exemple, l'humidité du sol de Strasbourg, et les alimens mucilagineux et amilacés dont ses habitans font un grand usage, les rendent très-sujets aux vers : d'une autre part, il est certain que les blés humides y disposent pareillement. Eh bien, cette ville manque de halle aux blés, et les grains restent du jeudi au samedi de chaque semaine exposés sur la place d'Armes, à la pluie et à toutes les intempéries de l'air; circonstance

qui a encore le désavantage de diminuer la
quantité de la farine (§. 25) : et pourtant l'on
vient de dépenser plus d'un million et demi
pour une salle de comédie! De même, me trouvant, le 20 Septembre dernier à Dijon, ville où
les vers sont également communs, qui manque
de fontaines et où il y avait une entière disette
d'eau lors de mon arrivée, j'y appris qu'on
venait de tenir un conseil municipal pour savoir
à quoi il convenait mieux d'employer un fonds
de 300000 fr., ou à des fontaines, ou à une salle
de spectacle; et qu'on avait voté pour cette seconde destination, en faveur, m'a-t-on dit, des
dames (qui pourtant fréquentent fort peu la
salle actuelle)! O pouvoir de la vanité! O dix-
neuvième siècle, bien inférieur, comme je l'ai
dit dans mes prolégomènes, en fait de solidité
dans les vues, aux siècles de nos bons aïeux!

FIN DU TOME PREMIER.

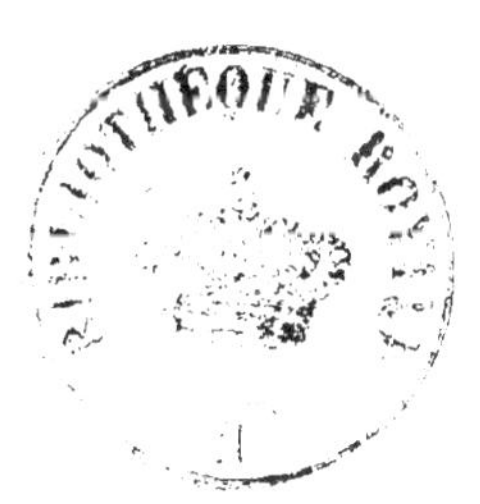